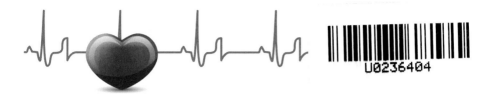

面向临床药学与药学专业本科生及研究生

房颤药物治疗解析

优选药物与风险管理

陈 敏　王 凌　主编

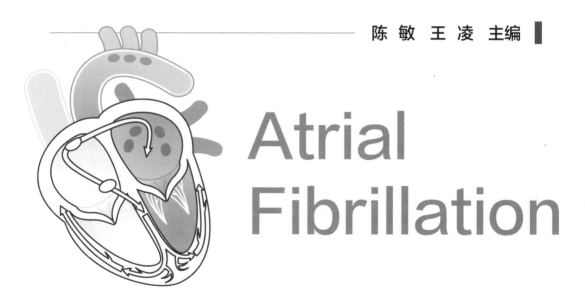

Atrial
Fibrillation

化学工业出版社

·北京·

内容简介

本书由福州大学附属省立医院组织编写。主要介绍心房颤动的药物治疗，包括心房颤动药物治疗策略的选择以及最新药物的研究进展等。本书旨在通过对抗凝、节律控制与心室率控制等关键环节的全面阐释，指导医疗专业人员在面对不同类型的心房颤动患者时，优选药物、评估风险并制订个性化的治疗方案。同时，书中还涵盖药物治疗的安全性考量、药物相互作用的预防与管理以及特殊患者群体的用药指导，确保治疗的合理性和有效性。此外，本书也探讨了心房颤动治疗的未来趋势，包括新药研发、基因治疗等前沿领域，为读者提供了一个更广阔的视角，以应对复杂且日益重要的临床挑战。

本书适合药师、心内科医师阅读参考。

图书在版编目（CIP）数据

房颤药物治疗解析 ：优选药物与风险管理 / 陈敏，
王凌主编. -- 北京 ： 化学工业出版社，2024. 12.
ISBN 978-7-122-47104-8

Ⅰ. R541.705

中国国家版本馆CIP数据核字第2024EK7173号

责任编辑：戴小玲　　　　　　　　　　文字编辑：李志英
责任校对：赵懿桐　　　　　　　　　　装帧设计：张　辉

出版发行：化学工业出版社（北京市东城区青年湖南街 13 号　邮政编码 100011）
印　　装：北京云浩印刷有限责任公司
710mm×1000mm　1/16　印张 15　字数 259 千字　2025 年 3 月北京第 1 版第 1 次印刷

购书咨询：010-64518888　　　　　　　售后服务：010-64518899
网　　址：http://www.cip.com.cn

定　　价：79.00 元　　　　　　　　　　　　　　　版权所有　违者必究

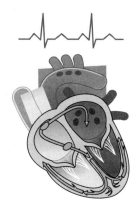

前　言

　　心房颤动（atrial fibrillation，AF），简称房颤，是一种常见的心律失常，它以快速、不规则的心房搏动为特征，严重影响患者的生活质量并增加心脑血管事件的风险。随着全球人口老龄化的加剧，房颤的发病率和患病率呈上升趋势，已成为公共卫生领域的一大挑战。

　　药物治疗作为房颤管理的核心策略，旨在控制心率，恢复和维持窦性心律，以及预防血栓栓塞并发症。然而，房颤的药物治疗并非无风险，抗心律失常药物、抗凝药物等的选择、剂量调整、药物相互作用，以及患者个体差异等因素，都对治疗效果和安全性产生重要影响。

　　本书旨在为临床医生、药师以及相关专业人员提供一个全面的房颤药物治疗指导。在深入探讨房颤的病理生理、临床表现的基础上，书中系统地介绍了各类抗凝药物、抗心律失常药物的作用机制、适应证、用法用量以及潜在风险。除此之外，本书还介绍了药物治疗的最新进展以及房颤综合治疗与药物精准治疗的临床应用，涵盖了房颤药物治疗的全方位内容。

　　在优选药物方面，本书将评估现有药物的疗效与安全性，提供基于证据的用药建议，并结合最新临床试验结果和指南推荐，指导读者在不同临床情境下做出合理选择。在风险管理方面，书中强调了监测和预防药物不良反应的重要性，讨论了药物相互作用、患者依从性以及长期治疗中的挑战。

　　我们希望本书能成为房颤治疗领域的一本实用手册，帮助医疗专业人员提高临床决策的质量，优化疗效，降低医疗风险。在本书面世之际，我们衷心感谢所有编者的努力，感谢各位学术界的前辈、专家们的宝贵指导与支持！

由于编者水平所限，书中内容难免存在不足之处，恳请广大读者不吝提出意见和建议。另外，随着医学研究的不断进步，房颤的药物治疗策略也在不断更新。我们将持续关注该领域的最新发展，并在未来的版本中进行更新和补充。

编者

2024 年 8 月

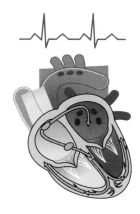

目　录

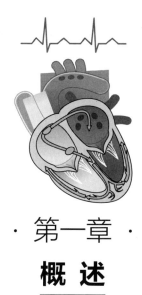

· 第一章 ·

概 述

第一节 房颤及其药物治疗的历史与发展

心房颤动（简称房颤）是最常见的持续性心律失常，显著增加死亡、卒中、心力衰竭（简称心衰）、认知功能障碍和痴呆风险，严重影响患者生活质量。房颤患病率随年龄增长而增加，在我国人口老龄化加速的进程中，房颤将给社会和我国的医疗服务系统带来沉重的负担[1]。在过去二十年中，我国在房颤的风险预测与筛查诊断、卒中预防、节律控制、导管消融和综合管理等方面取得了一系列突破性进展。

随着医学科技的进步和对心血管疾病认识的不断深入，房颤的治疗也在不断发展。在过去的几十年里，房颤的治疗取得了令人瞩目的进步，从单纯治疗心律失常的药物到更加综合和个体化的治疗策略，如抗凝药的广泛应用和射频消融术等。通过对房颤治疗历史的回顾，有助于更好地促进对房颤治疗现状的理解，并为进一步改进和优化房颤治疗策略提供有益的参考。

一、房颤的历史发现与认识

房颤的历史可以追溯到古代医学文献中。早在公元前 2600 年的古埃及时期，就有关于心脏疾病的描述。然而，直到近代，对于房颤的认识和治疗才取得了重大的进展。第一个对房颤进行描述的是英国著名生理学家、解剖学家威廉·哈维（William Harvey，1578—1657 年），他于 1628 年直视了房颤的发生并对其进行真正意义上的描述："受试动物的右心房发生了一种极不规律的特殊运动，此时心房已丧失了规律收缩，变成了一种蠕动"。在 19 世纪，人们对于房颤的认识逐渐加深。1814 年，法国医生拉卡利特首次详细描述了房颤的特征，将其与其他心律失常进行了区分。此后，医学界开始逐渐认识到房颤是一种独立的心律失常，并且与其他疾病有着密切的关联。20 世纪初，随着心电图的发明和应用，对于房颤的诊断和治疗有了更加准确和科学的依据。心电图可以清晰地显示出房颤的特征，使医生能够更好地了解疾病的发展和变化。

房颤的患病率与地区的人均收入、教育水平、总生育率以及生活方式相关的心血管危险因素和合并症有关。高社会人口指数地区的房颤患病率较高。生活方式因素如过度饮酒、低碳水化合物和高脂肪摄入、睡眠呼吸暂停、久坐行为或过度体育锻炼与房颤风险增加相关。美国弗雷明汉心脏研究（Framingham Heart Study）数据显示，风险因素的良好控制与终身房颤的风险降低有关，这些风险因素包括吸烟、饮酒、体重指数、血压、糖尿病、心衰或心肌梗死史。一个高危因素存在，患房颤的风险会上升到 1/3[2]。在韩国全国队列中也有类似的观察结果，不健康生活方式因素的组合，如吸烟、过度饮酒和缺乏定期运动，与房颤发生的高风险相关[3]。亚洲人的房颤患病率（约 1%）低于白人（约 2%），尽管亚洲人口的总体疾病负担要高得多。预计到 2050 年，中国 60 岁以上的男性约 520 万人，女性约 310 万人将患有房颤，比美国的预测患病率高出约 2.3 倍，这种差异可能是由于慢性病的发病率上升，包括高血压、代谢综合征和糖尿病，这与中国人口的城市生活方式和饮食变化有关[4]。此外，约 15% 的房颤患者在缺乏典型危险因素的情况下发病，且发病年龄较小，这可能指向家族性房颤的存在，反映出遗传易感性。家族性房颤与多种基因变异相关，这些变异涉及编码离子通道、转录因子、细胞耦联、细胞骨架以及中间丝蛋白的基因[5]。

房颤通常由异位活动引起。异位活动指的是窦房结外的心房组织自发地去极化，速度比窦性心律快。这种异位活动通常起源于静脉，其中 95% 的房颤来自肺静脉，而 5% 来自下腔静脉和上腔静脉。虽然通过隔离肺静脉口的圆形病变可以消除房颤，但房颤往往在肺静脉成功隔离后复发。这可能是因为心脏手术或损伤后形成的瘢痕组织再次成为电信号的传导路径，或者是因为心房的不同区域存在导致心律失常的物质基础。

从阵发性房颤到长期持续性房颤的进展可能反映了从心律失常触发介导的房

颤起始到心脏电活动异常的进展，房颤复发与心房组织结构损伤有关。心律失常的病理学基础，即心脏电活动异常的原因，可以通过对心脏表面的详细电生理研究来揭示。其中，巴赫曼束是位于房间隔顶部的肌束，连接左右心房附件，代表心房传导的主要通路。最近的试验表明，巴赫曼束是心房颤动的关键决定因素，巴赫曼束可能参与许多不稳定折返回路的形成并持续存在[6]。

房颤发作与巴赫曼束更严重的传导障碍相关。术中的心脏电生理研究为了解心血管疾病患者心脏电活动异常的程度提供了重要见解。非扩张性心房和左室射血分数正常的急性房颤患者与长期持续性房颤患者在传导和传导纵向解离方面存在显著差异。由于心房内膜层和心外膜层之间的电不同步增强，局灶性颤动波出现在测图区域的中间，并向周围心房组织扩展。

心房心肌细胞在房颤中经历了电生理和收缩方面的结构损伤，这包括线粒体、细胞骨架和肌体网络的破坏，伴随着自噬体的形成。这些结构变化涉及多种分子途径的缺陷，如蛋白质平衡、应激信号激活、基因组不稳定和炎症信号。了解这些分子缺陷有助于个性化诊断和治疗房颤，可能为开发基于机制的更有效的房颤治疗方法提供支持。

二、房颤的药物治疗方法

房颤是一种常见的心律失常，药物治疗是其主要的治疗方法之一。随着科学技术的不断进步，房颤的药物治疗也在不断发展和改进。在过去的几十年中，关于房颤药物治疗的研究取得了很大的突破，为患者提供了更多的选择和希望。

20 世纪初，洋地黄类药物是治疗心律失常主要药物，用于调节心脏节律和心率。20 世纪 50 年代，奎尼丁（quinidine）等药物作为早期抗心律失常药物问世，被广泛用于房颤的治疗。然而，这些药物的应用受到一些限制，因其广泛的抗心律失常作用容易导致心脏传导系统的损害，且可能产生严重的不良反应。

20 世纪 60 年代，胺碘酮（amiodarone）作为一种抗心律失常药物出现，成为房颤治疗的重要选择。胺碘酮不仅具有较广泛的抗心律失常效果，还具有较强的抗房颤作用。其独特的作用机制在一定程度上降低了对心脏传导系统的不良影响。然而，胺碘酮的不良反应较为复杂，包括甲状腺功能紊乱、肺部不良反应等，限制了其长期使用和高剂量应用。

20 世纪 80 年代，新一代抗心律失常药物开始陆续问世，包括普罗帕酮（propafenone）、美托洛尔（metoprolol）、维拉帕米（verapamil）等。这些药物相较于早期药物，具有更高的选择性，降低对心脏传导系统的副作用，减少了心脏传导异常的风险。此外，它们还可用于房颤的控制和心率调节，改善了患者的临床症状。

随着对房颤发病机制的深入研究，新型抗心律失常药物逐渐兴起。2000 年左右，钠通道阻滞剂如普鲁卡因胺（procainamide）等开始应用于房颤的治疗。这些药物通过阻断心脏细胞的钠通道，抑制异常的电信号传导，从而恢复心脏正常的节律。虽然钠通道阻滞剂在一些患者中显示出良好的效果，但其在心脏传导系统上的作用可能引发心律失常，因此需要谨慎使用。

近年来，钾通道阻滞剂如多奈哌齐（donepezil），奎尼丁等开始在房颤治疗中得到应用。这些药物通过阻断心脏细胞的钾通道，延长心脏细胞复极时间，减少异常电信号传导，有助于恢复心脏节律。钙通道阻滞剂（calcium channel blocker，CCB）如地尔硫䓬（diltiazem）和维拉帕米等，通过抑制心脏细胞内的钙离子流入，降低心率和房颤的频率。这些药物也逐渐成为房颤治疗的重要选择[7]。

抗凝治疗在房颤管理中也扮演越来越重要的角色。抗凝药物如达比加群酯（dabigatran etexilate）、阿哌沙班（apixaban）等，通过抑制血液凝结的过程，降低血栓形成的风险，有效预防房颤患者中风和栓塞等严重并发症。这些新型抗凝药物相较于传统的华法林，服用更为方便，且不需要频繁地检测，减少了患者的不便和风险[8]。

依赖分子生物学和基因组学技术的进步，房颤的个体化精准治疗逐渐成为研究热点。研究者开始关注患者基因型与表型之间的关联，期望能据此实现更加准确有效的治疗方案选择。个体化治疗的目标，是在充分评估患者遗传信息及临床特征的基础上，为每个患者量身定制药物类型与剂量，以达到提高治疗效果、减少药物不良反应的目的。实施房颤的个体化精准治疗，需要基因检测技术与临床特征的有机结合，还需积累大样本临床研究结果以建立可靠的基因 - 表型模型。这种治疗模式的建立与应用，必将大大提升房颤药物治疗的科学性与针对性。

除了药物治疗，近年来还涌现了其他新型房颤治疗方法，如射频消融、冷冻消融和电生理导向消融等。这些介入治疗方法通过对心脏内的异常传导路径进行干预，恢复心脏正常的节律。同时，也有研究者在探索药物和介入治疗的联合应用，以期实现更好的治疗效果。

三、房颤治疗药物的开发

针对房颤的药物治疗，研究者正在不断探索全新的治疗思路，其目的在于提高患者的治疗效果并最大限度降低安全性风险。除了传统的抗心律失常药物，近年来还涌现出一些在房颤治疗中备受关注的新型药物。2012 年，阿哌沙班获得美国食品药品监督管理局（U.S. Food and Drug Administration，FDA）批准，拓展了口服抗凝药物在房颤患者中的应用范围。贝曲沙班（betrixaban）是一种口服抗凝新药，2017 年被 FDA 批准上市，用于预防静脉血栓栓塞和非瓣膜性房颤患者的卒中。它产生了较传统抗凝药物更低的出血风险，为房颤治疗带来更安全的选择。然而，在 2018 年，欧洲药品管理局（European Medicines Agency，EMA）人用药品委员会因无法确定其获益大于风险，拒绝了贝曲沙班的上市申请，主要由于其临床研究结果不可靠和治疗组出血事件较多。因此，尽管贝曲沙班在某些地区被批准使用，但其安全性和有效性仍在一些监管机构中受到质疑，需要更多的研究来支持其广泛的临床应用。静脉注射药物维纳卡兰（vernakalant）在欧洲被批准使用，用于恢复急性发作性房颤的窦性心律。其极高的快速转换成功率为急诊房颤患者带来了新的治疗选择。

另外，针对心脏电活动调控的新型药物也在蓬勃发展。钾通道阻滞剂和钙通道阻滞剂等新药具有更好的选择性和靶向性，可以更精确地干预心脏电活动，从而更有效地治疗房颤。

除了药物的研发，还有一些新的治疗策略和药物途径也在不断被探索。基因治疗和干细胞治疗等新技术正在应用于房颤的治疗。

药物治疗房颤的领域正在经历快速的发展和进步，新的药物和治疗策略不断涌现，为房颤患者提供了更多治疗选择。随着持续研究和不断地探索，预计未来几年房颤治疗领域将迎来一系列新突破。这些创新性进展将为患者提供更有效、更安全的治疗方案，助力于更好地管理和控制心律失常疾病。

第二节　药物治疗在房颤管理中的地位与作用

房颤是一种常见的心律失常，它在全球范围内影响着数百万人的心脏健康。这种不规律、快速且不协调的心房节律异常，给患者带来了不适、疲惫和心血管事件风险的增加。在房颤的治疗中，药物疗法是最常用的也是最重要的管理手段之一。药物治疗通过调整心脏细胞的电活动和控制心率，帮助患者控制房颤的发作，并预防潜在的并发症，为患者提供了可靠、有效且经济的治疗选择。抗心律失常药物被用于恢复和维持窦性心律，帮助患者从房颤状态转换为正常心律，从而减轻心脏负担。同时，心率控制药物有助于调整房颤患者的心率，使其维持在合理范围，改善心功能和提高生活质量。另外，抗凝和抗血小板药物的应用预防了心房内血栓形成，有效降低了脑卒中和其他血栓相关并发症的风险。通过个体化的药物治疗，患者可以得到全面、综合的房颤管理，从而减少心血管事件的发生，并提高患者的整体健康水平。

房颤综合管理的目标是通过以心血管内科为主导的多学科合作，为患者提供个体化诊疗方案。内容包括预防卒中、通过节律和（或）室率控制改善症状、控制心血管危险因素、治疗合并症，以及为患者提供自我管理、生活方式改变、社会心理等方面的支持。在 2020 年欧洲心脏病学会（European Society of Cardiology，ESC）关于房颤诊断和治疗的指南中，推荐了患者管理的路径，其中包括使用 4S-AF 方案对患者进行特征描述[9]。这个方案包括卒中风险、症状严重程度、房颤负担的严重程度（自行终止、阵发性、持续性、永久性）和基质的严重程度（年龄、合并症、结构性心脏病），以及基于房颤更好护理（ABC）整体路径的整体或综合护理方法。ABC 路径涵盖 "A"（避免卒中 / 抗凝）、"B"（更好的症状管理）和 "C"（优化心血管风险和合并症，包括关注生活方式的改变、患者的心理发病率和患者的价值观 / 偏好），这是各种指南推荐的[10]。这些简单明了的原则涉及共同决策，任何医护人员在患者就医过程的任何阶段都可以遵循。

随着越来越多的循证研究结果的支持，ABC 路径方法变得越发重要。例如，mAFA-Ⅱ试验比较了基于 ABC 途径的移动医疗应用程序和常规护理。该前瞻性分组随机试验表明，mAFA 干预后，"缺血性卒中 / 系统性血栓栓塞、死亡和再次住院"共同结局发生率低于常规治疗。mAFA 干预疗法的再住院率也较低[11]。mAFA-Ⅱ试验的长期扩展报告显示，其益处持续存在，使用的依从性和持续性都很高。在多病症亚组中，与常规护理相比，mAFA 干预的益处也非常明显[12]。此外，对临床试验队列[13]、前瞻性队列研究[14]和全国队列数据[15]进行的事后分析都一致显示，坚持 ABC 路径（即综合护理）的房颤患者与未坚持 ABC 路径的患者相比，无论研究在世界哪个地区进行，都能获得更好的治疗效果。一项关于 ABC 路径的系统性综述也发现，遵循 ABC 路径与全因死亡、心血管死亡、中风和大出血等不良结局相关性明显下降[16]。此外，遵循 ABC 路径还与临床复杂性患者的预后改善以及房颤患者痴呆风险降低相关。

一、"A"——避免卒中：抗凝药物的作用

药物治疗在预防卒中方面有重要的价值。房颤会使卒中风险增加五倍，但

这一风险并不完全相同，取决于各种卒中风险因素的存在情况。卒中风险分层方案如 $CHA_2DS_2\text{-}VASc$、$CHADS_2$ 和 ABC 评分已被广泛用于评估患者的卒中风险，并提供了卒中事件的最佳预测。欧洲心脏病学会（ESC）和亚太心律学会（Asia Pacific Heart Rhythm Society，APHRS）的指南建议使用 HAS-BLED 评分来评估患者的出血风险，以便及早采取措施减轻风险。在前瞻性分组随机 mAFA-Ⅱ 试验中，适当使用 HAS-BLED 评分作为治疗干预的一部分，可降低随访 1 年时的大出血率，并优化口服抗凝药物（oral anticoagulants，OAC）的使用量，这进一步强调了药物治疗在预防卒中中的重要作用[17]。

　　长期以来，预防卒中一直是房颤管理的基石。历史性试验表明，维生素 K 拮抗剂（vitamin K antagonists，VKA），如华法林，可将卒中或全身性栓塞风险降低 64%，将全因死亡率降低 26%[18]。然而，随着研究的不断进展，非 VKA 口服抗凝药物的疗效、安全性和便利性优于 VKA，逐渐成为更优选的治疗方案。这些药物在临床中得到越来越广泛的应用，因为它们在预防卒中方面表现出色。

　　因此，药物治疗在房颤患者中预防卒中的作用和价值不可忽视。通过合理的药物治疗，房颤患者的卒中风险得以有效降低，并且出血风险也得到适当评估和管理，以确保药物治疗的安全性和有效性。这些药物治疗在房颤管理中正发挥着越来越重要的作用，为患者提供更好的预后和生活质量。

二、"B"——更好的症状管理：心率和心律控制药物

　　目前，针对房颤的药物抗心律失常治疗在心率控制方面具有突出的优势。尽管抗心律失常药物以离子通道为靶点，疗效相对较低，但药物治疗仍是主要的心率和心律控制手段之一。与非药物性心率控制疗法相比，药物治疗具有更高的安全性和便捷性。非药物治疗如 His 束区消融或起搏器植入需要进行创伤性手术操作，存在一定风险和潜在并发症。而药物治疗可避免手术创伤，对心脏功能影响较小。此外，非药物治疗如心脏电复律和消融术对持续性房颤患者的再发预防效果有限，复发率较高，往往需要多次治疗。药物治疗则可提供更持久稳定的心律控制，对预防房颤再发具有优势。因此，从安全性和有效性考量，药物治疗相对非药物治疗具有不可替代的地位。在早期房颤患者中，早期节律控制策略显示出较低的不良心血管后果风险，这一结果在 EAST-AF 试验中得到验证[19]。因此，对于近期发病的房颤患者，合理的药物治疗可能是一个合理且有效的选择，能够帮助改善临床预后。

值得一提的是，药物治疗在房颤疗效一般的主要原因是由于对个体患者电生理学特征和房颤发病基本机制了解不足。每位房颤患者在年龄、基础疾病、心肌状态等方面都存在差异，导致其心房组织的电生理反应各有不同。如果不能清晰掌握每个患者特有的电生理状况，以及导致其发生房颤的关键激活机制，那么使用药物进行综合治疗就无法达到理想效果和最大化疗效。因此，需要开展针对个体房颤患者的精确电生理学评估和病因机制研究，以实现药物治疗的精准化和个体化。这也是当前改进房颤药物治疗、提高疗效的重要途径和方向。

三、"C"——心血管风险因素和合并症管理

许多房颤的危险因素是可以通过改变生活方式来逆转的。因此，对这些可改变的危险因素进行干预可能对房颤发病一级预防和二级预防具有有效性。生活方式的调整在减轻房颤方面扮演着重要角色。在 PREDIMED 试验中，尽管方法学方面仍存在问题[20]，但富含特级初榨橄榄油的地中海饮食已经被证实可以降低房颤的发病率。虽然有关植物性饮食对房颤患者的影响的研究有限，但这些饮食可以降低高血压、糖尿病、肥胖、炎症和阻塞性睡眠呼吸暂停的风险和发生率，甚至有助于预防和逆转动脉粥样硬化和冠状动脉疾病事件。因为这些健康效应，植物性饮食可能通过减少传统房颤的危险因素来降低房颤的发病风险。然而，对于房颤患者来说，低碳水化合物、高脂肪的生酮饮食可能不太适宜，特别是对于糖尿病患者，因为高水平的酮体可能会增加心脏纤维的负担。

在房颤患者群体中补充镁可能具有预防和（或）治疗房颤的潜在能力。定期进行中等强度的运动也可以减轻房颤的负担、改善患者的症状和提高生活质量，而过度剧烈的运动则可能增加风险。减轻肥胖患者的体重同样可明显缓解房颤症状。因此，对可逆转的心血管风险因素积极干预，调整生活方式，是房颤综合管理不可或缺的一环，这些举措不仅有助于房颤的预防，也可提高房颤患者的生活质量，值得临床推广应用。

总之，药物治疗在房颤管理中扮演着不可或缺的角色，其作用和价值在整个治疗过程中都是至关重要的。首先，药物治疗是房颤患者最常见、最基本的治疗方式之一。通过合理的药物使用，可以有效地控制房颤的心率和心律，从而减轻症状、提高生活质量，甚至减少并发症的发生。其次，药物治疗相对于其他治疗方法而言，具有较低的侵入性和较少的不良反应。对于一些不适合手术或消融治疗的患者，药物治疗成为了首选的治疗方案，能够满足他们的治疗需求。另外，药物治疗还可以根据患者的个体情况进行调整和调节，实现个性化治疗。

随着医学不断进步和科学技术的革新，药物治疗在房颤管理中的地位和作用还将不断加强。新型药物的研发和应用，将进一步提高治疗效果，并减少不良反应的发生。同时，药物治疗也将更加个性化和精准，更好地满足患者的需求。值得强调的是，药物治疗并非孤立存在，通常与其他治疗手段相结合，形成多维度、多层次的综合治疗方案。这种综合治疗的模式可以协同作用，相互补充，使整个治疗更加全面、有效。

第三节　房颤药物治疗的优势、挑战与局限性

药物治疗在房颤的综合管理中发挥着极为重要的作用，是目前应对房颤的主要治疗手段之一。使用抗心律失常药物可以控制房颤频率，维持正常窦性心律；抗凝药物可以预防因房颤引起的栓塞事件。药物治疗对控制房颤症状、减少并发症、提高患者生活质量意义重大。但是，药物治疗也存在一定的不足之处。为了更好地指导临床实践，有必要全面认识和分析药物治疗在房颤管理中应用的优势、面临的挑战和潜在的局限性。

一、房颤药物治疗的优势

房颤药物治疗的优势在于其能够有效地控制房颤的频率和维持窦性心律，从而提高患者的生活质量。首先，药物治疗是一种非侵入性的治疗方法，相比于手术或其他介入治疗方式，药物治疗更加安全可靠。其次，药物治疗通常是患者最初选择的治疗方式，尤其适用于那些无明显症状或症状轻微的患者。药物治疗不仅可以有效地控制房颤的频率，还可以预防房颤引发的其他并发症，如心脏衰竭和栓塞等。

此外，药物治疗具有个体化的优势。根据患者的具体情况，医生可以选择不同的药物进行治疗，以达到最佳的治疗效果。根据患者的年龄、性别、基础疾病等因素，医生可以调整药物的剂量和种类，以提高药物的疗效和降低不良反应的发生率。这种个体化的治疗方案可以最大限度地满足患者的需求，提高治疗的成功率和患者的满意度。

药物治疗的优势还在于其相对较低的成本和易于推广的特点。相比于手术或其他介入治疗方式，药物治疗的费用相对较低，可以降低患者的经济负担。同时，药物治疗的技术要求相对较低，医生和患者都可以较快地掌握治疗的技巧和方

法，提高治疗的普及率。这使得药物治疗成为了房颤患者首选的治疗方式之一。

可见，房颤药物治疗的优势在于其安全可靠、个体化和经济适用的特点。药物治疗可以有效地控制房颤的频率，提高患者的生活质量，并减少并发症的发生。此外，药物治疗还具有相对较低的成本和易于推广的优势。尽管药物治疗也存在一些挑战和局限性，但其仍然是房颤患者的重要治疗选择之一。

二、房颤药物治疗的挑战

房颤药物治疗的挑战在于药物选择的复杂性。房颤是一种复杂的心律失常，其发病机制和病理生理过程涉及多个途径和分子靶点。因此，选择合适的药物治疗方案成为了一个具有挑战性的任务。但是，由于患者个体差异的存在，药物的疗效和安全性往往存在一定的差异，这给临床医生选择合适的药物带来了一定的困难。

另一个挑战是药物治疗的不良反应。虽然药物治疗是房颤的主要治疗手段之一，但是一些药物可能会引起不良反应，如心律失常的加重、肝肾功能损害、胃肠道不适等。因此，在进行药物治疗时，临床医生需要充分考虑患者的病情、药物的疗效和安全性，做出合理的选择。

部分患者对药物治疗反应不佳或产生耐药性也给房颤的药物治疗带来挑战。尽管药物治疗可以有效地控制房颤和减少血栓的形成，但是它并不能根治房颤。一旦停药，房颤可能会复发。此外，一些患者对药物治疗不敏感或耐药，这也给治疗带来了一定的困难。因此，为了更好地治疗房颤，我们需要进一步研究和开发新的治疗策略，包括非药物治疗方法的探索和应用。

三、房颤药物治疗的局限性

房颤药物治疗的局限性是临床实践中经常面临的问题。首先，药物治疗对于某些患者可能不够有效。有些患者的房颤病情较为复杂，单一的药物往往难以达到理想的治疗效果。此外，一些患者对药物治疗存在耐药性，长期使用药物可能会导致药物疗效下降。这使得寻找更有效的治疗方法成为一个迫切的需求。

房颤药物治疗的不良反应也是一个需要关注的问题。一些药物在治疗房颤的同时可能会引发其他不良反应，如胃肠道不适、头晕、疲乏等。这些不良反应不仅会影响患者的生活质量，还可能会导致患者对药物治疗的依从性下降。因此，在选择药物治疗方案时，我们需要综合考虑患者病情、药物疗效和不良反应，以及患者的个体差异，制订个体化的治疗方案。

房颤药物治疗的局限性还表现在治疗持续时间和复发率方面。目前，药物治疗的有效性往往随着时间的推移而下降，长期维持正常心律的难度较大。此外，即使在药物治疗有效的情况下，房颤的复发率仍然较高。这意味着患者需要长期维持药物治疗或寻求其他治疗手段，给患者带来了不便和负担。

四、房颤药物治疗的发展前景

房颤药物治疗的发展前景备受瞩目。随着科技的不断进步和医学研究的深入，人们对于房颤药物治疗的期望也日益增长。目前，在医学实践中，药物治疗是房颤患者最常用的治疗方法之一，实现了患者在家中的自我管理，减轻了医院的负担和患者的痛苦。然而，尽管已经取得一定的进展，但仍急需更多的研究和努力来开发更加有效和安全的房颤药物。

治疗房颤的一种前景广阔的新方法是使用一些针对蛋白质质量控制（protein quality control，PQC）修复、DNA 损伤和线粒体功能的化合物（即所谓的蛋白药物）以及抑制炎症的化合物来恢复原生态。适当的热激蛋白（heat shock protein，HSP）水平可能会限制房颤电病理学的扩展，从而可能防止房颤的诱发和发展。在实验环境中，HSP 诱导化合物香叶基丙酮（geranyl acetone，GGA）通过减少活性氧（reactive oxygen species，ROS）的产生、逆转对肌节的损伤、刺激受损蛋白质的重折叠并帮助其清除，可降低心肌细胞的蛋白毒性压力[21]。与这一结果一致，口服 GGA 治疗可持续预防心房过速和（急性）缺血诱导的犬房颤模型中的心电和收缩功能障碍以及房颤促进，这表明 GGA 诱导的 HSPs 可能对治疗房颤具有潜在的临床价值[22]。

除了 HSPs，针对预防蛋白毒性内质网应激和随后的蛋白质降解的化合物也可能是治疗房颤的候选药物。在现有化合物中，4-苯基丁酸钠（sodium 4-phenylbutyrate，4-PBA）似乎很有前景，因为它已被批准用于临床治疗尿素循环障碍。由于 4-PBA 的化学伴侣作用，它可以减轻心肌细胞中的内质网应激，并在心房过速心肌细胞、黑腹果蝇和犬房颤模型中防止房颤的发生[23]。特异性抑制组蛋白去乙酰化酶 6（histone deacetylase 6，HDAC6）为房颤治疗提供了一个有前景的研究方向。HDAC6 是房颤进展过程中的关键调节因子，其抑制剂已在其他疾病中显示出对微管破坏的有益作用。然而，针对 HDAC6 的特异性抑制剂需要更多临床研究以评估其对房颤的疗效[24]。

另外，阻断炎症可能是另一种治疗房颤的方法，但目前的非特异性和非选择性抗炎疗法对预防房颤发生和发展影响较小或没有明显效果。因此，特异性和选择性的炎症抑制剂可能是更可取的选择。此外，补充烟酰胺腺嘌呤二核苷酸（nicotinamide adenine dinucleotide，NAD^+）可以防止心肌细胞功能障碍，而NAD^+前体如烟酰胺核苷可能有助于治疗房颤[25]。特异性抑制钙/钙调节蛋白激酶Ⅱ（CaMKⅡ）可能是另一个治疗靶点，因为它与房颤发作的起始阶段相关联[26]。

综上所述，这些新的治疗策略和化合物为治疗房颤提供了新的希望，但仍需要更多临床研究和验证，以实现更有效的房颤治疗方法的开发和应用。迄今为止，房颤仍是西方世界最常见的心动过速性心律失常。在过去的十年中，流行病学、遗传学、电生理学和分子生物学等领域都有了重要发现，这些发现让人们对房颤有了更深入的了解。药物治疗仍是目前房颤管理的重要基石，可以有效减少症状和并发症的发生。然而，房颤药物治疗也面临着一些挑战，如药物的不良反应，以及对药物的耐药性。此外，房颤药物治疗的局限性也不可忽视，如无法根治房颤，仅能控制症状，且治疗效果因人而异。未来，随着科技的进步和研究的深入，房颤药物治疗有望取得更大的突破，提高治疗效果，减少不良反应，为房颤患者带来更好的治疗效果。

参考文献

[1] Ren J, Wang H, Lai S, et al. Machine learning-based model to predict composite thromboembolic events among Chinese elderly patients with atrial fibrillation[J]. BMC Cardiovasc Disord, 2024, 24(1): 420.

[2] Andersson C, Johnson A D, Benjamin E J, et al. 70-year legacy of the Framingham Heart Study[J]. Nat Rev Cardiol, 2019, 16(11): 687-698.

[3] Kwon S, Lee S R, Choi E K, et al. Impact of Unhealthy Lifestyles on Patients with Atrial Fibrillation at Low Risk of Stroke: A Nationwide Cohort Study[J]. Am J Med, 2024, 137(1): 37-46.e6.

[4] Tse H F, Wang Y J, Ahmed Ai-Abdullah M, et al. Stroke prevention in atrial fibrillation——an Asian stroke perspective[J]. Heart Rhythm, 2013, 10(7): 1082-1088.

[5] Choi S H, Jurgens S J, Weng L C, et al. Monogenic and Polygenic Contributions to Atrial Fibrillation Risk: Results From a National Biobank[J]. Circ Res, 2020, 126(2): 200-209.

[6] Sun J, Chen S, Liang M, et al. Bachmann's Bundle Modification in Addition to Circumferential Pulmonary Vein Isolation for Atrial Fibrillation: A Novel Ablation Strategy[J]. Cardiol Res Pract, 2023, 2023: 2870188.

[7] Saljic A, Heijman J, Dobrev D. Emerging Antiarrhythmic Drugs for Atrial Fibrillation[J]. Int J Mol Sci, 2022, 23(8): 4096.

[8] Zeymer U, Schneider S, Hochadel M, et al. The Management of Atrial Fibrillation with Oral Anticoagulant Drugs[J]. Dtsch Arztebl Int, 2023, 120(18): 324-325.

[9] Hindricks G, Potpara T, Dagres N, et al. 2020 ESC Guidelines for the diagnosis and management of atrial fibrillation developed in collaboration with the European Association for Cardio-Thoracic Surgery (EACTS): The Task Force for the diagnosis and management of atrial fibrillation of the European Society of Cardiology (ESC) Developed with the special contribution of the European Heart Rhythm Association (EHRA) of the ESC[J]. Eur Heart J, 2021, 42(5):373-498.

[10] Brundel BJJM, Ai X, Hills M T, et al. Atrial fibrillation[J]. Nat Rev Dis Primers, 2022, 8(1): 21.

[11] Guo Y, Lane D A, Wang L, et al. Mobile Health Technology to Improve Care for Patients With Atrial Fibrillation[J]. J Am Coll Cardiol, 2020, 75(13): 1523-1534.

[12] Guo Y, Guo J, Shi X, et al. Mobile health technology-supported atrial fibrillation screening and integrated care: A report from the mAFA- II trial Long-term Extension Cohort[J]. Eur J Intern Med, 2020, 82: 105-111.

[13] Proietti M, Romiti G F, Olshansky B, et al. Improved Outcomes by Integrated Care of Anticoagulated Patients with Atrial Fibrillation Using the Simple ABC (Atrial Fibrillation Better Care) Pathway[J].Am J Med, 2018, 131(11): 1359-1366,e6.

[14] Pastori D, Pignatelli P, Menichelli D, et al. Integrated Care Management of Patients With Atrial Fibrillation and Risk of Cardiovascular Events: The ABC (Atrial fibrillation Better Care) Pathway in the ATHERO-AF Study Cohort[J]. Mayo Clin Proc, 2019, 94(7): 1261-1267.

[15] Yoon M, Yang P S, Jang E, et al. Improved Population-Based Clinical Outcomes of Patients with Atrial Fibrillation by Compliance with the Simple ABC (Atrial Fibrillation Better Care) Pathway for Integrated Care Management: A Nationwide Cohort Study[J].Thromb Haemost, 2019, 119(10): 1695-1703.

[16] Romiti GF, Pastori D, Rivera-Caravaca JM, et al. Adherence to the Atrial Fibrillation Better Care Pathway in Patients with Atrial Fibrillation: Impact on Clinical Outcomes-A Systematic Review and Meta-Analysis of 285 000 Patients[J]. Thromb Haemost, 2022, 122(3): 406-414.

[17] Guo Y, Lane DA, Chen Y, et al. Regular Bleeding Risk Assessment Associated with Reduction in Bleeding Outcomes: The mAFA- II Randomized Trial[J]. Am J Med, 2020, 133(10): 1195-1202, e2.

[18] Hart R G, Benavente O, McBride R, et al. Antithrombotic therapy to prevent stroke in patients with atrial fibrillation: a meta-analysis[J]. Ann Intern Med, 1999, 131(7): 492-501.

[19] Proietti M, Vitolo M, Harrison S L, et al. Real-world applicability and impact of early rhythm control for European patients with atrial fibrillation: a report from the ESC-EHRA EORP-AF Long-Term General Registry[J]. Clin Res Cardiol, 2022, 111(1): 70-84.

[20] Martínez-González M Á, Toledo E, Arós F, et al. Extravirgin olive oil consumption reduces the risk of atrial fibrillation: the PREDIMED (Prevención con Dieta Mediterránea) trial[J]. Circulation, 2014, 130(1): 18-26.

[21] Liu D, Han X, Zhang Z, et al. Role of Heat Shock Proteins in Atrial Fibrillation: From Molecular Mechanisms to Diagnostic and Therapeutic Opportunities[J]. Cells, 2022, 12(1): 151.

[22] Sakabe M, Shiroshita-Takeshita A, Maguy A, et al. Effects of a heat shock protein inducer on the atrial fibrillation substrate caused by acute atrial ischaemia[J]. Cardiovasc Res, 2008, 78(1): 63-70.

[23] Hu HJ, Wang XH, Liu Y, et al. Hydrogen Sulfide Ameliorates Angiotensin II -Induced Atrial Fibrosis Progression to Atrial Fibrillation Through Inhibition of the Warburg Effect and Endoplasmic Reticulum Stress[J]. Front Pharmacol, 2021, 12: 690371.

[24] Zhang D, Wu CT, Qi X, et al. Activation of histone deacetylase-6 induces contractile dysfunction through derailment of α-tubulin proteostasis in experimental and human atrial fibrillation[J]. Circulation, 2014, 129(3): 346-358.

[25] Ramos K S, Brundel BJJM. DNA Damage, an Innocent Bystander in Atrial Fibrillation and Other Cardiovascular Diseases?[J]. Front Cardiovasc Med, 2020, 7: 67.

[26] Heijman J, Voigt N, Wehrens X H, et al. Calcium dysregulation in atrial fibrillation: the role of CaMKII[J]. Front Pharmacol, 2014, 5: 30.

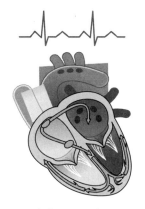

· 第二章 ·

抗凝药物的优选与应用

第一节　抗凝药分类与机制

一、房颤血栓形成的生理机制

　　房颤是一种常见的心律失常，其生理机制与血栓形成密切相关。在房颤时，心房失去正常的心律，导致心房内的血液不能有效泵出，血液在心脏内的流动速度减慢，从而增加了血液在心脏内的滞留时间，为血栓形成创造了条件。房颤还导致心房肌细胞的收缩和舒张功能受损，影响了血液在心脏内的循环，增加了血栓形成的风险。此外，房颤还可能导致凝血因子的异常激活，影响血液凝固过程。凝血因子是血液凝固过程中的关键物质，其异常激活会导致血液凝固异常，增加血栓形成的风险。同时，房颤还可能导致血小板聚集，进一步促进血栓形成。在房颤时，血小板会聚集在心脏内形成血栓，阻碍血液的流动，导致心脏缺血缺氧，甚至引发心肌梗死。

　　在房颤血栓形成的生理机制中，炎症反应也起着重要的作用。房颤会导致心房内炎症反应的激活，炎症因子的产生和释放会导致血小板聚集和血栓形成。同时，炎症反应还可能影响凝血因子的活性，影响血液凝固过程。

　　总之，房颤血栓形成的生理机制涉及多个方面，包括心房内血液滞留、心房肌细胞功能受损、血小板聚集、凝血因子异常激活和炎症反应等。这些因素相互作用，共同促进了房颤血栓的形成。因此，对于房颤患者，预防血栓形成至关重要，需要采用有效的抗凝药来降低血栓形成的风险。

二、抗凝药在房颤治疗中的重要作用

抗凝药可以通过抑制凝血酶的形成来预防血栓的形成，从而降低房颤患者发生血栓和栓塞的风险。在房颤治疗中，常用的抗凝药包括华法林、肝素、新型口服抗凝药（new oral anticoagulants，NOACs）等。其中，NOACs 是近年来发展起来的一类新型药物，具有不亚于华法林的疗效和更少的不良反应，已成为指南推荐的房颤患者抗凝治疗的首选药物[1]。

在一项 Meta 分析中，房颤与多种不良结局风险的增加有关，包括增加了 2.4 倍的中风风险、5 倍的心力衰竭风险、1.3 倍的外周动脉疾病风险[2]。因此，长期口服抗凝药物的房颤患者，除了降低血栓形成的风险，也能降低以上房颤相关不良结局的风险。

在房颤治疗中，抗凝药的使用需要根据患者的具体情况进行个体化治疗。例如，患者的年龄、体重、肝肾功能、出血风险等因素都需要考虑。此外，患者还需要定期进行凝血功能监测以调整抗凝药的剂量和治疗方案。

三、抗凝药分类

根据作用机制，抗凝药主要分为四大类，分别为维生素 K 拮抗剂、间接凝血酶抑制剂、直接凝血酶抑制剂、凝血因子 X 抑制剂（直接凝血因子 Xa 抑制剂和间接凝血因子 Xa 抑制剂）。

（一）维生素 K 拮抗剂

维生素 K 是凝血因子 Ⅱ、Ⅶ、Ⅸ、Ⅹ，抗凝蛋白 C 和抗凝蛋白 S 合成所必需的共同物质。维生素 K 拮抗剂通过拮抗维生素 K 使肝脏合成凝血因子 Ⅱ、Ⅶ、Ⅸ、Ⅹ，从而发挥抗凝作用。维生素 K 拮抗剂类抗凝药的代表药物是华法林（warfarin），是一种广泛应用的口服抗凝药。华法林通过抑制维生素 K 环氧化物还原酶，限制合成维生素 K 依赖性凝血因子 Ⅱ、Ⅶ、Ⅸ、Ⅹ，此外，也抑制抗凝蛋白 C 和抗凝蛋白 S。华法林常用于预防和治疗深静脉血栓和肺栓塞，预防心房颤动、心瓣膜疾病或人工瓣膜置换术后引起的血栓栓塞并发症，预防心肌梗死后血栓栓塞并发症（卒中或体循环栓塞）。

华法林的药理作用特点主要包括以下几个方面[3]：

（1）华法林对已合成凝血因子无直接拮抗作用。需要已合成的凝血因子在体内耗竭后，华法林才能起到抗凝效果。

（2）由于抗凝蛋白 C 和抗凝蛋白 S 的半衰期较短（6～8h），与凝血因子相比，华法林在初始应用时更快地降低蛋白 C 和蛋白 S 水平，用药早期可能会立即产生促凝作用。

（3）凝血酶原的半衰期约为 72h，因此口服华法林至少需要 3 天时间，体内原有的凝血酶原水平才会明显降低，这时候华法林才会真正发挥抗凝作用。

（4）华法林的治疗窗窄，容易受到其他药物、食物的干扰和药代动力学（药动学）的个体差异大，故需要频繁抽血监测国际标准化比值（international normalized ratio，INR）。

（二）间接凝血酶抑制剂——肝素类（肝素、低分子肝素）

间接凝血酶抑制剂主要通过与抗凝血酶结合，增强抗凝血酶对凝血因子的抑制作用，从而间接抑制凝血因子的活性，发挥抗凝作用。

间接凝血酶抑制剂主要包括两种，一种是普通肝素（unfractionated heparin，UFH），另一种是低分子肝素（low molecular weight heparin，LMWH）。普通肝素主要是从猪肠黏膜或牛肺中提取精制的一种硫酸氨基葡聚糖，是一种混合物，平均分子量约为 15000Da，可以通过结构中的戊多糖序列与抗凝血酶Ⅲ（AT-Ⅲ）结合，形成不溶性复合物，从而增强抗凝血酶对凝血因子的抑制作用，起到抗凝效果。普通肝素的作用特点[4]：

（1）半衰期较短，一般为 30～60min，需要频繁静脉滴注。

（2）在体内外均具有抗凝效果，根据分子量的大小不同，普通肝素的抗凝效果和药理性质不同。

（3）治疗剂量下的普通肝素需常规监测活化部分凝血活酶时间（activated partial thromboplastin time，APTT）来评估抗凝效果。

（4）普通肝素可引起致命的血小板减少症，故在用药期间需定期监测血小板计数。

（5）普通肝素严重过量时可应用鱼精蛋白缓慢静脉注射予以中和，使肝素失去抗凝活性。

低分子肝素是从普通肝素中分离或普通肝素降解后得到的短链制剂。其平均分子量为 4000～6000Da，分子量较普通肝素小。低分子肝素临床上主要包括依诺肝素（enoxaparin）、达肝素（dalteparin）、那屈肝素（nadroparin）等药物。低分子肝素的作用特点[4]：

（1）由于低分子肝素链较短，其抗凝血因子Ⅹa的作用较普通肝素强，抗凝血因子Ⅱa的作用弱。

（2）低分子肝素较普通肝素生物利用度增加，半衰期延长，可以减少给药频率，提高患者的用药依从性。

（3）低分子肝素具有无须常规监测、对血小板影响小、出血风险小等优势。

（4）低分子肝素主要经过肾脏排泄，肾功能不全患者需依据肌酐清除率调整剂量和用药间隔。对于有严重肾功能不全的患者在初始抗凝时使用普通肝素是更好的选择，禁止使用低分子肝素。

（三）直接凝血酶抑制剂——达比加群酯、阿加曲班、比伐卢定

直接凝血酶抑制剂通过直接与凝血酶的活化位点相结合而抑制凝血酶的活性，阻止纤维蛋白原裂解为纤维蛋白，阻断凝血瀑布的最后步骤及血栓形成，包括达比加群酯、比伐卢定、阿加曲班。

1. 达比加群酯

达比加群酯（dabigatran etexilate）是一种无药理活性的前体药物，在体内转化为具有直接抗凝血活性的达比加群（dabigatran）。达比加群与凝血酶的纤维蛋白特异结合位点结合，阻止纤维蛋白原裂解为纤维蛋白，阻断了凝血瀑布网络的最后步骤及血栓形成。达比加群除用于预防成人非瓣膜性房颤患者的卒中和体循环栓塞外，还可用于预防和治疗深静脉血栓或肺栓塞[5]。达比加群的药理作用特点：

（1）达比加群为P糖蛋白底物，与强效P-gp抑制剂（如：胺碘酮、维拉帕米、奎尼丁、酮康唑、决奈达隆、克拉霉素和替格瑞洛等）的联合使用会导致达比加群血药浓度升高。当达比加群与强效P-gp抑制剂联合使用时，要求进行密切的临床监测（监测出血或贫血的体征）。

（2）达比加群主要经肾脏排泄（80%），肾功能不全者使用达比加群易致药物蓄积，增加出血风险，重视对肾功能不全者的用药监测。

2. 阿加曲班

阿加曲班（argatroban）是一种特异、可逆的凝血酶抑制剂，可直接与凝血酶的催化位点结合，通过抑制凝血酶催化或诱导的反应（包括血纤维蛋白的形成，凝血因子Ⅴ、Ⅷ和ⅩⅢ的活化，蛋白酶C的活化及血小板聚集），从而发挥其抗凝血作用。阿加曲班对游离的或与血块结合的凝血酶活性均可抑制。阿加曲班的代谢不受肾功能影响，而是由肝脏的CYP3A4/5氧化酶代谢，主要通过胆道

系统经粪便排出，故在严重肝功能障碍患者应慎用，加强用药检测，可用于严重肾功能不全患者[6]。

阿加曲班半衰期短，起效快，作用时间短，在具有正常清除率的个体中达到稳态血药浓度的时间仅为 1～3h，且其浓度高低呈药物剂量依赖性关系，停药后 APTT 在 2～4h 内即可恢复正常，故临床上可通过 APTT 监测调控药物的输注速率。

3. 比伐芦定

比伐芦定（bivalirudin）是一种直接、特异性、可逆性的凝血酶抑制剂，与凝血酶催化位点和阴离子外结合位点发生特异性结合，直接抑制凝血酶的活性，从而抑制凝血酶所催化和诱导的反应，达到抗凝的效果，其作用是可逆的。比伐芦定可安全用于肾功能损害患者，其能被内源性多肽酶降解。比伐芦定也可用于肝素诱导的血小板减少症患者的抗凝治疗，因其不易引起血小板减少[6]。

（四）直接 Xa 因子抑制剂——利伐沙班、阿哌沙班、艾多沙班

1. 利伐沙班

利伐沙班（rivaroxaban）是一种高选择性、剂量依赖性的新型口服抗凝药，通过抑制凝血因子 Xa 中断凝血瀑布的内源性和外源性途径，抑制凝血酶的产生和血栓形成，进而发挥抗凝作用[7]。

2. 阿哌沙班

阿哌沙班（apixaban）是一种新型口服抗凝药。可以直接、可逆、高选择性地阻断 Xa 因子的活性位点，阻断凝血酶原转化为凝血酶，从而预防血栓形成。阿哌沙班还可通过间接抑制凝血酶诱导的血小板聚集和减少凝血酶的产生来预防血栓形成[8]。

3. 艾多沙班

艾多沙班（edoxaban）成为继达比加群、利伐沙班和阿哌沙班之后第四个获得 FDA 批准的新型口服抗凝药，其直接作用于活化凝血因子 Xa，不需要 AT-Ⅲ 的参与。艾多沙班可抑制游离的 FXa 和凝血酶原酶活性，并抑制凝血酶诱导的血小板聚集。对凝血级联反应中凝血因子 Xa 的抑制可减少凝血酶生成、抑制血栓形成[9]。

阿哌沙班、利伐沙班、艾多沙班的作用特点：

（1）起效快，半衰期短。达峰时间基本在 4h 以内，能够快速发挥其抗凝作用，因此与华法林不同，在应用初期无须肝素类药物的桥接。同时，在围手术期或有创操作前调整凝血功能及药物桥接时具备优势。

（2）相互作用少、效应剂量变化小。相比华法林，阿哌沙班、利伐沙班、艾

多沙班与其他药物相互作用的位点较少，相互作用药物的可控性强。此外，推荐指导剂量适用于大多数人，且在不同年龄、性别、种族等情况下无明显效应差别，增加了患者的依从性。

（3）可预测，治疗窗宽，无须实验室监测。由于阿哌沙班、利伐沙班、艾多沙班的抗凝活性不依赖于抗凝血酶且治疗窗宽、效应剂量变化小，因此无须规律监测凝血和根据 INR 值频繁调整用药。

（4）使用凝血因子 Xa 拮抗剂。发生危及生命的出血时，Andexanet alfa 可以中和阿哌沙班、利伐沙班、艾多沙班的抗凝效果。

（5）阿哌沙班、利伐沙班、艾多沙班部分由肾脏排泄，肾功能不全的患者对这些药物敏感性强，从而增加了出血风险；这些药物也需要通过肝脏细胞色素 P450 系统代谢，增加肝脏负担。因此，肝、肾功能不全患者应慎用阿哌沙班、利伐沙班、艾多沙班。

（五）间接 Xa 因子抑制剂——磺达肝癸钠

磺达肝癸钠（fondaparinux sodium）是根据肝素与抗凝血酶Ⅲ特异性结合序列而人工合成的戊多糖，为活化因子 Xa 选择性抑制剂。磺达肝癸钠可特异而快速地与血浆中的抗凝血酶Ⅲ结合，导致后者的构象改变，从而使其与凝血因子 Xa 的亲和力大大提高。当抗凝血酶Ⅲ与 FXa 结合后，磺达肝癸钠则从复合物中解离出来，可继续活化其他的抗凝血酶Ⅲ分子。磺达肝癸钠的作用特点[10]：

（1）由于其完全为人工合成，并不含有动物源性成分，因此并不会导致过敏反应。

（2）磺达肝癸钠是凝血因子 Xa 选择性抑制剂，抗凝血因子 Xa/Ⅱa 比为 1：0，不影响凝血因子 Ⅱa 活性，不与血小板结合，不能抑制血小板聚集。

（3）磺达肝癸钠 64% ～ 77% 在肾脏以原形药物排泄，因此不应用于肌酐清除率＜ 20mL/min 患者。

（4）磺达肝癸钠不能与鱼精蛋白结合，如果使用磺达肝癸钠发生出血，重组因子Ⅶa 可能是有效的。

四、抗凝药的作用机制

（一）维生素 K 拮抗剂——华法林

华法林是一种口服抗凝药，属于维生素 K 拮抗剂类抗凝药。它是一种广泛应用的抗凝药，常用于预防血栓栓塞性疾病，如深静脉血栓、肺栓塞和心肌梗死等。华法林的作用机制主要是通过抑制维生素 K 依赖性凝血因子的合成，从而影响凝血过程。华法林的药理作用机制主要包括以下几个方面：

（1）华法林可以通过抑制维生素 K 依赖的凝血因子（Ⅱ、Ⅶ、Ⅸ、Ⅹ）的活化发挥抗凝作用，故华法林可以被维生素 K 拮抗。维生素 K 参与了内源途径、外源途径和共同途径。由于华法林仅仅抑制凝血因子活化，对已活化的凝血因子无拮抗作用，所以只有当华法林使用一段时间，相关的凝血因子消耗殆尽之后，华法林的作用才能体现出来。

（2）华法林还可以抑制蛋白 C 和蛋白 S 的激活，蛋白 C 和蛋白 S 具有抗凝作用，故华法林也有促凝作用。这就是华法林使用早期表现为高凝状态的原因，需用药 2～7 天后才出现抗凝作用。

然而，华法林的使用也有一定的副作用，如出血风险，因此在使用时需要严格掌握剂量和用药时间，以避免不必要的风险。

（二）间接凝血酶抑制剂——肝素类（肝素、低分子肝素）

1.肝素的抗凝作用机制

肝素是一种抗凝药，其主要作用机制是通过与血浆中的抗凝血酶Ⅲ（antithrombin Ⅲ，AT-Ⅲ）结合，形成不溶性的复合物，从而抑制凝血酶（Ⅱa）的活性，防止血液凝固。

肝素的抗凝作用主要表现在以下几个方面：

（1）肝素主要通过与 AT-Ⅲ 结合，而增强后者对活化的凝血因子Ⅸ、Ⅹ、Ⅺ和 Ⅻ 的抑制作用。其后果涉及：阻止血小板凝集和破坏，妨碍凝血活酶的形成；阻止凝血酶原变为凝血酶；抑制凝血酶，从而妨碍纤维蛋白原变成纤维蛋白。

其中凝血因子Ⅱa 和Ⅹa 最易受抑制，但机制有所不同。肝素、AT 和凝血因子Ⅱa 只有形成三联复合物，AT 才能发挥作用灭活凝血因子Ⅱa。要形成三联复合物，肝素分子链必须有足够的长度，至少要达到 18 个糖单位，相对分子量要大于 5400；而相对分子量小于 5400 的肝素分子由于不能形成三联复合物，不能灭活凝血因子Ⅱa。

灭活凝血因子Ⅹa 时，肝素分子只需和 AT 结合，不需要同时和Ⅹa 因子结合，不需要形成肝素、AT 和Ⅹa 因子三联复合物，对肝素相对分子量大小没有要求。因此所有肝素分子只要含有特殊的戊糖结构就可灭活凝血因子Ⅹa。

（2）激活肝素辅因子Ⅱ。肝素能激活肝素辅因子Ⅱ而直接灭活凝血因子Ⅱa，该作用是电荷依赖性的，不依赖戊糖结构，需要较高的肝素浓度。肝素辅因子介导的凝血因子Ⅱa的灭活是相对分子量依赖性的，需要至少24个糖单位（相对分子量7200以上）。在严重AT缺乏时，肝素的这种机制可起作用。

（3）促进组织因子途经抑制物（tissue factor pathway inhibitor，TFPI）释放。TFPI是体内主要的生理抗凝物质。肝素能够促进与内皮结合的TFPI的释放，TFPI与凝血因子Ⅹa结合并灭活凝血因子Ⅹa，形成TFPI/凝血因子Ⅹa复合物，灭活与组织因子结合的凝血因子Ⅶa。肝素通过该途径可抑制内皮损伤和粥样斑块破裂所导致的血栓形成。

（4）其他。分子量较大的肝素还可与血小板结合，既抑制血小板表面凝血酶的形成，又抑制血小板聚集与释放；与血小板因子4（PF4）结合后可抑制PF4依赖性血小板功能，引起出血。

2. 低分子肝素的抗凝作用机制

低分子肝素（LMWH）的抗凝作用机制与肝素相似，但是与肝素相比具有以下作用特点：

（1）LMWH的25%～50%分子所含糖单位小于18（分子量小于5400），其作用机制更侧重于使凝血因子Ⅹa失活而不是对凝血因子Ⅱa，故其抗凝并非取决于APTT的监测，而是通过监测凝血因子Ⅹa活性来评估。

（2）与PF4亲和力低，较少诱导血小板减少，其出血风险较普通肝素低。

（3）可促使组织型纤溶酶原激活物（t-PA）释放，能缩短优球蛋白溶解时间，有助于血栓溶解。

（三）直接凝血酶抑制剂——达比加群酯、阿加曲班、比伐卢定

1. 达比加群酯的抗凝作用机制

达比加群酯为小分子前体药物，自身无药理学活性。口服后，能在血浆与肝脏中经酯酶催化水解，快速转化为达比加群。达比加群是血浆中的关键活性成分，属于强效、竞争性、可逆性、直接凝血酶抑制剂。在凝血级联反应里，凝血酶（一种丝氨酸蛋白酶）可促使纤维蛋白原转变为纤维蛋白，进而形成血凝块，而达比加群通过抑制凝血酶的产生来防范血栓形成，它不仅能抑制游离的凝血酶，对与纤维蛋白结合的凝血酶同样具有抑制功效。此外，达比加群还能够抑制凝血酶所诱导的血小板聚集，有效干扰血小板的活化与聚集过程，降低血液黏稠度，从而实现抗血小板的作用，多方面协同预防血栓形成。

2. 阿加曲班的抗凝作用机制

阿加曲班是一种直接的凝血酶抑制剂，对游离的或与血块结合的凝血酶活

性均可抑制。该药不依赖于抗凝血酶且不被丝氨酸蛋白酶所降解，可高度选择性地与凝血酶完全可逆性结合并灭活其酶活性，进而抑制由凝血酶催化或诱导的反应，包括纤维蛋白形成、凝血因子（Ⅴ、Ⅷ和ⅩⅢ）活化、蛋白酶C的活化以及血小板聚集，从而发挥其抗凝作用。

3.比伐芦定的抗凝作用机制

比伐芦定是凝血酶的直接抑制剂，与游离及血栓上凝血酶的催化位点和阴离子外结合位点特异结合起抑制作用。凝血酶在血栓形成过程中起重要的作用。比伐芦定抑制纤维蛋白原分解为纤维蛋白单体，也抑制凝血因子ⅩⅢ激活为ⅩⅢ a，使纤维蛋白之间不能连接成为稳定的网架，从而抑制血栓形成。比伐芦定同时还可抑制凝血因子Ⅴ和Ⅷ，进一步抑制凝血酶的形成，还可抑制血小板凝聚。比伐芦定与凝血酶的结合过程是可逆的，凝血酶通过缓慢地酶解比伐芦定Arg3-Pro4之间的肽键可使凝血酶恢复原来的生物活性。

（四）直接凝血因子Ⅹa抑制剂——利伐沙班、阿哌沙班、艾多沙班

利伐沙班、阿哌沙班、艾多沙班是一种强效、可逆、直接、高选择性、口服有效的凝血因子Ⅹa活性位点抑制剂，其抗血栓活性不依赖抗凝血酶Ⅲ。利伐沙班、阿哌沙班、艾多沙班都可以抑制游离及与血栓结合的凝血因子Ⅹa，并抑制凝血酶原酶活性，从而抑制凝血酶的产生，并抑制血栓形成；对血小板聚集无直接影响，但间接抑制凝血酶诱导的血小板聚集。通过抑制凝血因子Ⅹa，均可延长凝血试验的参数，如凝血酶原时间（PT）、INR和活化部分凝血活酶时间（APTT）。

（五）间接凝血因子Ⅹa抑制剂——磺达肝癸钠

磺达肝癸钠通过选择性结合于AT-Ⅲ，增强了（大约300倍）AT-Ⅲ对凝血因子Ⅹa原来的中和活性。对凝血因子Ⅹa的中和作用打断了凝血级联反应，并抑制了凝血酶的形成和血栓的增大。磺达肝癸钠不能灭活凝血酶（活化因子Ⅱa）。磺达肝癸钠对于凝血因子Ⅹa的选择性更强，且不与血小板、血浆蛋白相互结合，极少发生肝素诱导血小板减少症等不良反应，出血事件也更少，所以使用后无须监测。

五、抗凝药的优缺点

（一）传统抗凝药的优缺点

1.优点

（1）历史悠久，经验丰富　传统抗凝药有着悠久的历史，经过长期临床应用，其安全性、有效性和适用范围等方面都有了较为明确的认识。

（2）种类繁多，适应范围广 传统抗凝药包括口服抗凝药（如华法林）和注射抗凝药（如肝素、低分子肝素等），适用于各种不同类型的血栓性疾病。

（3）作用机制明确 传统抗凝药的作用机制主要是通过抑制凝血酶的活性来达到抗凝效果，作用机制明确，易于研究和理解。

2. 缺点

（1）出血风险较高 传统抗凝药如华法林等，其出血风险相对较高，出血事件的发生率较高，尤其是与其他抗凝药联合使用时更容易出现出血并发症。

（2）个体差异大 传统抗凝药的剂量和疗效受患者个体差异的影响较大，需要根据患者的体重、肝肾功能等因素进行个体化调整，增加了临床应用的难度。

（3）易受药物相互作用影响 传统抗凝药与其他药物的相互作用较多，容易导致药物代谢异常、血药浓度波动等问题，增加了临床治疗的复杂性。

（二）新型抗凝药的优缺点

1. 优点

（1）出血风险较低 新型抗凝药如直接凝血酶抑制剂（如达比加群）和凝血因子Ⅹa抑制剂（如阿哌沙班、利伐沙班等）等，其出血风险相对较低，出血事件的发生率较低，安全性较高。

（2）个体差异小 新型抗凝药的剂量和疗效受患者个体差异的影响较小，治疗方案较为固定，便于临床应用。

（3）药物相互作用较少 新型抗凝药与其他药物的相互作用较少，药物代谢异常、血药浓度波动等问题相对较少，降低了临床治疗的复杂性。

（4）适应证广泛 新型抗凝药的适应证广泛，不仅可用于预防血栓形成，还可用于治疗已形成的血栓性疾病。此外，新型药物还具有较好的耐受性，相对于传统药物，它们在治疗中对于患者的出血风险控制更有效，从而更适合用于具有出血倾向的患者。

（5）疗效显著 新型抗凝药的疗效显著，其抗凝效果强于传统抗凝药，可有效预防血栓形成，降低血栓性疾病的风险。

2. 缺点

（1）安全性仍需评估 尽管新型抗凝药具有很多优点，但其安全性仍需评估。目前尚无足够的研究数据证明新型药物在长期使用过程中的安全性，因此患者在应用新型抗凝药时应严格遵循医嘱，定期进行检查。

（2）价格昂贵 新型抗凝药的研发与生产成本较高，导致其价格相对较高，给患者带来了经济负担。

（3）作用机制复杂 新型抗凝药的作用机制较为复杂，涉及凝血途径的多个环节，作用机制尚不完全明确，需要进一步研究和探讨。

传统抗凝药和新型抗凝药各有优缺点，具体应用需根据患者的病情、药物相互作用等因素进行综合考虑。随着科学技术的不断发展和临床实践的积累，新型抗凝药在安全性、有效性和适用范围等方面具有较大的优势，将在未来临床抗凝治疗中发挥越来越重要的作用。

第二节 优选抗凝药的依据与策略

房颤的发生与多种因素相关，如高血压、冠心病、心力衰竭等。在我国，房颤的发病率逐年上升，对患者健康造成严重影响。因此，对房颤患者进行有效的抗凝治疗至关重要。房颤患者抗凝治疗的主要目标是预防血栓形成，降低脑卒中和静脉血栓的发生风险。房颤患者由于心房颤动导致心房收缩不协调，心房内的血液不能充分排空，从而容易形成血栓。血栓可随血流进入体循环，导致动脉栓塞，进而引发脑卒中；而在静脉系统中形成的血栓则可能导致静脉血栓症（深静脉血栓等）。因此，对房颤患者进行抗凝治疗，可以有效预防血栓形成，降低并发症的发生风险。

房颤抗凝治疗的主要策略包括新型口服抗凝药、华法林治疗、非口服抗凝药（如肝素）以及射频消融术。口服抗凝药是房颤抗凝治疗的首选，常用的药物有华法林、达比加群酯等。非口服抗凝药在特定情况下可作为口服抗凝药的替代或辅助治疗。房颤射频消融术是一种非药物治疗，可消除房颤引起的异常心律，从而降低血栓形成的风险。房颤抗凝治疗的安全性和有效性是临床医生关注的重点。在使用口服抗凝药治疗房颤时需注意出血风险。非口服抗凝药在特定情况下可提高抗凝效果，但出血风险也较大。房颤射频消融术在治疗房颤时具有较高的成功率，但并非所有患者都适合进行该手术[11]。

近年来，房颤抗凝治疗领域研究成果斐然，个体化抗凝治疗策略的探索以及优化抗凝治疗方案的研究持续深入推进，其核心目的在于降低药物不良反应并提高疗效。不同抗凝药作用机制各异且伴有不同不良反应，抗凝药的选用务必结合患者的个体特质，诸如患者病情的轻重缓急、年龄差异以及肝肾功能状况等要素均需纳入考量范畴。精准筛选契合患者特定情形的抗凝药势在必行。此外，抗凝药的抉择还需兼顾药物的经济性与可及性。尽管部分新型抗凝药展现出更优的疗效与安全性，但因其价格高昂且游离于医疗保险覆盖范围之外，致使其应用范围受限。故而，选定兼具经济性与可及性的抗凝药十分必要。

优选抗凝药在房颤治疗进程中的关键意义彰显于多维度，既在于有效防控血栓生成，又在于全方位考量患者个体的特殊性，还在于权衡药物的经济与可及要素等层面。因而，在确定抗凝药方案时，需全面综合上述各类因素，进而选定一种能实现治疗效益最优化的抗凝药展开精准治疗。

一、抗凝药的适应证与禁忌证

（一）维生素 K 拮抗剂——华法林

1. 适应证

（1）用于预防和治疗深静脉血栓形成（deep venous thrombosis，DVT）和肺栓塞（pulmonary embolism，PE）；

（2）用于预防和治疗心房颤动（AF）和（或）心脏瓣膜置换术后血栓栓塞并发症；

（3）用于降低心肌梗死后死亡、复发和血栓栓塞事件（如卒中或体循环栓塞）的风险。

（4）扩张型心肌病（dilated cardiomyopathy，DCM）；

（5）先天性心脏病；

（6）肺动脉高压（pulmonary arterial hypertention，PAH）；

（7）肝硬化急性门静脉血栓形成（portal vein thrombosis，PVT）；

（8）脑静脉血栓形成（cerebral venous thrombosis，CVT）的抗凝治疗；

（9）颈动脉夹层（carotid artery dissection，CAD）；

（10）用于股骨头坏死的抗凝治疗；

（11）周围动脉病 (peripheral arterial disease，PAD) ；

（12）下肢动脉疾病（lower extremity arterial disease，LEAD）；

（13）作为后续维持抗凝治疗药物用于肝素诱导性血小板减少症（heparin-induced thrombocytopenia，HIT）；

（14）肿瘤相关静脉血栓栓塞症 (tumor-associated venous thromboembolism, TAVTE)。

2. 禁忌证

无尿，对本药过敏或者由肾毒性、肝毒性药物引起的肾衰竭、肝昏迷伴肾衰竭患者禁用。

（二）间接凝血酶抑制剂——肝素类（肝素、低分子肝素）

1. 肝素

（1）适应证 ①用于防治血栓形成或栓塞性疾病（如心肌梗死、血栓性静脉炎、肺栓塞等）；②各种原因引起的弥散性血管内凝血（disseminated intravascular coagulation，DIC）；③也用于血液透析、体外循环、导管术、微血管手术等操作中及某些血液标本或器械的抗凝处理；④心房颤动（atrial fibrillation，AF）的抗凝治疗。

（2）禁忌证 对肝素过敏、有自发出血倾向者、血液凝固迟缓者（如血友病、紫癜、血小板减少）、溃疡病、创伤、产后出血者及严重肝功能不全者禁用。

2. 低分子肝素

（1）适应证 ①预防血栓栓塞性疾病，特别是预防普外手术或骨科术中的高危患者；②治疗血栓栓塞性疾病；③在血液透析中预防血凝块形成；④治疗不稳定型心绞痛和非 Q 波心肌梗死；⑤与阿司匹林联合使用预防不稳定型心绞痛和非 Q 波心肌梗死的缺血并发症；⑥心房颤动（AF）的抗凝治疗。

（2）禁忌证 ① HIT 和 HITT 的病史；②已知对肝素或猪肉产品过敏（例如类过敏反应）；③在该患者中，不能在适当的时间间隔进行适当的凝血测试 [例如，激活全血凝固时间（activated clotting time of whole blood，ACT）、APTT（此禁忌证是指全剂量肝素；接受低剂量肝素的患者通常不需要监测凝血参数）]；④不受控制的出血状态，除非这是由于 DIC 引起的；⑤有出血风险的器官损伤（消化性溃疡、视网膜病变、出血综合征）；⑥急性细菌性心内膜炎（与人工假肢有关的除外）；⑦脑动脉瘤；⑧患有严重的肾病和胰腺病变、严重高血压、严重颅脑损伤的患者和术后期患者；⑨正在使用维生素 K 拮抗剂进行治疗；⑩相对禁忌证：与噻氯匹定、水杨酸酯或非甾体抗炎药（nonsteroidal antiinflammatory drugs，NSAIDs）、抗血小板药物（双嘧达莫、磺吡酮等）联合使用。

3. 直接凝血酶抑制剂——达比加群酯、阿加曲班、比伐芦定

（1）达比加群酯

① 适应证：a. 预防存在以下一个或多个危险因素的成人非瓣膜性心房颤动（non valvular atrial fibrillation，NVAF）患者的卒中和系统性栓塞事件（systemic embolic event，SEE）：先前曾有卒中、短暂性脑缺血发作；全身性栓塞左室射血分数 < 40%；伴有症状的心力衰竭，纽约心脏病协会（New York Heart Association，

NYHA）心功能分级＞ 2 级；年龄≥ 75 岁；年龄≥ 65 岁，且伴有糖尿病、冠心病或高血压任一疾病者；b. 治疗急性深静脉血栓形成（DVT）和（或）肺栓塞（PE）以及预防相关死亡；c. 预防复发性深静脉血栓形成（DVT）和（或）肺栓塞（PE）以及相关死亡；d. 扩张型心肌病（DCM）；e. 脑静脉血栓形成（CVT）；f. 急性肝素诱导的血小板减少症（HIT）。

② 禁忌证：a. 重度肾功能损害（CrCl ＜ 30mL/min）患者；b. 临床上显著的活动性出血；c. 已知对活性成分或本品任一辅料过敏者；d. 有大出血显著风险的病变或状况，如当前或近期消化性溃疡，高出血风险的恶性赘生物，近期脑或脊髓损伤，近期脑、脊髓或眼部手术，近期颅内出血，已知或可疑的食管静脉曲张，动静脉畸形，血管动脉瘤或主要脊柱内或脑内血管异常；e. 联合应用任何其他抗凝药物，如肝素、LMWH（依诺肝素、达肝素等）、肝素衍生物（磺达肝癸钠等）、OACs（华法林、利伐沙班、阿哌沙班等），除非再由该种治疗转换至本品或反之，以及肝素用于维持中心静脉或动脉置管通畅的必要剂量的这些情况下；f. 有预期会影响存活时间的肝功能损害或肝病；g. 联合使用环孢素、全身性酮康唑、伊曲康唑和决奈达隆；h. 需要抗凝治疗的人工心脏瓣膜。

（2）阿加曲班

① 适应证：用于对慢性动脉闭塞症（血栓闭塞性脉管炎·闭塞性动脉硬化症）患者的四肢溃疡、静息痛及冷感等的改善。

② 禁忌证：a. 出血性患者，如颅内出血，出血性脑梗死，血小板减少性紫癜，由于血管障碍导致的出血现象，血友病及其他凝血障碍，月经期间，手术时，消化道出血，尿道出血，咯血，流产、早产及分娩后伴有生殖器出血的孕产妇等；b. 脑栓塞或有可能患脑栓塞者；c. 伴有高度意识障碍的严重脑梗死患者；d. 对本药品成分过敏的患者。

（3）比伐芦定

① 适应证：作为抗凝剂，用于成人择期经皮冠状动脉介入治疗（percutaneous coronary intervention，PCI）。

② 禁忌证：a. 活动性出血者；b. 对比伐芦定及其辅料或水蛭素过敏者。

4. 直接凝血因子Ⅹa 抑制剂——利伐沙班、阿哌沙班、艾多沙班

（1）利伐沙班

① 适应证：a. 用于择期髋关节或膝关节置换手术成年患者，以预防静脉血栓栓塞症（venous thromboembolism，VTE）；b. 用于治疗成人深静脉血栓形成（DVT）和肺栓塞（PE），在完成至少 6 个月初始治疗后 DVT 和（或）PE 复发风险持续存在

的患者中，用于降低DVT和PE复发的风险；c.用于具有一种或多种危险因素（例如：充血性心力衰竭、高血压、年龄≥75岁、糖尿病、有卒中或短暂性脑缺血发作病史）的非瓣膜性房颤成年患者，以降低卒中和体循环栓塞的风险；d.扩张型心肌病（DCM）；f.冠心病合并心房颤动；g.慢性肾脏病（chronic kidney disease，CKD）合并非瓣膜性心房颤动。

②禁忌证：a.对利伐沙班或其片剂辅料过敏的患者；b.有临床明显活动性出血的患者；c.具有大出血显著风险的病灶或病情，例如目前或近期患有消化性溃疡，存在出血风险较高的恶性肿瘤，近期发生脑部或脊柱损伤，近期接受脑部、脊柱或眼科手术，近期发生颅内出血，已知或疑似的食管静脉曲张，动静脉畸形，血管动脉瘤或重大脊柱内或脑内血管畸形；d.除了转换抗凝治疗，或给予维持中心静脉或动脉导管通畅所需剂量普通肝素的特殊情况之外，禁用任何其他抗凝剂的伴随治疗，例如普通肝素、低分子肝素（依诺肝素、达肝素等）、肝素衍生物（磺达肝癸钠等）、口服抗凝剂（华法林、阿哌沙班、达比加群等）；e.伴有凝血异常和临床相关出血风险的肝病患者，包括达到Child Pugh B和C级的肝硬化患者；f.在利伐沙班治疗期间，肿瘤位于胃肠道或泌尿生殖道者出血风险升高。存在出血风险较高的恶性肿瘤患者，禁用利伐沙班。

（2）阿哌沙班

①适应证：a.用于髋关节或膝关节择期置换术的成年患者，预防静脉血栓栓塞事件；b.用于降低非瓣膜性心房颤动患者发生脑卒中和全身性栓塞的风险；c.用于降低深静脉血栓形成和肺栓塞复发的风险；d.用于治疗深静脉血栓形成和肺栓塞。

②禁忌证：a.对活性成分或片剂中任何辅料过敏；b.有临床明显活动性出血；c.伴有凝血异常和临床相关出血风险的肝病。

（3）艾多沙班

①适应证：a.用于伴有一个或多个风险因素［如充血性心力衰竭、高血压、年龄≥75岁、糖尿病、既往卒中或短暂性脑缺血发作（transient ischemic attack，TIA）病史］的非瓣膜性房颤（NVAF）成人患者，预防卒中和体循环栓塞；b.用于治疗成人深静脉血栓（DVT）和肺栓塞（PE），以及预防成人DVT和PE复发；c.心房颤动（AF）；d.糖尿病足；e.慢性脑缺血（chronic cerebral hypoperfusion，CCH）；f.肝素诱导的血小板减少症（HIT）。

②禁忌证：a.对本品活性成分或者其他辅料过敏的患者；b.有临床明显活动性出血的患者；c.伴有凝血障碍和临床相关出血风险的肝病患者；d.具有大出血显著风险的病灶或病情，例如目前或近期患有消化性溃疡，存在出血风险较高的

恶性肿瘤，近期发生脑或脊柱损伤，近期接受脑部、脊柱或眼科手术，近期发生颅内出血，已知或疑似的食管静脉曲张，动静脉畸形，血管动脉瘤或重大脊柱内或脑内血管畸形；e. 无法控制的重度高血压；f. 除了转换为口服抗凝剂治疗，或给予维持中心静脉或动脉导管通畅所需剂量普通肝素的特殊情况之外，禁用任何其他抗凝剂的伴随治疗，例如普通肝素、低分子肝素（依诺肝素、达肝素等）、肝素衍生物（磺达肝癸钠等）、口服抗凝剂（华法林、达比加群酯、利伐沙班、阿哌沙班等）。

5. 间接凝血因子Ⅹa抑制剂——磺达肝癸钠

① 适应证：a. 进行下肢重大骨科手术如髋关节骨折、重大膝关节手术或者髋关节置换术等患者，预防静脉血栓栓塞事件的发生；b. 无指征进行紧急（＜ 120min）侵入性治疗（如 PCI）的不稳定性心绞痛或非 ST 段抬高型心肌梗死（unstable angina/non-ST-elevation myocardial infarction，UA/NSTEMI）患者的治疗；c. 使用溶栓或初始不接受其他形式再灌注治疗的 ST 段抬高型心肌梗死患者的治疗。

② 禁忌证：a. 已知对磺达肝癸钠或本品中任何赋形剂成分过敏；b. 具有临床意义的活动性出血；c. 急性细菌性心内膜炎；d. 肌酐清除率＜ 20mL/min 的严重肾脏损害。

二、抗凝药的疗效评价指标

（一）PT（凝血酶原时间）

PT 是评估体内凝血外源性途径和共同途径的凝血因子活性的常用指标。它指的是在缺乏血小板的血浆中加入过量的组织凝血活酶和钙离子后，凝血酶原转化为凝血酶导致血浆凝固所需的时间。PT 的测定对于监测口服抗凝治疗，特别是华法林的效果非常关键，通常维持 PT 在正常对照的 1 ~ 2 倍被认为是适宜的。国际标准化比值（INR）是基于 PT 的比值，用于标准化不同实验室的测量结果，使不同试剂和仪器测得的结果具有可比性。PT 的延长通常提示凝血因子的缺乏或活性降低，可能与肝脏疾病、维生素 K 缺乏、使用抗凝药物或其他影响凝血因子的情况有关。

（二）APTT（活化部分凝血活酶时间）

APTT 是另一项常见的实验室检测指标。APTT 主要反映内源性凝血系统的功能状态，是一种过筛试验，用于检测凝血因子Ⅻ、Ⅺ、Ⅸ和Ⅷ的活性。APTT 是监测普通肝素抗凝治疗的重要指标，治疗期间 APTT 的延长通常应控制在正常值的 1.5 ~ 2.5 倍。

APTT 延长通常见于以下情况：凝血因子Ⅷ、Ⅸ、Ⅺ或Ⅻ的缺乏，如血友病 A（凝血因子Ⅷ缺乏）或血友病 B（凝血因子Ⅸ缺乏）；存在凝血因子抑制物，如凝血因子抗体；肝脏疾病，因为凝血因子主要由肝脏合成；使用肝素治疗，因为肝素可以增强 APTT 的延长效果。

APTT 缩短可能见于：高凝状态，如促凝物质进入血液或凝血因子活性增高；血栓性疾病，如心肌梗死、深静脉血栓形成等。

（三）INR（国际标准化比值）

INR 是一种用于评估血液凝固能力的标准化指标，主要用于监测和调整口服抗凝药物，尤其是维生素 K 拮抗剂（如华法林）治疗。INR 通过标准化凝血酶原时间（PT）的测量结果，消除了不同实验室和不同试剂之间的差异，使得抗凝治疗的监测结果在全球范围内具有可比性。在心房颤动患者中，目标 INR 通常在 2.0 ~ 3.0。

（四）抗Ⅹa 活性测定

抗Ⅹa 活性测定是一种实验室检测方法，用于监测体内能够抑制Ⅹa 因子活性的抗凝药物的浓度。这项检测主要用于评估普通肝素（unfractionated heparin，UFH）、低分子肝素以及直接凝血因子Ⅹa 抑制剂等抗凝药物的疗效。

（五）抗Ⅱa 活性测定

抗Ⅱa 活性测定是用于评估直接凝血酶抑制剂类药物效果的实验室检测方法，用于评估直接凝血酶抑制剂的抗凝效果。

（六）临床事件的发生率

包括脑卒中、心肌梗死、深静脉血栓形成（DVT）、肺栓塞（PE）等血栓栓塞事件的发生情况。

（七）出血事件

作为抗凝治疗的主要不良反应，出血事件的发生率也是评估抗凝疗效的重要指标。

三、抗凝药的风险评估

房颤抗凝治疗的不良反应主要包括出血和过敏反应。出血是使用抗凝药最常见的不良反应，包括鼻衄，牙龈出血，皮肤瘀点、瘀伤，消化道出血等。这些出血事件的发生率较高，需要定期监测患者的出血情况，及时采取措施进行处理。其次，过敏反应也是使用抗凝药的常见不良反应，包括皮疹、呼吸困难、腹泻、恶心、呕吐等。过敏反应的发生率较低，但需要定期监测患者的不良反应，及时采取措施进行处理。

抗凝药的风险评估是临床决策中至关重要的环节，其复杂性源于对患者全面健康状况的综合评估以及对血栓形成和出血风险的深入了解。在评估中，需综合考虑患者的个体特征（如年龄、性别、遗传因素）、疾病状态（如心血管疾病、肝肾功能、血液系统疾病）、既往病史（如出血倾向、手术史）、用药史（如抗血小板药、非甾体抗炎药）以及家族史等。此外，患者的血栓形成风险（如心房颤动、深静脉血栓形成）和出血风险（如年龄、肝肾功能、消化性溃疡）也是评估的重点。针对不同的风险特征，需选择合适的抗凝药及剂量，包括华法林和新型口服抗凝药（NOACs）。监测方面，生化指标（如 INR、PT、APTT）及临床症状的定期评估对于调整治疗方案至关重要，以确保抗凝治疗在安全范围内有效进行。因此，抗凝药的风险评估是一个动态、综合且个体化的过程，需要医生准确判断并与患者充分沟通、合作，以实现最佳治疗效果。

四、影响房颤治疗中抗凝药选择的因素

（一）患者的卒中风险评分

房颤是卒中的独立危险因素，CHA_2DS_2-VASc 评分[12] 是目前应用最广泛的卒中风险评估工具表 2-2-1）。对于房颤患者，建议采用经过验证的临床风险评分（如 CHA_2DS_2-VASc）来评估他们每年发生血栓栓塞事件的风险。

评分标准包括：充血性心力衰竭，1 分；高血压，1 分；年龄 ≥ 75 岁，2 分；糖尿病，1 分；脑卒中，2 分；血管疾病，1 分；年龄 ≥ 65 岁，1 分；女性，1 分。观察性研究显示："女性"不是脑卒中的独立危险因素，而是一项危险调节因素[13,14]；女性 CHA_2DS_2-VASc 评分 1 分和男性 CHA_2DS_2-VASc 评分 0 分的卒中风险相当，而在除性别外的其他危险因素积分相同时，女性房颤患者的脑卒中风险高于男性[15]。

年龄是卒中的重要影响因素。研究显示，年龄超过 50 岁的亚洲房颤患者的卒中风险即出现增加趋势[16]。《心房颤动诊断和治疗中国指南（2023 版）》推荐：CHA_2DS_2-VASc-60 评分 ≥ 2 分的男性或 ≥ 3 分的女性房颤患者应使用口服抗凝

药（oral anticoagulants，OACs）；CHA_2DS_2-VASc-60 评分为 1 分的男性或 2 分的女性房颤患者，在权衡预期的脑卒中风险、出血风险和患者的意愿后，也应当考虑使用 OACs；CHA_2DS_2-VASc-60 评分 0 分的男性或 1 分的女性房颤患者不应以预防卒中为目的使用 OACs；而对于 CHA_2DS_2-VASc-60 评分 0 分的男性或 1 分的女性房颤患者，应至少每年重新评估一次脑卒中风险，以及时调整抗凝策略。

表 2-2-1　CHA_2DS_2-VAS_C-60 评分

项目	危险因素	说明	分值 / 分
C	充血性心力衰竭	包括 HFrEF、HFmrEF、HFpEF 及左心室收缩功能障碍（LVEF ＜ 40%）	1
H	高血压	高血压病史，或目前血压≥ 140/90mmHg	1
A_2	年龄≥ 65 岁	亚洲房颤患者≥ 65 岁	2
D	糖尿病	包括 1 型和 2 型糖尿病，病程越长，卒中风险越高	1
S_2	脑卒中	既往脑卒中、短暂性脑缺血发作或体循环栓塞；包括缺血性和出血性脑卒中	2
V	血管疾病	包括影像证实的冠心病或心肌梗死病史、外周动脉疾病（外周动脉狭窄≥ 50% 或血运重建）、主动脉斑块	1
A	年龄 60 ～ 64 岁	亚洲房颤患者 60 ～ 64 岁	1
Sc	性别（女性）	脑卒中风险的修正因素，但不是独立危险因素	1

注：HFrEF 为射血分数降低的心衰，HFmrEF 为射血分数轻度降低的心衰，HFpEF 为射血分数保留的心衰，LVEF 为左心室射血分数；1mmHg=0.133kPa。

（二）患者的出血风险评估

在启动抗凝治疗时，应对患者潜在的出血风险进行充分评估。HAS-BLED 出血评分[17]（表 2-2-2）是应用最广泛的出血风险预测模型。HAS-BLED 评分 ≤ 2 分为低出血风险，评分≥ 3 分时提示高出血风险。出血评分高的患者仍可从抗凝治疗中显著获益，因此高出血风险评分不能作为使用 OACs 的禁忌，其意义在于提醒临床医生关注并纠正患者的可改变危险因素，对高出血风险的患者需加强监测和随访。启动抗凝治疗前对出血危险因素的评价至关重要，并且出血风险是动态变化的，在抗凝治疗过程中需定期进行评估。

（三）房颤的分型

根据房颤发作的持续时间，以及转复并长期维持窦性心律的难易程度和治疗策略选择，将房颤分为阵发性房颤、持续性房颤、持久性房颤和永久性房颤，具体定义见表 2-2-3。

表 2-2-2 HAS-BLED 评分

项目	危险因素及定义	分值 / 分
H	未控制的高血压 收缩压＞ 160mmHg	1
A	肝肾功能异常 透析、肾移植、血清肌酐＞ 200μmol/L，肝硬化，胆红素升高 2 倍或更高	各 1 分
S	脑卒中	1
B	既往有缺血性或出血性卒中病史	1
L	INR 不稳定 使用华法林的患者 TTR ＜ 60%	1
E	高龄 年龄＞ 65 岁或极度衰弱	1
D	使用抗凝药物或酗酒 同时使用抗血小板药物或非甾体抗炎药，酗酒	各 1 分
总分值	9	

注：INR 为国际标准化比值，TTR（time in therapeutic range）为治疗目标范围内的时间百分比。

表 2-2-3 房颤的分类

临床分类	定义
阵发性房颤	房颤持续时间短于 7 天[①]
持续性房颤	房颤持续时间 7 天及以上
持久性房颤	房颤持续时间超过 1 年
永久性房颤	转复并维持窦性心律可能性小，房颤持续 10 ～ 20 年以上，心电图显示近乎直线的极细小 f 波；或心脏核磁共振成像显示左心房纤维化面积占左心房面积的 30% 以上

① 包括房颤自行终止或干预终止。

注：房颤为心房颤动。

　　抗凝药的优选策略一直是临床医生关注的焦点，因为选择合适的抗凝药能够有效预防血栓形成，降低出血风险。在选择优选抗凝药时，循证医学是一个非常重要的依据。循证医学（evidence-based medicine，EBM）是一种基于临床证据的医学决策方法，强调医生应该根据已有的、经过科学验证的证据来制订治疗方案。在抗凝药的选择中，循证医学提供了很多有用的证据，为医生提供了参考。循证医学提供了关于不同抗凝药的有效性和安全性的证据。循证医学针对不同类型的患者群体，如房颤患者和静脉血栓栓塞患者，进行了系统评价和荟萃分析，以探究不同抗凝药的治疗效果。其中，对于房颤患者，循证医学研究发现，与华法林相比，新型口服抗凝药（NOACs）具有更好的安全性和有效性，包括较低的脑卒中或全身性栓塞风险、更低的大出血风险等[18]。而对于静脉血栓栓塞患者，循证医学的研究结果表明，NOACs 与华法林相比，在预防血栓再发和减少出血风险方面具有相似的效果，NOACs 与 VKA 相当或更好[19]。这些系统评价和荟萃分析为临床医生提供了具体的数据支持，帮助其在选择抗凝治疗方案时能够更加科学地进行决策，并为患者提供更安全、更有效的治疗方案。

其次，循证医学还提供了关于不同抗凝药的药物相互作用和药物监测的证据。除了非甾体抗炎药和抗血小板药外，还有一些其他药物与抗凝药可能发生相互作用，增加出血风险。例如，抗凝药华法林与一些抗生素（如红霉素类、头孢菌素类）和抗真菌药物（如氟康唑）可能发生相互作用，导致抗凝药的代谢过程受到影响，进而增加出血的风险。此外，一些抗抑郁药物［如 5- 羟色胺再摄取抑制剂（selective serotonin reuptake inhibitor，SSRIs）类抗抑郁药物］也与抗凝药发生相互作用，可能增加出血风险。另外，质子泵抑制剂（PPIs）奥美拉唑的长期使用可能减少胃肠道出血的风险，但同时可能影响华法林的吸收，因此需要医生密切监测患者的抗凝治疗效果并调整剂量。综上所述，了解药物之间的相互作用对于避免不良反应和并发症至关重要，医生应在治疗过程中对患者的用药情况进行全面评估，并根据需要调整治疗方案，确保患者的安全和治疗效果。

（四）基于药动学和药效学的选择

药动学和药物效应动力学（药效学）是评估抗凝药疗效和安全性的关键学科。在抗凝药的选择中，关键关注药动学特性，包括吸收、分布、代谢和排泄等过程。过去的研究已经明确了抗凝药代谢途径的重要性。例如，华法林（维生素 K 拮抗剂）的代谢过程受到维生素 K 代谢途径的影响，而 NOACs 主要通过肝脏的代谢酶进行代谢。这些研究为选择抗凝药提供了重要的参考，使临床医生能够更准确地预测患者的疗效和不良反应风险。

在药物效应方面，药效学的研究表明，抗凝药通过不同的作用机制干预凝血系统。华法林通过抑制维生素 K 的活性，阻止凝血因子的合成，而 NOACs 则通过直接作用于凝血因子或凝血酶来实现抗凝作用。近年来，随着对 NOACs 的研究深入，与华法林相比，NOACs 表现出更快的起效时间和更短的半衰期，减少了剂量调整的需求，并在一些临床试验中显示出与华法林相当的抗凝效果，同时具有较低的出血风险。这些发现为临床医生提供了更多选择，以更好地满足患者的个性化治疗需求。

最新的研究不断深入探索不同患者群体对抗凝药的药代动力学（药动学）特

性。例如，针对老年患者的研究表明，由于老年患者的肝功能和肾功能可能下降，对抗凝药的代谢和排泄能力可能降低，从而增加了药物在体内的滞留时间和药效持续时间。这意味着老年患者在接受抗凝治疗时可能需要更低的剂量或更频繁地监测，以避免药物积累和不良反应的发生[20]。另外，针对肝肾功能受损患者的研究也显示出类似的结果，这些患者对抗凝药的代谢和排泄能力减弱，因此需要更加谨慎地选择抗凝药并进行个体化调整剂量[21,22]。

不同基因型对抗凝药的代谢和药效产生了显著影响。例如，*CYP2C9* 基因的多态性与华法林的代谢速率密切相关，*CYP2C9*2* 和 *CYP2C9*3* 等突变型基因的携带者通常会表现出更慢的华法林代谢速度，因而对标准剂量的反应较强[23]。因此，这些患者通常需要较低的华法林剂量来达到相同的抗凝效果，以减少出血等不良反应的风险。

VKORC1 基因的多态性也影响着华法林的剂量反应关系，*VKORC1* 基因的 GG 型携带者需要的华法林剂量通常较低，而 AA 型携带者则需要较高的剂量才能达到相同的抗凝效果[23]。对于 DOACs，基因多态性虽然不直接影响其代谢，但可以影响其血药浓度的变化，从而间接地影响药效和安全性。除了单个基因的影响外，基因多态性的联合效应也是研究的重点。*CYP2C9* 和 *VKORC1* 基因的联合多态性与华法林的剂量需求及出血风险之间存在明显的关联。此外，对于 DOACs，基因多态性与其药代动力学参数之间也存在相关性，这进一步强调了基因多态性在个体化抗凝治疗中的重要性。

（五）药物经济学和患者需求

药物经济学研究对于评估不同抗凝药的成本效益和经济性至关重要。研究表明，利伐沙班在预防静脉血栓栓塞复发方面与华法林相比，具有更低的治疗成本，而且能够减少患者的住院时间和相关医疗费用[24]。另外，针对阿哌沙班的成本效益分析也显示，在预防非瓣膜性房颤患者中，阿哌沙班相对于华法林具有更低的总费用、更少的住院时间和更低的治疗相关不良事件率，从经济角度更具优势[25]。对于达比加群酯，药物经济学研究发现，达比加群在预防非瓣膜性房颤患者心房血栓栓塞方面节省了成本[26]。

除了药物经济学，患者需求也是优选抗凝药的重要依据。根据患者的年龄、性别、病情严重程度、药物过敏史等信息，医生和药剂师需要选择适合患者的药物。同时，了解患者的经济状况和用药习惯，以确保药物的选择不会给患者带来额外的经济负担，也是十分必要的。综合考虑药物经济学和患者需求，制订个性化的抗凝治疗方案，有助于提高治疗效果，减少不必要的医疗资源浪费，同时也更能满足患者的实际需求。医生和药剂师需要根据患者的具体情况，选择合适的抗凝药，以提高治疗效果，减少不必要的医疗资源浪费。

五、房颤抗凝药的个体化治疗

（一）患者特点

优选抗凝药的依据与策略，需要考虑患者特点。患者特点包括年龄、体重、性别、病史、肝肾功能等。年龄和体重对药物剂量和用药频率有重要影响，性别可能影响药物代谢和不良反应，病史和肝肾功能则可能影响药物的疗效和安全性。针对不同患者特点，需要选择不同的抗凝药[27]。例如，对于体重较轻的患者，可以使用较小的药物剂量，以减少药物对肝脏和肾脏的负担。对于肝肾功能不全的患者，需要选择对肝脏和肾脏毒性较小的药物。此外，还需要考虑患者病史和用药史。例如，对于曾经使用过肝素的患者，可以选择低分子肝素等药物，因为肝素和低分子肝素之间存在交叉过敏反应。对于曾经使用过华法林的患者，需要选择对肝功能损害较小的药物，如达比加群酯等。最后，还需要考虑患者的生活方式和习惯。例如，对于有吸烟或饮酒习惯的患者，需要避免使用阿哌沙班等药物，因为这些药物可能会增加出血的风险。对于有饮食限制的患者，需要避免使用华法林等药物，因为这些药物可能会影响食物对药物吸收的影响。

（二）抗凝药基因多态性

抗凝药的基因多态性研究为房颤患者的抗凝治疗提供了个体化的策略。通过研究患者的基因型，特别是 *CYP2C9* 和 *VKORC1* 基因的多态性，可以更准确地预测华法林的剂量需求和疗效，从而实现个性化的治疗方案。例如，一项针对非洲裔美国人的研究发现，*CYP2C9* 和 *VKORC1* 基因的基因型与华法林的剂量需求密切相关，一些基因型的患者可能需要更低的剂量才能达到治疗目标，而另一些基因型的患者则可能需要更高的剂量[28]。这些个体化的剂量调整能够有效地提高华法林的疗效，减少出血风险，并减少不必要的监测和医疗费用。另外，对于新型口服抗凝药如利伐沙班、阿哌沙班等，基因多态性的研究也取得了一定进展。例如，一些研究发现，*CYP3A4* 和 *P-gp* 等基因的多态性可能会影响利伐沙班和阿哌沙班等药物的代谢和药效，进而影响其在体内的药物浓度和药效[29]。因此，个体化的药物剂量调整也可应用于这些新型口服抗凝药，以确保患者获得最佳的治疗效果。

（三）监测与调整药物剂量

在个体化房颤抗凝药治疗中，定期监测凝血功能指标是确保治疗效果和减少不良事件发生的关键步骤之一。传统的监测指标包括国际标准化比值（INR）和活化部分凝血活酶时间（APTT），它们主要用于华法林治疗的监测。近年来，随着技术的进步和研究的不断深入，新的监测指标和方法不断涌现，如 D- 二聚体、血栓弹力图（thromboelastography，TEG）和血浆凝血功能分析，以及抗Ⅹa活性等。这些指标可以更准确地评估患者的凝血状态，指导治疗决策。

特别值得关注的是，对于新型口服抗凝药，如利伐沙班和阿哌沙班，抗Ⅹa活性的监测成为一种重要的指导治疗的方法，因为它提供了对药物直接抗凝效果的评估。此外，一些最新的研究也在探索其他凝血因子活性的测定和血小板功能测试，以进一步优化个体化抗凝治疗策略。

综上所述，通过综合运用传统和新型的凝血功能监测指标，可以更加精准地评估患者的凝血状态，指导房颤抗凝药的治疗策略，从而实现最佳的治疗效果。

第三节　抗凝药的合理用药管理

抗凝药在临床房颤治疗中起着至关重要的作用。然而，在实际应用中，抗凝药也面临着一些困难和挑战。不同的抗凝药具有不同的药效学和药代动力学特点，因此在选择抗凝药时需要根据患者的具体情况进行选择。抗凝药的不良反应包括出血。出血是抗凝药使用中最常见的不良反应。抗凝药引起出血的原因主要是抑制了凝血因子的活性，从而导致血液凝固功能受损。出血的发生率与药物剂量、药物类型、患者年龄、肝肾功能等因素有关。因此，在使用抗凝药时，需要密切监测患者的出血情况，并根据患者的具体情况调整药物剂量和给药方案。此外，随着新的抗凝药的不断涌现，选择抗凝药也面临着一定的困难。因此，抗凝药的合理用药管理对于保障患者安全、提高治疗效果具有重要意义。

在抗凝药的合理用药管理中，需要根据患者的病情、药物代谢和药物相互作用等因素制订合适的药物剂量和用药方案。同时，还需要定期对患者的用药情况进行监测，及时调整药物剂量和用药方案，以保障患者安全。抗凝药的合理用药管理还可以通过药物信息系统的应用来实现。药物信息系统是一种能够收集、存储、管理和共享药物信息的系统，可以有效地帮助医生制订合理的药物剂量和用药方案。药物信息系统还可以对药物不良反应进行监测和分析，为医生提供参考信息，提高药物使用的安全性。

一、抗凝药的剂量与给药方案

（一）维生素 K 拮抗剂——华法林

不同患者的华法林的用量差别较大，因为华法林的剂量和给药方案需要根据患者的特定情况和临床指南进行个体化的调整。一般情况下，初始剂量和维持剂量的选择取决于患者的年龄、体重、肝功能、肾功能，同时使用的药物以及 CYP2C9 和 VKORC1 基因型等因素。

初始剂量：为了减少过度抗凝的情况，通常不建议给予负荷剂量。治疗不紧急（如慢性房颤）而在门诊用药时，由于院外检测不方便，为保证安全性，也不建议给负荷剂量。建议中国人的初始剂量为 1～3mg，可在 2～4 周达到目标范围。某些患者如老年、肝功能受损、充血性心力衰竭和出血高风险患者，初始剂量可适当降低。

维持剂量：维持剂量是为了保持 INR 在治疗范围内所需要的剂量。治疗期间，通常需要定期监测 INR，并根据 INR 水平来调整华法林的剂量，以确保 INR 保持在房颤治疗的目标范围（2.0～3.0）内。由于亚洲人华法林肝脏代谢酶存在较大差异，因此中国人的平均华法林剂量较低。中国人房颤的抗栓研究中华法林的维持剂量大约为 3mg。

（二）间接凝血酶抑制剂——肝素类（肝素、低分子肝素）

在房颤患者中，肝素类药物通常用于急诊复律前的抗凝治疗。发作短于 48h 的初发或阵发性房颤，可进行急诊复律。复律前尽快启动肝素或新型口服抗凝药（NOACs）进行抗凝治疗。房颤发作＜ 24h 甚至 12h 的患者复律前给予抗凝治疗将更为安全。

以下是一般情况下肝素类药物在房颤患者中的用法用量，具体用法如下：

① 肝素：首先予静脉注射 5000IU；10500IU 溶解于 500mL 0.9% 氯化钠注射液，持续静脉滴注。监测抗凝强度：每 1 h 测定静脉血，激活全血凝固时间（ACT）＞ 300s 或活化部分凝血活酶时间（APTT）60～80s 为肝素化评价指标。②低分子肝素：选择依诺肝素、那曲肝素或达肝素。无肾功能不全患者标准剂量为 100AXa IU/kg，皮下注射，每 12h 1 次；肾功能不全患者需根据具体情况调整剂量（如依诺肝素在患者 eGFR ＜ 15mL/min 时不建议使用）。

（三）直接凝血酶抑制剂——达比加群酯、阿加曲班、比伐芦定

达比加群酯通常为片剂，口服使用，用于房颤患者的推荐标准剂量为 150mg，每日 2 次。当患者年龄 ≥ 80 岁或合用维拉帕米或者消化道出血风险高时，推荐使用剂量 110mg，每日 2 次。

阿加曲班和比伐芦定在房颤中的使用暂无指南推荐，并不作为房颤患者首选或常规的抗凝治疗选项。

（四）直接凝血因子Ⅹa抑制剂——利伐沙班、阿哌沙班、艾多沙班

利伐沙班用于房颤患者的常规剂量为 20mg，每日 1 次，当患者的 CrCl 在 15 ～ 50mL/min 时，推荐减量到 15mg，每日 1 次。

阿哌沙班推荐的标准剂量为 5mg，每日 2 次；满足三项（体重 ≤ 60kg，年龄 ≥ 80 岁，血清肌酐 ≥ 133μmol/L）中的至少两项或满足单一条件 CrCl 15 ～ 29mL/min 需要减量至 2.5mg，每日 2 次。

艾多沙班标准剂量为 60mg，每日 1 次。中度或重度肾损害 [肌酐清除率（CCr）15～50mL/min]、低体重（≤ 60kg）、与 P- 糖蛋白抑制剂（包括环孢素、决奈达隆、红霉素或酮康唑）联合用药时，艾多沙班需减量为 30mg，每日 1 次。对于年龄 ≥ 80 岁的患者，如果由于某些原因不能使用艾多沙班的标准剂量（60mg，每日 1 次）进行抗凝治疗，并且被诊断为非瓣膜性心房颤动时，推荐剂量为 15mg，每日 1 次。

（五）间接凝血因子Ⅹa抑制剂——磺达肝癸钠

目前，磺达肝癸钠在房颤中的使用暂无指南推荐，并不作为房颤患者首选或常规的抗凝治疗选项。

二、抗凝药的监测与调整

（一）维生素 K 拮抗剂——华法林

反映华法林抗凝强度的指标常用 INR 来表示，反映抗凝稳定性的指标常用治疗范围内的达标时间百分比（TTR）表示。华法林的治疗窗窄，其活性受多种因素影响，需要患者定期抽血检查 INR、TTR。根据临床指南，房颤患者通常需要将 INR 控制在 2.0 ～ 3.0，以预防血栓形成。一般情况下，TTR > 70% 时，抗凝作用是有效且安全的。

在抗凝治疗期间，患者在开始治疗时应每周监测 INR 1 ～ 2 次，抗凝强度稳

定后（连续 3 次 INR 均在监测窗内），每月复查 1 ～ 2 次。随机对照试验（RCT）提示：INR 为 2.00 ～ 3.00 时华法林剂量不变；当 INR 为 1.51 ～ 1.99 时，将每周总剂量增加 10%；当 INR ＜ 1.50 时，将每周总剂量增加 15%；当 INR 为 3.01 ～ 4.00 时，将每周总剂量减少 10%；当 INR 为 4.00 ～ 4.99 时，建议先暂停 1d，再将每周总剂量减少 10%；当 INR 为 5.00 ～ 8.99 时，建议暂停华法林至 INR 下降到目标范围后，再启动华法林抗凝，并将每周总剂量减少 15%。

（二）直接凝血酶抑制剂——达比加群酯

达比加群酯属于 NOACs 类药物，具有良好的有效性和安全性，使用过程中无须常规监测凝血功能。

（三）直接凝血因子Ⅹa 抑制剂——利伐沙班、阿哌沙班、艾多沙班

利伐沙班、阿哌沙班和艾多沙班均属于 NOACs 类药物，具有良好的有效性和安全性，使用过程中无须常规监测凝血功能。

（四）不同类别抗凝药之间的转换调整

1. 华法林转换为 NOACs

需停用华法林，监测 INR 值。若 INR ≤ 2，需立即给予 NOACs；若 INR 在 2 ～ 2.5，立刻或次日给予 NOACs；若 INR 值在 2.5 ～ 3，患者需在 1 ～ 3 日内复测 INR 值再考虑给药；若 INR ≥ 3，需要延迟给予 NOACs。

2. NOACs 转换为华法林

开始时给予华法林，同时继续使用 NOACs（若之前使用的是艾多沙班，剂量减半）。3 ～ 5 天后监测 INR 值：若 INR ＜ 2，则继续使用 NOACs，1 ～ 3 天后复测 INR 值；若 INR ＞ 2，则停用 NOACs，一天后复测 INR 值。

3. 普通肝素转换为 NOACs

在停用普通肝素 2 ～ 4h 后即可开始服用 NOACs。

4. NOACs 转换为普通肝素

在最后一次服用 NOACs 后 12h（NOACs，每日 2 次），或 24h（NOACs，每日 1 次）后开始用普通肝素。

三、抗凝药的相互作用

（一）维生素 K 拮抗剂——华法林

华法林的作用机制涉及凝血过程中的维生素 K 循环以及凝血因子的合成，

因此华法林与很多药物和食物都有相互作用。华法林与药物或食物相互作用主要是通过影响 CPY450 的代谢和影响华法林与血浆蛋白的结合进行的。因此在使用华法林时需要特别注意药物相互作用，以避免增加或减少华法林的抗凝作用，导致血液凝血功能异常，增加出血或血栓风险。

1. 药物－药物相互作用

（1）CYP450 相互作用 ①CYP2C9、1A2 和（或）3A4 的抑制剂有可能通过增加华法林的暴露量来增强华法林的活性（INR 增加）；②CYP2C9、1A2 和（或）3A4 的诱导剂可以通过减少华法林的暴露量来降低华法林的活性（INR 降低）。

（2）增加出血风险的药物 抗凝血剂、抗血小板聚集药、非甾体抗炎药、5- 羟色胺再摄取抑制剂（SSRIs）等药物与华法林同时使用时，出血风险会增加。

（3）抗菌药物和抗真菌药物 有华法林与部分抗菌药物和（或）抗真菌药物联合使用后 INR 值改变的报道[30]。

2.中药－西药相互作用（herb-drug interactions，HDI）

部分中药可能具有抗凝、抗血小板聚集和（或）溶解纤维蛋白的特性，这些可能影响华法林的抗凝作用，例如人参、银杏、圣约翰草等。

3. 药物－食物相互作用

富含维生素 K 的绿色蔬菜及叶子可能影响华法林的疗效，例如凡菜红叶、鳄梨、椰菜、芽菜、包心菜、油菜籽油、合掌瓜、叶虾夷葱、元荽籽、黄瓜皮（去皮黄瓜没有问题）、苣荬菜、芥蓝叶、猕猴桃、莴苣叶、生菜、薄荷叶、绿芥菜、西芹、豆、开心果、紫薰衣水草、菠菜叶、发条洋葱、黄豆（纳豆）、茶叶（茶水没问题）、绿芜菁或水芹。某些蔬菜油也含大量维生素 K，如橄榄油、黄豆油[31]。

（二）间接凝血酶抑制剂——肝素类（肝素、低分子肝素）

1.肝素的相互作用

（1）肝素与下列药物合用，可加重出血危险。①香豆素及其衍生物，可导致严重的凝血因子Ⅸ缺乏而致出血；②阿司匹林及非甾体抗炎药，包括甲芬那酸、水杨酸等均能抑制血小板功能，并能诱发消化性溃疡出血；③双嘧达莫、右旋糖酐等可能抑制血小板功能；④肾上腺皮质激素、促肾上腺皮质激素等易诱发消化性溃疡出血；⑤其他尚有利尿酸、组织纤溶酶原激活物、尿激酶、链激酶等。

（2）肝素并用碳酸氢钠、乳酸钠等纠正酸中毒的药物可促进肝素的抗凝作用。

（3）肝素与透明质酸酶混合注射，既能减轻肌注痛，又可促进肝素吸收。但肝素可抑制透明质酸酶活性，故两者应临时配伍使用，药物混合后不宜久置。

（4）肝素可与胰岛素受体作用，从而改变胰岛素的结合和作用。

（5）下列药物与本品有配伍禁忌：卡那霉素、阿米卡星、柔红霉素、乳糖酸红霉素、硫酸庆大霉素、氢化可的松琥珀酸钠、多黏菌素 B、多柔比星（阿霉素）、妥布霉素、万古霉素、头孢孟多、头孢氧哌唑、头孢噻吩钠、氯喹、氯丙嗪、异丙嗪、麻醉性镇痛药。

（6）甲巯咪唑、丙硫氧嘧啶与本品有协同作用。

（7）洋地黄、四环素类，烟碱或抗组胺类可能部分抵消肝素钠的抗凝血作用。

2. 低分子肝素的相互作用

低分子肝素与下列药物合用，可加重出血危险：乙酰水杨酸盐和其他水杨酸盐（全身给药）、香豆素及其衍生物、阿司匹林、阿哌沙班、阿替普酶、磺达肝癸钠、达比加群酯、噻氯匹定（氯苄噻唑啶）、双嘧达莫、右旋糖酐 -40（肠道外使用）、肾上腺皮质激素、促肾上腺皮质激素、组织型纤溶酶原激活物、尿激酶、链激酶等。

（三）直接凝血酶抑制剂——达比加群酯

达比加群酯的相互作用

（1）抗凝血药和抗血小板聚集药 联合使用时可能会增加出血风险的治疗缺乏经验或经验有限：抗凝药物如肝素、LMWH、肝素衍生物、溶栓药物、维生素 K 拮抗剂、利伐沙班或其他 OACs，以及抗血小板聚集药物如 GPⅡb/Ⅲa 受体拮抗剂、噻氯匹定、普拉格雷、替格瑞洛、右旋糖酐、磺吡酮。

（2）P-gp 抑制剂 达比加群酯是转运体 P-gp 的底物。预计与强效 P-gp 抑制剂的联合使用会导致达比加群血药浓度升高。

（3）P-gp 诱导物 预计与 P-gp 诱导物［如利福平、贯叶连翘（金丝桃）、卡马西平或苯妥英等］联合使用会降低达比加群血药浓度，因此应该避免联合使用。

（4）P-gp 底物 达比加群酯与地高辛联合使用时，地高辛的血药浓度可能会升高。这是因为地高辛与达比加群酯都是 P-gp 的底物，联合使用时，可能会相互竞争 P-gp 的转运，从而影响彼此的血药浓度。在这种情况下，预计达比加群酯会降低地高辛的肾脏清除率，导致地高辛血药浓度升高。因此，当达比加群酯与地高辛联合使用时，需要特别注意地高辛血药浓度可能的增加，以及可能引起的毒性反应，如心律失常等。在实际临床应用中，可能需要调整地高辛的剂量，并密切监测患者的血药浓度。

（5）泮托拉唑　当达比加群与泮托拉唑联合使用时，曾经观察到达比加群血药浓度时间曲线下面积出现大约 30% 的下降。

（四）直接凝血因子Ⅹa抑制剂——利伐沙班、阿哌沙班、艾多沙班

1. 利伐沙班的相互作用

（1）对于应用吡咯类抗真菌药（例如酮康唑、伊曲康唑、伏立康唑和泊沙康唑）或 HIV 蛋白酶抑制剂（例如利托那韦）等全身用药的患者，不推荐使用利伐沙班的同时使用以上药物。

（2）在合并使用影响止血作用的药物，如服用非甾体抗炎药、乙酰水杨酸（ASA）或 P2Y12 血小板抑制剂、其他抗血栓剂、纤溶药时（如双氯芬酸钠、洛索洛芬、塞来昔布、阿司匹林、氯吡格雷、替格瑞洛、西洛他唑、肝素、依诺肝素等），应小心使用，这些药物通常提高出血风险。

（3）避免与 CYP3A4 的诱导剂合用，如利福平、苯妥英、卡马西平、苯巴比妥、贯叶连翘等，会使血药浓度下降，药效降低。

（4）避免与选择性 5- 羟色胺再摄取抑制剂和 5- 羟色胺去甲上腺素再摄取抑制剂（serotonin-noradrenalin reuptake inhibitor，SNRIs）合用，由于其对血小板的影响，合并用药时可能使患者的出血风险增加。

（5）对于存在溃疡性胃肠疾病发生风险的患者，应考虑采取适当的预防性治疗。

（6）作用于利伐沙班两条消除途径之一（CYP3A4 或 P-gp）的强效抑制剂将使利伐沙班的血药浓度轻度升高，例如被视为强效 CYP3A4 抑制剂和中度 P-gp 抑制的克拉霉素（500mg，每日两次）使利伐沙班的平均 AUC 升高了 1.5 倍，使 C_{max} 升高了 1.4 倍。利伐沙班与克拉霉素之间的相互作用对于大多数患者可能无临床相关性，但对于高风险患者可具有潜在的临床显著性。

（7）中度抑制 CYP3A4 和 P-gp 的红霉素（500mg，每日 3 次）使利伐沙班的平均 AUC 和 C_{max} 升高了 1.3 倍。红霉素是一种大环内酯类抗生素，主要用于治疗细菌感染。在高风险患者中，例如那些合并有心血管疾病、肝功能不全或其他潜在疾病的患者，使用这两种药物可能会导致不良药物反应或治疗效果的改变。

（8）在轻度和中度肾功能损害者中分别使用红霉素（500mg，每日 3 次）可使利伐沙班的平均 AUC 增加 1.8 和 2.0 倍，C_{max} 升高 1.6 倍左右，肾功能损害程度可累加红霉素的效应。

（9）氟康唑（400mg 每日 1 次，中度 CYP3A4 抑制剂）导致利伐沙班平均 AUC 升高 1.4 倍，平均 C_{max} 升高 1.3 倍。利伐沙班与氟康唑之间的相互作用对于高风险患者可具有潜在的临床显著性。

（10）由于决奈达隆的临床数据有限，因此应避免与利伐沙班联用。

2. 阿哌沙班的相互作用

（1）CYP3A4 及 P-gp 抑制剂　当阿哌沙班与 CYP3A4 及 P-gp 双强效抑制剂酮康唑（400mg，每日 1 次）合用时，阿哌沙班的平均 AUC 升高 2 倍，平均 C_{max} 升高 1.6 倍。服用 CYP3A4 及 P-gp 双强效抑制剂进行全身性治疗的患者不推荐服用阿哌沙班，此类抑制剂包括吡咯类抗真菌药（如酮康唑、伊曲康唑、伏立康唑及泊沙康唑）和 HIV 蛋白酶抑制剂（如利托那韦）。

（2）CYP3A4 及 P-gp 诱导剂　阿哌沙班与 CYP3A4 及 P-gp 强效诱导剂如利福平合用时，平均 AUC 降低 54%，平均 C_{max} 降低 42%，但通常无须调整剂量。与其他一些 CYP3A4 及 P-gp 双强诱导剂（如苯妥英、苯巴比妥或圣约翰草）合用时，可使阿哌沙班的平均暴露量降低约 50%，应谨慎。

（3）抗凝药　在阿哌沙班（5mg，单次给药）与依诺肝素（40mg，单次给药）合用后，发现在抗 Xa 因子效应上有相加效应。阿哌沙班与血小板聚集抑制剂（如 NSAIDs，包括乙酰水杨酸）、选择性 5- 羟色胺再摄取抑制剂或 5- 羟色胺去甲肾上腺素再摄取抑制剂（SNRIs）联合服用时应谨慎，因为这些药物一般可增加出血风险。不推荐阿哌沙班与可导致严重出血的药物合用，诸如：普通肝素和肝素衍生物［包括低分子肝素、抑制凝血因子 Xa 的低聚糖（如磺达肝癸钠）］、凝血酶 II 直接抑制剂（如地西卢定）、溶栓药、GP IIb/IIIa 受体拮抗剂、噻吩吡啶（如氯吡格雷）、双嘧达莫、右旋糖酐、磺吡酮、维生素 K 拮抗剂和其他口服抗凝药。

3. 艾多沙班的相互作用

（1）艾多沙班主要在上消化道吸收。因此，增加胃排空和肠蠕动的药物或疾病可能减少艾多沙班的溶解和吸收。

（2）P-gp 抑制剂　艾多沙班是外排转运蛋白 P-gp 的底物。药代动力学（PK）研究显示，艾多沙班与 P-gp 抑制剂（环孢素、决奈达隆、伊曲康唑、酮康唑、奎尼丁或维拉帕米）合并使用后，艾多沙班血浆浓度增加[29]。基于生物利用度数据，P-gp 抑制主要通过肠道 P-gp 外排转运蛋白发生，这表明口服与静脉注射相比，艾多沙班 $AUC_{0-\infty}$ 的增加明显更大[32]。虽然临床试验数据不支持在强效 P-gp 抑制剂的情况下减少艾多沙班的剂量，但一些专家建议改用艾多沙班改用华法林，尤其是在肾功能不全（CrCl $<$ 50mL/min）的情况下[33-35]。

（3）P-gp 诱导剂 艾多沙班与 P-gp 诱导剂利福平合用导致艾多沙班 AUC 降低和 $T_{1/2}$ 缩短，其药效学作用也可能降低。艾多沙班与其他 P-gp 诱导剂（如苯妥英钠、卡马西平、苯巴比妥或贯叶连翘）合用可导致艾多沙班血浆浓度下降。艾多沙班与 P-gp 诱导剂合用时应谨慎。

（4）P-gp 底物 地高辛：艾多沙班 60mg 每日 1 次（第 1～14 天）与地高辛 0.25mg 每日 2 次（第 8 天和第 9 天）和 0.25mg 每日 1 次（第 10～14 天）多次合用后，艾多沙班 C_{max} 升高 17%，达稳态时对 AUC 和肾清除率无显著影响。本品与地高辛合用时无须调整剂量。

（5）抗凝剂 因出血风险增加，艾多沙班禁止与其他抗凝剂合用。

（6）乙酰水杨酸（acetylsalicylic acid，ASA） 与单独用药相比，ASA（100或 325mg）与艾多沙班合用的出血时间延长。与高剂量 ASA（325mg）合用，艾多沙班的稳态 C_{max} 和 AUC 分别增加 35% 和 32%。不推荐艾多沙班与高剂量 ASA（325mg）长期合用。与高于 100mg 剂量的 ASA 合用须在医疗监护下进行。在临床研究中允许与低剂量 ASA（$\leqslant$ 100mg/d）、其他抗血小板药物和噻吩并吡啶类药物合用，与非合并用药相比，大出血事件增加约 2 倍，但艾多沙班和华法林组程度相似。单次给药后或稳态时，合用低剂量 ASA（$\leqslant$ 100mg/d）不影响艾多沙班的峰值或总暴露量。艾多沙班可与低剂量 ASA（$\leqslant$ 100mg/d）合用。

（7）血小板抑制剂 ENGAGE AF-TIMI 48 研究允许合并使用噻吩并吡啶类药物（如氯吡格雷），合并用药后临床相关出血风险增加，但艾多沙班组出血风险低于华法林组[36]。艾多沙班与双联抗血小板治疗或溶栓药联合治疗的经验有限。

（8）非甾体抗炎药（NSAIDs） 与单独用药相比，萘普生与艾多沙班合用的出血时间延长。萘普生对艾多沙班的 C_{max} 和 AUC 无影响。临床研究显示，与 NSAIDs 药物合用导致临床相关出血增加。不推荐艾多沙班与 NSAIDs 药物长期合并使用。

（9）联合应用选择性 5- 羟色胺再摄取抑制剂（SSRIs）或选择性 5- 羟色胺和去甲肾上腺素再摄取抑制剂（SNRIs） 同其他抗凝药一样，因已报道的对血小板的影响，与 SSRIs 或 SNRIs 合用存在患者出血风险升高的可能性。

（10）艾多沙班对其他药物的影响 与艾多沙班合用后地高辛的 C_{max} 增加 28%，但对 AUC 无影响。艾多沙班对奎尼丁的 C_{max} 和 AUC 无影响。艾多沙班与维拉帕米合用后，维拉帕米 C_{max} 和 AUC 分别下降 14% 和 16%。

四、抗凝药不良反应的处理

（一）维生素 K 拮抗剂——华法林

1. 出血

出血是华法林最常见的不良反应之一，因为它抑制了凝血过程。出血可能表现为牙龈出血、消化道出血、皮下淤血等，最严重的甚至可能发生颅内出血。因此在治疗前以及治疗过程中应注意对患者出血风险进行评估，并确定相应的治疗方案。若患者发生严重出血，应立即停用华法林，肌内注射维生素 K_1（5mg），输注新鲜冰冻血浆、凝血酶原浓缩物或种族凝血因子Ⅶa，随时监测 INR 值。病情稳定后需要重新评估是否应该使用华法林。

2. 非出血的不良反应

除了出血外，华法林还有罕见的不良反应——急性血栓形成，可表现为皮肤坏死和肢体坏疽。通常在用药的第 3～8 天出现，可能与蛋白 C 和蛋白 S 缺乏有关。此外华法林还能干扰骨蛋白的合成，导致骨质疏松和血管钙化。

（二）间接凝血酶抑制剂——肝素类（肝素、低分子肝素）

肝素及低分子肝素的不良反应包括出血、皮肤瘀斑、过敏反应等。如果患者出现不良反应，应该及时评估患者的症状和体征，确定不良反应的严重程度。对于轻度的不良反应，可以采取观察和支持性治疗，如局部冷敷或压迫止血等措施。对于严重的不良反应，如严重出血或过敏反应，应立即停止使用肝素及低分子肝素，并采取相应的治疗措施，如使用鱼精蛋白拮抗、输血、抗过敏治疗等。在处理不良反应的过程中，还应注意监测患者的生命体征和血液凝血功能，及时调整治疗方案，防止并发症的发生。

（三）直接凝血酶抑制剂——达比加群酯

主要不良反应为出血，轻度出血停药即可，重度出血使用依达赛珠单抗进行拮抗；除此之外还可能发生肝酶升高，胃肠道反应，贫血、血红蛋白减少、血小板减少，过敏反应等不良反应。

（四）直接凝血因子Ⅹa 抑制剂——利伐沙班、阿哌沙班、艾多沙班

直接凝血因子Ⅹa 抑制剂的常见不良反应包括出血、贫血、头晕、过敏反应等。如果出现严重的出血或其他不良反应，应立即停药采取相应的治疗措施，如外科止血、输入新鲜冰冻血浆等。除此之外，利伐沙班还有在非瓣膜性房颤患者

中提前停药后卒中风险升高、脊柱/硬膜外血肿等不良反应。

五、抗凝药在特殊人群中的应用

抗凝药在特殊人群中的应用是一个重要的研究方向。特殊人群包括老年人、孕妇、新生儿、儿童、肝功能不全患者和肾功能不全患者等。这些人群由于生理特点和病理状况的特殊性，对药物的代谢、排泄和药效等方面都存在一定的影响，因此需要针对这些人群进行特殊的抗凝药应用。

（一）维生素 K 拮抗剂——华法林

老年人：指南推荐可在血栓高危风险的老年房颤患者中使用华法林。由于高龄（≥ 75 年）、肝肾功能不全等因素是华法林抗凝出血的独立危险因素，因此非高龄老年患者 INR 推荐为 2.0～3.0，高龄或出血高危患者 INR 维持在 1.6～2.5。

儿童：在儿科人群中，尚无使用华法林的充分良好的临床对照研究，因此儿科患者中使用华法林的最佳剂量、安全性和有效性尚不明确。推荐在儿科患者中进行更加频繁的 INR 测定。

孕妇及哺乳期：孕妇在使用华法林时需要谨慎，因为华法林可以穿过胎盘屏障并对胎儿产生影响。华法林在口服给药时，分级为 D；在肠道外给药、静脉给药时，分级为 X。因此，一般禁止孕妇服用华法林，但除有机械心脏瓣膜的孕妇外，这类孕妇具有高血栓栓塞风险，使用华法林的获益可能大于风险。在哺乳期，华法林属于 L2 级。在使用华法林之前要权衡利弊，以及考虑华法林或母体状态对哺乳的潜在风险。若需要母乳喂养，则需要观察婴儿是否出现出血相关不良反应的临床症状。

肝、肾功能不全患者：国内说明书建议肝功能及肾功能障碍患者禁用华法林。国外说明书建议对肝脏损伤患者使用华法林时，应更频繁地监测出血情况，而肾脏损害患者无须调整剂量，需更频繁地监测 INR 值。

（二）间接凝血酶抑制剂——肝素类（肝素、低分子肝素）

老年人：60 岁以上老年人，尤其是老年妇女对肝素和低分子肝素较敏感，用药期间容易出血，应减量并加强用药随访。

儿童：在使用肝素和低分子肝素时，需要根据儿童的体重和年龄来调整剂量，或根据凝血试验检测结果调整，避免发生出血或血栓相关并发症。

孕妇及哺乳期：普通肝素和低分子肝素均不通过胎盘、不分泌于乳汁中，妊娠哺乳期均可使用，但应谨慎。

肾功能受损患者：普通肝素的分子量较大，部分以原形通过肾脏排泄。在肾功能不全的患者中，由于排泄减少，可能需要调整剂量或延长给药间隔，以避免出血等并发症。低分子肝素相对于普通肝素具有更好的生物利用度和更低的出血风险，且主要通过肾脏排泄。对于严重肾功能不全的患者（肌酐清除率 < 30mL/min），需要减低剂量或禁用。

（三）直接凝血酶抑制剂——达比加群酯

老年人：达比加群酯属于NOACs类药物，在老年患者中，虽然NOACs类药物相比华法林具有更少的发生大出血事件或者出血性脑卒中，但在使用过程中仍应密切关注出血等不良反应。对于使用NOACs的老年患者，需进行出血风险评估来识别和纠正可逆的出血危险因素。另外，由于NOACs的半衰期较短，因此应提前评估老年患者的认知功能，加强用药教育，避免药物的漏服或重复服用。

儿童：由于缺乏18岁以下患者的安全性和有效性数据，所以不推荐达比加群酯用于18岁以下患者。

孕妇及哺乳期：尚无关于妊娠女性暴露于本药的充分数据。除非确实必需，否则妊娠女性不应使用达比加群酯进行治疗。尚无达比加群酯对哺乳期婴儿影响的临床数据。使用本药治疗期间应停止哺乳。

肝肾功能不全患者：使用NOACs前，应再次评估患者抗凝治疗的适应证和禁忌证，需检查血常规和肌酐（计算肌酐清除率）。严重肝、肾功能不全患者不宜应用NOACs。用药过程中需根据患者的肾功能情况定期复查肌酐清除率，轻中度肾功能损害患者无须调整剂量，中度肾功能损害患者每年至少进行两次肾功能评估。

（四）直接凝血因子Ⅹa抑制剂——利伐沙班、阿哌沙班、艾多沙班

老年人：利伐沙班、阿哌沙班和艾多沙班均属于NOACs类药物，在老年人中的应用同达比加群酯。

儿童：利伐沙班、阿哌沙班和艾多沙班在儿童患者中使用的安全性和有效性尚未确定。

妊娠、哺乳期：均不推荐使用。

肝功能不全：有凝血异常和临床相关出血风险的肝病患者，包括肝功能分级为B级和C级的肝硬化患者，禁用利伐沙班；阿哌沙班禁用于伴有凝血异常和临床相关出血风险的肝病；轻度肝损害患者应慎用艾多沙班，无须调整剂量。中度

或重度肝损害患者，不推荐使用艾多沙班，因为这类人群可能有内源性凝血异常。

肾功能不全：利伐沙班在轻度肾功能损害（CrCl 50 ～ 80mL/min）患者中，无须调整剂量；中度（CrCl 30 ～ 49mL/min）或重度肾功能损害（CrCl 15 ～ 29mL/min）患者，建议根据出血风险和医生评估调整剂量，避免在 CrCl < 30mL/min 的患者中使用。阿哌沙班在肾功能不全的患者使用时需要谨慎，特别是当 CrCl ≤ 50mL/min 时，可能需要减量；在重度肾功能损害（CKD 4 ～ 5 期）患者中，一般不推荐使用阿哌沙班。艾多沙班对于 CrCl 在 30 ～ 50mL/min 的患者，建议剂量为 30mg，每日 1 次；对于 CrCl < 30mL/min 的患者，不建议使用艾多沙班。

六、抗凝药合理用药管理与实践的现状与挑战

抗凝治疗是管理房颤患者的关键部分，以预防血栓栓塞事件的发生。20 世纪 50 年代口服抗凝药（OACs）华法林在临床得到广泛应用，近年来对抗凝药的研发也在迅速发展，目前进入了非维生素 K 拮抗剂口服抗凝药时代，代表药物有达比加群、利伐沙班等。然而，抗凝药的合理使用管理和实践在现实中面临着一些挑战。

中国的高危患者接受 OACs 的比例在不断增加，但仍远低于其他国家和地区。此外，也注意到中国房颤患者 OACs 处方不合适、OACs 治疗长期坚持性和依从性差的现象。来自医生、患者和 OACs 药物的多种因素导致了这些现象。我们仍需要根据年龄、社会经济地位和合并症的存在，努力增加 OACs 处方，特别是 NOACs。

除此之外，以下方面也值得注意。

（一）个体化治疗方案

患者之间存在差异，包括年龄、性别、合并疾病、出血风险等，需要制订个体化的抗凝治疗方案。这需要医生进行全面评估，并综合考虑患者的特点制订最适合的治疗方案。

（二）药物选择

目前常用的抗凝药包括维生素 K 拮抗剂（如华法林）和新型口服抗凝药（NOACs，如达比加群、阿哌沙班、利伐沙班和依诺肝素）。选择合适的药物需要考虑患者的特点、合并症、药物相互作用等因素。

（三）用药依从性

长期服用抗凝药需要良好的用药依从性，患者需要按时服药，并接受定期监

测。然而，一些患者可能因为种种原因（如忘记服药、担心不良反应或经济原因）而导致用药不规律，增加了治疗的风险。

（四）出血风险管理

抗凝药的主要副作用是出血，因此需要密切监测患者的出血风险。在制订治疗方案时，医生需要权衡抗凝的益处和出血的风险，并定期评估患者的出血风险以调整治疗方案。

（五）教育和沟通

医生需要与患者充分沟通，解释抗凝治疗的重要性、不良反应和用药注意事项，并提供必要的教育和支持，以提高患者的用药依从性和治疗效果。

面对这些挑战，房颤患者 OACs 的管理需要卫生行政部门（决策者）和包括医学会、医院和医生在内的卫生系统的共同努力。可以采取一系列措施来改善抗凝药的合理使用管理和实践，包括制订规范的治疗指南、提供患者教育和支持、加强医患沟通、提供定期监测和跟踪等措施，以确保患者获得最佳的治疗效果并最大限度地减少并发症的发生。

七、抗凝药合理用药管理与未来发展方向

抗凝药的合理使用可以有效降低出血风险，减少药物不良反应的发生。然而，由于抗凝药的药理作用机制较为复杂、药物相互作用等因素的影响，合理用药管理仍然面临许多挑战。因此，加强抗凝药合理用药管理，对于提高临床疗效、减少不良反应、降低医疗成本具有重要的意义。

处方审核是合理用药管理的重要环节。建立抗凝药处方审核制度，可以有效避免不合理用药的发生。在处方审核过程中，药师需要对患者的病情、用药史、药物相互作用等因素进行全面评估，并根据评估结果合理开具处方。监测是合理用药管理的重要手段。建立更加完善的用药评价系统，可以有效提高用药评价的准确性和有效性。未来，需要进一步开发新的评价技术，提高用药评价的准确性和实时性。加强抗凝药监测，可以及时发现药物不良反应和药物相互作用等问题。在监测过程中，需要对患者的药物浓度、出血风险等进行全面评估，并根据评估结果调整用药方案。此外，药师与医生的沟通是合理用药管理的重要环节。药师需要与医生紧密合作，共同制订合理的用药方案。在用药过程中，药师需要及时与医生沟通，对药物使用情况进行监测，并根据需要进行调整。

参考文献

[1] Joglar J A, Chung M K, Armbruster A L, et al. 2023 ACC/AHA/ACCP/HRS Guideline for the Diagnosis and Management of Atrial Fibrillation: A Report of the American College of Cardiology/American Heart Association Joint Committee on Clinical Practice Guidelines[J]. Circulation, 2024, 149(1): e1-e156.

[2] Odutayo A, Wong C X, Hsiao A J, et al. Atrial fibrillation and risks of cardiovascular disease, renal disease, and death: systematic review and meta-analysis[J]. BMJ, 2016, 354: i4482.

[3] Lodwick A. Warfarin therapy: a review of the literature since the Fifth American College of Chest Physicians' Consensus Conference on Antithrombotic Therapy[J]. Clin Appl Thromb Hemost, 1999, 5(4): 208-215.

[4] Onishi A, St Ange K, Dordick JS, et al. Heparin and anticoagulation[J]. Front Biosci (Landmark Ed), 2016, 21(7): 1372-1392.

[5] Vora A. Dabigatran etexilate in atrial fibrillation[J]. J Assoc Physicians India, 2013, 61(12): 900-902.

[6] Lettino M, Toschi V. Direct antithrombins: new perspectives in cardiovascular medicine[J]. Curr Med Chem Cardiovasc Hematol Agents, 2004, 2(3): 267-275.

[7] Kvasnicka T, Malikova I, Zenahlikova Z, et al. Rivaroxaban-Metabolism, Pharmacologic Properties and Drug Interactions[J]. Curr Drug Metab, 2017, 18(7): 636-642.

[8] Rosano GMC, Spoletini I, Gianni W, et al. New Advances in Atrial Fibrillation Management: The Role of Apixaban[J]. Curr Drug Targets, 2018, 19(6): 585-592.

[9] Eisen A, Ruff C T. Edoxaban in patients with atrial fibrillation[J]. Ther Adv Cardiovasc Dis, 2017, 11(3): 81-90.

[10] Yin Q, Han L, Wang Y, et al. Unlocking the potential of fondaparinux: guideline for optimal usage and clinical suggestions (2023)[J]. Front Pharmacol, 2024, 15: 1352982.

[11] Yao Q, Han L, Wang J, et al. Clinical Electrophysiological Features and Radiofrequency Ablation of Patients with Atrial Fibrillation[J]. Heart Surg Forum, 2023, 26(1): E056-E061.

[12] Mason P K, Lake D E, DiMarco J P, et al. Impact of the CHA2DS2-VASc score on anticoagulation recommendations for atrial fibrillation[J]. Am J Med, 2012, 125(6): 603.e1-603.e6036.

[13] Renoux C, Coulombe J, Suissa S. Revisiting sex differences in outcomes in non-valvular atrial fibrillation: a population-based cohort study[J]. Eur Heart J, 2017, 38(19): 1473-1479.

[14] Lan D H, Jiang C, Du X, et al. Female Sex as a Risk Factor for Ischemic Stroke and Systemic Embolism in Chinese Patients With Atrial Fibrillation: A Report From the China-AF Study[J]. J Am Heart Assoc, 2018, 7(19): e009391.

[15] Nielsen P B, Skjøth F, Overvad T F, et al. Female Sex Is a Risk Modifier Rather Than a Risk Factor for Stroke in Atrial Fibrillation: Should We Use a CHA2DS2-VA Score Rather Than CHA2DS2-VASc? [J]. Circulation, 2018, 137(8): 832-840.

[16] Chao T F, Wang K L, Liu C J, et al. Age Threshold for Increased Stroke Risk Among Patients With Atrial Fibrillation: A Nationwide Cohort Study From Taiwan[J]. J Am Coll Cardiol, 2015, 66(12): 1339-1347.

[17] Pisters R, Lane D A, Nieuwlaat R, et al. A novel user-friendly score (HAS-BLED) to assess 1-year risk of major bleeding in patients with atrial fibrillation: the Euro Heart Survey[J]. Chest, 2010, 138(5): 1093-1100.

[18] Liu F, Yang Y, Cheng W, et al. Reappraisal of Non-vitamin K Antagonist Oral Anticoagulants in Atrial Fibrillation Patients: A Systematic Review and Meta-Analysis[J]. Front Cardiovasc Med, 2021, 8: 757188.

[19] Almutairi A R, Zhou L, Gellad W F, et al. Effectiveness and Safety of Non-vitamin K Antagonist Oral Anticoagulants for Atrial Fibrillation and Venous Thromboembolism: A Systematic Review and Meta-analyses[J]. Clin Ther, 2017, 39(7): 1456-1478.e36.

[20] Andreotti F, Geisler T, Collet J P, et al. Acute, periprocedural and longterm antithrombotic therapy in older adults: 2022 Update by the ESC Working Group on Thrombosis[J]. Eur Heart J, 2023, 44(4): 262-279.

[21] Wang CL, Wu VC, Kuo CF, et al. Efficacy and Safety of Non-Vitamin K Antagonist Oral Anticoagulants in Atrial Fibrillation Patients With Impaired Liver Function: A Retrospective Cohort Study[J]. J Am Heart Assoc, 2018, 7(15): e009263.

[22] Sciascia S, Radin M, Schreiber K, et al. Chronic kidney disease and anticoagulation: from vitamin K antagonists and heparins to direct oral anticoagulant agents. Intern Emerg Med[J], 2017, 12(8): 1101-1108.

[23] Kimmel SE. Warfarin pharmacogenomics: current best evidence[J]. J Thromb Haemost, 2015, 13 Suppl 1:S266-S271.

[24] Seaman C D, Smith K J, Ragni M V. Cost-effectiveness of rivaroxaban versus warfarin anticoagulation for the prevention of recurrent venous thromboembolism: a U.S. perspective[J]. Thromb Res, 2013, 132(6): 647-651.

[25] Hallinen T, Soini E, Asseburg C, et al. Cost-Effectiveness of Apixaban versus Other Direct Oral Anticoagulants and Warfarin in the Prevention of Thromboembolic Complications Among Finnish Patients with Non-Valvular Atrial Fibrillation[J]. Clinicoecon Outcomes Res, 2021, 13: 745-755.

[26] van Hulst M, Stevanovic J, Jacobs M S, et al. The cost-effectiveness and monetary benefits of dabigatran in the prevention of arterial thromboembolism for patients with non-valvular atrial fibrillation in the Netherlands[J]. J Med Econ, 2018, 21(1): 38-46.

[27] Shenasa M, Soleimanieh M, Shenasa F. Individualized therapy in patients with atrial fibrillation: new look at atrial fibrillation[J]. Europace, 2012, 14 Suppl 5:v121-v124.

[28] Cavallari L H, Langaee T Y, Momary K M, et al. Genetic and clinical predictors of warfarin dose requirements in African Americans[J]. Clin Pharmacol Ther, 2010, 87(4): 459-464.

[29] Mar P L, Gopinathannair R, Gengler B E, et al. Drug Interactions Affecting Oral Anticoagulant Use[J]. Circ Arrhythm Electrophysiol, 2022, 15(6): e007956.

[30] Holbrook A M, Pereira J A, Labiris R, et al. Systematic overview of warfarin and its drug and food interactions[J]. Arch Intern Med, 2005, 165(10): 1095-1106.

[31] Tan CSS, Lee SWH. Warfarin and food, herbal or dietary supplement interactions: A systematic review[J]. Br J Clin Pharmacol, 2021, 87(2): 352-374.

[32] Matsushima N, Lee F, Sato T, et al. Bioavailability and Safety of the Factor Ⅹa Inhibitor Edoxaban and the Effects of Quinidine in Healthy Subjects[J]. Clin Pharmacol Drug Dev, 2013, 2(4): 358-366.

[33] Terrier J, Gaspar F, Fontana P, et al. Drug-Drug Interactions with Direct Oral Anticoagulants: Practical Recommendations for Clinicians[J]. Am J Med, 2021, 134(8): 939-942.

[34] Giugliano R P, Ruff C T, Braunwald E, et al. Edoxaban versus warfarin in patients with atrial fibrillation[J]. N Engl J Med, 2013, 369(22): 2093-2104.

[35] Ruff CT, Giugliano RP, Braunwald E, et al. Association between edoxaban dose, concentration, anti-Factor Xa activity, and outcomes: an analysis of data from the randomised, double-blind ENGAGE AF-TIMI 48 trial[J]. Lancet, 2015, 385(9984): 2288-2295.

[36] Kato E T, Giugliano R P, Ruff C T, et al. Efficacy and Safety of Edoxaban in Elderly Patients With Atrial Fibrillation in the ENGAGE AF-TIMI 48 Trial[J]. J Am Heart Assoc, 2016, 5(5): e003432.

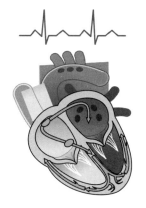

·第三章·

节律控制药物与心室率控制药物

第一节　节律控制药物分类与作用机制

一、房颤对心脏和全身的影响

　　房颤是最常见的心律失常之一，是由心房主导折返环引起许多小折返环导致的房性节律紊乱，显著增加卒中、心力衰竭（心衰）、认知功能障碍和痴呆甚至死亡的风险，严重影响患者生活质量。研究表明，房颤患者的死亡风险是无房颤患者的 1.5 ～ 1.9 倍[1]，其机制可能与患者血栓栓塞、心衰风险的增加，以及共患疾病的协同作用有关。未接受抗凝治疗的房颤患者卒中、短暂性脑缺血发作（transient ischemic attack，TIA）及体循环栓塞的发生率约 34.2/1000 人年[2]，是无房颤人群的 3 ～ 5 倍[3]；与非房颤相关性卒中相比，房颤所致卒中往往表现病情更严重，致残、致死率和复发率均更高[4]。20% ～ 30% 的房颤患者合并心衰，可能与房颤患者时常伴快心室率、房室收缩不同步、心室应变不同步，以及房颤相关心肌病等有关[5]。房颤患者的痴呆发病率约 4.1%/年，是无房颤人群的 1.5 倍[6]，可能与卒中、颅内出血及大脑低灌注等机制有关。60% 以上的房颤患者有不同程度的症状，约 16.5% 伴有严重或致残性症状[7]。因此，合理使用节律控制药物对于预防和管理房颤及其并发症具有至关重要的作用，是提高患者生存率和生活质量的关键医疗策略。

（一）房颤对心脏的影响

1. 心排血量降低

房颤的心电图特征是心房颤动波（f 波）和快速且不规则的心室响应之间的无序波段，这些波段的出现与心房肌的不规则收缩有关。心房肌的不规则收缩导致心房收缩不协调，进而影响心室的收缩，使得心排血量降低，心脏泵血功能受损。

2. 心脏负荷增加

房颤时，心房的有效收缩丧失，导致心室充盈时间可能延长而充盈量减少，这可能导致心脏前负荷降低。此外，房颤增加了心房附壁血栓形成的风险，血栓脱落可能引起动脉栓塞，导致心肌梗死、脑卒中等严重并发症。

3. 心室重构

长期房颤可导致心室肌纤维化和心室壁增厚，这些心室重构的变化会影响心脏的顺应性和收缩功能，可能导致心功能不全，影响生活质量。心室重构是心脏对持续房颤的一种适应性改变，与心肌梗死不同，后者通常由冠状动脉血流受阻引起。

（二）房颤对全身的影响

1. 影响生活质量

心房颤动（房颤）对患者的日常生活和心理福祉产生深远影响，常常导致生活质量的显著降低。患者可能会遭受心悸、气短、乏力等症状的困扰，这些症状限制了他们进行日常活动的能力，同时也可能引发焦虑和抑郁等情绪问题。房颤的存在使得患者需要频繁地进行医疗监测和调整治疗方案，这不仅增加了经济负担，也对患者的时间安排和个人生活造成了额外的压力。

随着房颤的持续，患者可能会发现自己在社交和职业角色中的参与度降低，这进一步加剧了生活质量的下降。长期应对房颤的挑战，需要患者及其家庭在心理和情感上做出适应，同时也需要医疗专业人员提供持续的支持和干预。因此，房颤的治疗不仅要关注症状的缓解和心律的控制，还应包括对患者生活质量的综合改善策略。

2. 增加血栓栓塞风险

房颤是增加患者血栓形成风险的重要因素之一。由于心房失去正常的收缩功能，血液在心房内滞留，形成涡流，这为血栓的生成提供了条件。特别是左心房的血流动力学改变，为血栓，尤其是附壁血栓的形成提供了有利环境。一旦这些血栓脱落，就可能随血液循环进入其他重要器官，引起动脉栓塞，导致心肌梗死、脑卒中或其他严重的血管事件。

房颤患者的血栓栓塞风险较无房颤人群显著增加，评估和管理房颤患者的血栓风险是治疗过程中的重要环节。这通常涉及使用 CHA$_2$DS$_2$-VASc 评分等工具来评估患者的卒中风险，并据此决定是否需要抗凝治疗。对于高风险患者，及时启动抗凝治疗是预防血栓栓塞事件的关键措施。同时，对患者的其他心血管疾病风险因素进行综合管理，如控制心率和血压、管理血脂和血糖，也对降低血栓风险具有重要意义。

3.影响认知功能

房颤与认知功能下降之间存在关联，这一现象在越来越多的研究中得到证实。房颤患者可能会出现记忆力减退、注意力分散、思维反应变慢等认知障碍的症状。这些症状可能会影响到患者的日常生活能力，包括工作表现、决策能力以及自我照顾能力。认知功能的衰退不仅限于老年人，也会影响到中年房颤患者，增加了发展为痴呆症的风险。

房颤影响认知功能的机制尚未完全明了，但可能与多种因素有关。心率过快可能导致脑血流减少，影响大脑的血液供应；另一方面，房颤可能增加微小栓子的形成，影响脑部微循环，进而影响认知功能。此外，房颤本身可能与全身炎症反应有关，炎症也是认知功能下降的一个风险因素。

为了早期识别和干预房颤患者的认知问题，医生可能会采用一些认知功能筛查工具，如简易精神状态检查（mini-mental status examination，MMSE）或蒙特利尔认知评估（montreal cognitive assessment，MoCA）等，来评估患者的认知状态。如果发现认知功能下降，可能需要进一步的神经心理测试和脑部影像学检查，以排除其他可能导致认知障碍的原因，并制订相应的治疗和管理计划。

二、房颤治疗中节律控制药物的重要性

房颤是一种慢性疾病，对患者的生活质量和整体健康造成深远的影响。为了有效管理房颤，综合治疗策略是必不可少的，这包括抗凝治疗以预防血栓形成、维持心脏的有效泵血功能，以及节律管理以恢复并维持正常的心律。此外，积极治疗与房颤相关的合并疾病同样重要。

节律控制是房颤管理的基础，它通过降低过快的心率来改善患者的症状和血流动力学状态。节律控制策略旨在恢复窦性节律，并维持这一正常心律，以减少房颤的发作频率和持续时间，从而改善患者的长期预后。对于新近发生的房颤，

如果患者血流动力学稳定，通常会优先考虑药物复律，特别是在房颤发作后的48h内，此时推荐在充分抗凝的基础上进行；如果房颤持续时间超过48h，通常需要先排除心房血栓或进行至少3周的抗凝治疗后再尝试复律。

节律控制药物在房颤治疗中扮演着关键角色。这些药物不仅能有效控制房颤，减少发作的频率和持续时间，而且还能显著提升患者的生活质量。更重要的是，节律控制药物有助于降低房颤患者的卒中和死亡风险，对于预防心血管事件具有不可忽视的作用。如果单一药物治疗效果不佳，可能需要考虑更换药物或采用导管消融等其他治疗手段。目前，常用的房颤治疗中节律控制药物主要包括β受体阻滞剂（如美托洛尔、艾司洛尔）、洋地黄类药物（以地高辛为代表）、非二氢吡啶类钙通道阻滞剂（如维拉帕米和地尔硫䓬），以及多种抗心律失常药物。

三、节律控制药物的分类、作用机制及临床应用

（一）钾通道阻滞剂

1. 钾通道阻滞剂的作用机制

（1）延长动作电位时程　钾通道阻滞剂通过阻断心肌细胞上的某些钾离子通道，减少钾离子的外流，这一作用导致心肌细胞的动作电位时程延长。动作电位的延长增加了心肌细胞的不应期，这有助于减少心房颤动时的心房电活动不协调，降低折返性心律失常的可能性。在房颤患者中，这种效果有助于减少心房的快速不规则电活动，为节律控制提供了一种治疗手段。

（2）减少心房重构　心房颤动的持续存在会引起心房的结构和电生理重构，这些变化会进一步促进房颤的持续。钾通道阻滞剂通过延长动作电位时程，减少心房肌的电生理异质性，有助于减缓心房重构的进程。此外，钾通道阻滞剂可能对心肌细胞的钙离子处理产生影响，减少钙超载，从而对抗心房肌细胞的结构改变，维护心房功能。

（3）控制心房颤动的发作　钾通道阻滞剂在控制心房颤动的发作方面发挥作用，特别是对于新近发生的房颤。这些药物通过延长心房肌动作电位的时程，减少心房颤动的发作频率和持续时间。在某些情况下，钾通道阻滞剂可以作为首选治疗，尤其是在患者对其他抗心律失常药物不耐受或存在禁忌时。

（4）改善心房颤动的治疗结果　钾通道阻滞剂的使用可以改善心房颤动的整体治疗结果。它们不仅减少了房颤的发作，还可能提高其他治疗手段的成功率，如心房颤动的转复和维持窦性心律。此外，钾通道阻滞剂在减少房颤相关的心血

管事件方面也可能发挥作用，为患者提供了额外的保护。

2. 特定药物和靶点

（1）维纳卡兰（vernakalant）　维纳卡兰属于钾通道阻滞剂，是一种新型的、具有一定的心房选择性药物，对心室肌影响小，安全性高，转复快速（15～30min），是无器质心脏病房颤复律的Ⅰ类推荐[8]；主要用于转复近期发生的房颤，适用于持续时间≤7天的非术后房颤或发作≤3天的心脏术后房颤，可用于轻度心衰。维纳卡兰是一种心房选择性化合物，可快速阻断心房动作电位各阶段的钾和钠离子通道。在钠通道抑制的继发性作用之前，在心房特异性表达并参与心房再极化的钾电流被阻断。因为它对活化钠通道的亲和力随着心率的增加而增强，所以维纳卡兰在抗心律失常药物中是独一无二的。维纳卡兰的药理学特征通过选择性靶向主要在心房心肌细胞中表达的离子通道来解决其他抗纤药物的许多问题。阻断快速激活的钾电流只会导致轻度QT间期延长，停药后QT间期会迅速恢复到基线水平。维纳卡兰的给药途径通常为静脉注射，因其快速起效，常被用于急性心律失常发作时的治疗。在使用过程中，医生会根据患者的具体病情和心电图表现来确定剂量和给药频率，监测心率、血压和心电图的变化，确保治疗效果并避免不良反应的发生。维纳卡兰禁忌用于收缩压＜100mmHg（1mmHg=0.133kPa）、失代偿期心衰、主动脉瓣重度狭窄、二度以上AVB以及1个月内有急性冠状动脉综合征的患者。

（2）Kv1.5钾通道阻滞剂　近年来，针对Kv1.5钾通道的研究迅速发展，因为Kv1.5钾通道电流主要存在于人心房肌细胞，而在心室肌细胞中不表达或表达较少。通过抑制Kv1.5钾通道电流，可以选择性地延长心房肌的APD和ERP，而不会引起室性心律失常，这使得Kv1.5钾通道阻滞剂成为治疗房颤的有希望的靶点[9]。目前，Kv1.5钾通道阻滞剂的研发涉及多个方面，包括转基因单细胞Kv1.5钾通道在不同阻滞剂作用下的电流变化、房性心律失常和房颤模型中Kv1.5钾通道基因表达的影响，以及Kv1.5钾通道阻滞剂对细胞缝隙连接蛋白、心房肌纤维化的影响等。已有多种Kv1.5钾通道阻滞剂在动物模型中显示出抗房颤效果，并进入了不同阶段的临床试验，例如KC-8857和AZD7009[10,11]。

（3）双孔钾通道TASK-1　除了Kv1.5钾通道阻滞剂，双孔钾通道TASK-1也在房颤治疗中显示出潜在的应用前景。TASK-1通道在心房中特异性表达，并影响心房动作电位时程（APD）。在房颤患者中，TASK-1通道的表达量上调，这可能使其成为一个有价值的房颤治疗靶点[12]。

（二）钠通道阻滞剂

1. 钠通道阻滞剂的作用机制

（1）减缓心房快速去极化　钠通道阻滞剂通过阻断心肌细胞的钠离子通道，减少钠离子的快速内流，有效减缓心房肌细胞的去极化速度。这种作用机制有助于稳定心房肌细胞的电位，降低心房颤动时心房的快速不规则激动，减少心房颤动的发生和持续。在房颤治疗中，钠通道阻滞剂的这一效果有助于控制心房的电生理紊乱，为节律控制提供了一种治疗手段。

钠通道在心肌细胞的去极化过程中起着至关重要的作用，它们负责动作电位的上升阶段。钠通道阻滞剂通过减缓这一过程，降低了心肌细胞的兴奋性，从而减少了心房颤动的发作频率。这对于控制心房颤动患者的心室反应尤其重要，因为它们有助于维持正常的心室率。

（2）减少心房颤动的维持和传导　心房颤动的维持往往与心房内快速传导的电信号有关。钠通道阻滞剂通过减慢心房肌细胞的动作电位 0 相去极化速度，降低心房颤动波的传导速度，减少心房颤动的维持和扩散。这种作用有助于打断心房颤动的折返环，减少心律失常的持续时间。

此外，钠通道阻滞剂还能够减少心房颤动期间的心房异位节律的发生，有助于维持窦性心律，改善患者的心脏功能和症状。在某些情况下，钠通道阻滞剂可能与 β 受体阻滞剂或其他抗心律失常药物联合使用，以增强对心房颤动的治疗效果。

（3）预防心房颤动的复发　钠通道阻滞剂在预防心房颤动复发方面具有潜在的作用。它们通过影响心房肌细胞的电生理特性，减少心房颤动的电生理基础，从而降低心房颤动复发的风险。在心房颤动转复为窦性心律后，钠通道阻滞剂的使用可以作为维持治疗的一部分，帮助患者保持正常的心律。

在长期治疗中，钠通道阻滞剂可能有助于减少心房颤动的复发次数，特别是在那些具有较高复发风险的患者中。然而，它们的使用需要在医生的指导下进行，以监测潜在的副作用，并确保治疗的安全性和有效性。

（4）改善心房颤动的治疗结果　钠通道阻滞剂的使用可以改善心房颤动患者的整体治疗结果。通过减缓心房快速去极化和减少心房颤动的维持和传导，钠通道阻滞剂有助于提高心房颤动治疗的成功率，减少心房颤动对心脏功能的不良影响。此外，钠通道阻滞剂还可能与其他抗心律失常药物或治疗手段（如射频消融）联合使用，以提高治疗效果。

钠通道阻滞剂在心房颤动治疗中的应用，为患者提供了一种新的治疗选择，尤其是在传统治疗无效或不耐受的情况下。然而，它们的使用需要综合考虑患者的具体情况，包括心脏结构、肾功能和药物相互作用等。

2. 分类和特定药物

（1）钠通道阻滞剂分类 钠通道阻滞剂是一类常见的延长动作电位时程药物，主要包括Ⅰa类钠通道阻滞剂、Ⅰb类钠通道阻滞剂和Ⅰc类钠通道阻滞剂。Ⅰa类钠通道阻滞剂通过抑制钠通道的开放，减少钠离子（Na^+）的内流，从而导致动作电位持续时间（APD）的延长。这类药物的代表有奎尼丁和普鲁卡因胺等。Ⅰb类钠通道阻滞剂则通过与钠通道结合，抑制Na^+内流，从而延长APD。这类药物的代表有利多卡因（lidocaine）和苯妥英钠（phenytoin sodiun）等。Ⅰc类钠通道阻滞剂通过与钠通道结合的方式，抑制了Na^+的内流，从而有效地延长了APD。这类药物的代表有普罗帕酮和氟卡尼等。

钠通道阻滞剂在心房颤动治疗中发挥着关键作用，它们通过干预心肌细胞的钠离子通道，对心脏的电生理特性进行精细调控。这些药物根据不同的作用机制被细分为多个亚类，其中包括Ⅰa类、Ⅰb类、Ⅰc类，以及针对晚钠电流的抑制剂。Ⅰa类药物如奎尼丁和丙吡胺（disopyramide）通过延长动作电位时程，有效管理室上性心动过速和阵发性心房颤动。而Ⅰb类和Ⅰc类药物则通过调节动作电位时程，分别针对室性心律失常和室上性心动过速进行治疗。晚钠电流抑制剂因其在控制房颤方面的潜在效果，正逐渐成为治疗策略中的新选择。

（2）普罗帕酮 通过阻断心脏的钠离子通道，有效控制心室率，并可用于心律的转复。普罗帕酮特别适用于新近发生的无器质性心脏病患者的房颤转复，其中转复率可达40%至91%[13-15]。然而，对于有严重心脏疾病的患者，普罗帕酮的使用需要谨慎，因为它可能引起心动过缓和其他心脏传导问题。普罗帕酮的使用存在一些禁忌证，包括窦房结功能障碍、二或三度房室传导阻滞（atrio-ventricular block，AVB）、双束支传导阻滞、心源性休克、严重充血性心衰、严重低血压，以及对药物过敏的患者。此外，由于普罗帕酮可能引起QT间期延长，对于有长QT综合征或正在使用可能延长QT间期的其他药物的患者，也应慎用。在安全性方面，普罗帕酮的不良反应可能包括心动过缓、心脏停搏、各类传导阻滞，以及阿-斯综合征。特别是那些原有窦房结或房室结功能障碍、心率偏慢，或接受大剂量静脉给药的患者，发生不良反应的风险较高。

（3）雷诺嗪（ranolazine） 其主要作用是通过抑制心肌细胞钠离子通道的活性，减少钠离子内流，从而减轻心肌细胞内钠离子超载，减少心肌细胞内钠钙交换，从而降低心肌细胞内钙离子超载，减少心肌细胞偏极化程度，减少心肌细胞间周期性的活性。雷诺嗪还可以增加心肌细胞内ATP的产生，提高心肌细胞的氧利用效率，同时减少心肌细胞内代谢产物的积累，有助于改善心肌供氧不足的情况。在房颤的治疗方面，雷诺嗪展现出潜在的抑制心房颤动的作用，基础研究也在一定程度上解释了其抗心房颤动的作用机制。雷诺嗪可能对预防心房颤动的发生和维持窦性心律有益。例如，一项研究显示雷诺嗪可有效降低心房颤动风险（OR 0.47；95% CI 0.29 ～ 0.76；P=0.003）[16]。

（4）钠 - 葡萄糖共转运蛋白 2 抑制剂　近期的研究发现，钠 - 葡萄糖共转运蛋白 2 抑制剂（sodium-glucose cotransporter 2 inhibitors，SGLT2i）类药物，虽然不直接作用于钠通道，却通过抑制晚钠电流显示出潜在的抗心律失常效应。这些药物可能通过调节心肌细胞内的钠水平，降低心律失常的风险[17]。SGLT2i 的这一作用为房颤治疗开辟了新的治疗途径，特别是它们在降低心房颤动风险方面的潜力，正在成为研究的焦点。随着对这些药物的深入研究，预计它们将为房颤患者提供更多的治疗选项，尤其是对于那些需要替代传统抗心律失常药物的患者。

（三）胺碘酮

1. 胺碘酮的作用机制

（1）多通道阻滞作用　胺碘酮作为一种多离子通道阻滞剂，在心房颤动治疗中发挥着重要作用。它通过阻断心脏的钠、钾、钙等多种离子通道，减少心肌细胞的兴奋性，延长动作电位时程，从而有助于控制心房颤动时的心室率。胺碘酮的这一作用机制，使其在治疗快速性心律失常，尤其是房颤时，成为一种有效的药物。

胺碘酮的多通道阻滞特性也意味着它可以减少心肌细胞的电生理异质性，这种异质性在房颤中常常导致心房的快速和不规则激动。通过降低这种异质性，胺碘酮有助于降低心房颤动的发作频率和缩短持续时间。

（2）心律转复与维持　胺碘酮不仅能有效控制心房颤动时的心室率，还具有促进心房颤动转复至窦性心律的能力。它通过延长心房肌细胞的动作电位时程，减少心房的电生理异质性，为心房的电重构创造条件，使心房更易于恢复正常节律。此外，胺碘酮的抗交感活性有助于降低因交感神经兴奋引起的心律失常风险。

在心房颤动的治疗中，胺碘酮常用于新近发生的房颤患者，尤其是那些血流动力学稳定的患者。胺碘酮的使用可以减少对电复律的需要，对于那些不适合或不愿意接受电复律的患者，提供了另一种治疗选择。

（3）抗心律失常特性　胺碘酮的抗心律失常特性主要体现在其对心脏电生理特性的广泛影响。它通过阻断多种离子通道，减少心肌细胞的自发去极化和触发活动，从而降低心律失常的发生。这种作用对控制房颤尤为重要，因为房颤常常伴随着心房的快速和不规则激动。

胺碘酮的这一特性也使其在维持窦性心律方面发挥作用。在心房颤动转复后，胺碘酮的使用可以减少房颤的复发，帮助患者维持正常的心律。此外，胺碘酮的抗心律失常作用还有助于改善心脏的血流动力学状态，降低心血管事件的风险。

2. 胺碘酮的临床应用

胺碘酮在心房颤动治疗中扮演着多面向的角色。这些特性使得胺碘酮能够有效控制心室率，转复心律，并在一定程度上维持窦性心律，尤其适用于那些伴有心力衰竭或左心室肥厚的房颤患者。

在心脏射频消融术后，胺碘酮的使用已成为降低房颤复发率的常规策略。研究表明，术后患者使用胺碘酮可以显著减少房颤的早期复发，特别是在术后的前3个月，胺碘酮的预防性使用显得尤为重要[18]。在重症监护室环境中，胺碘酮也是管理新发房颤的关键药物[19]。研究显示，胺碘酮的使用与降低心律失常复发风险相关，胺碘酮的持续使用对于预防房颤复发尤为关键[20]。

尽管胺碘酮具有显著的治疗效果，但长期使用可能伴随不良反应，包括甲状腺功能紊乱、肺毒性和肝脏问题等。因此，临床医生在使用胺碘酮时必须进行细致的药物管理和患者监测，包括生化指标、心电图以及累积剂量的监控。随着新的临床研究结果的发布，胺碘酮的应用指南也在不断更新。这些更新反映了对胺碘酮在特定患者群体中的推荐级别、用药剂量、治疗持续时间以及不良反应管理的最新认识。

（四）决奈达隆

1. 决奈达隆的作用机制

（1）心房选择性作用　决奈达隆（dronedarone）作为具有心房选择性的抗心律失常药物，主要通过影响心房肌细胞的离子通道来发挥作用。它的心房选择性作用是通过阻断心房特异性的超快速延迟整流钾通道（IKur）电流实现的，这种电流在心房颤动的发生和维持中起着关键作用。通过这种机制，决奈达隆能够有效地延长心房肌的动作电位时程，减少心房颤动的发生，同时对心室肌的影响较小，从而降低了对心脏整体功能的潜在负面影响。

（2）节律控制与转复　决奈达隆在心房颤动治疗中的应用，不仅体现在节律控制上，还有助于心房颤动的转复。在心房颤动患者中，决奈达隆通过延长心房肌的动作电位时程，减少了心房颤动的折返机会，有助于心房的电生理稳定性。此外，决奈达隆还能够降低心室率，为心房颤动的转复提供了有利条件。在临床实践中，决奈达隆常用于新近发生的房颤患者，尤其是那些血流动力学稳定的患者，其转复效果已被多项研究所证实。

（3）多通道阻滞特性　决奈达隆作为胺碘酮的脱碘衍生物，其化学结构的优化使其在保持胺碘酮多通道阻滞特性的基础上，减少了与碘相关不良反应的风险。决奈达隆通过阻断心脏的多种离子通道，包括钠、钾、钙通道，以及对β受体的抑制作用，发挥其抗心律失常效果。这种多重作用机制使得决奈达隆在治疗房颤时，能够有效控制心房的电生理稳定性，减少异常心律的发生。此外，决奈达隆的药代动力学特性也值得关注。它在体内的生物利用度较低，且通过CYP3A4酶广泛代谢，这要求在临床使用时注意与其他药物的相互作用。同时，决奈达隆具有较长的半衰期，这为其在维持窦性心律方面提供了潜在的优势。

2. 决奈达隆的临床应用

在房颤治疗领域，决奈达隆的临床应用已显示出显著的疗效。它不仅能够减少房颤的复发，还能降低房颤的总负荷，这一点在多个临床研究中得到了证实。例如，在关键的 ATHENA 研究中，决奈达隆显著降低了伴有心房颤动或心房扑动病史的窦性心律患者的心血管事件住院或全因死亡风险[21]。决奈达隆的疗效与其对心脏电生理特性的精细调控密切相关。它通过延长心房肌细胞的动作电位时程，减少心房的电生理不稳定性，从而降低房颤的发生。此外，决奈达隆还能够降低房颤发作时的心室率，减轻心脏的负荷，改善患者的临床症状。

值得注意的是，决奈达隆在治疗房颤时显示出较好的安全性。与传统的抗心律失常药物相比，决奈达隆较少引起严重的不良反应，如甲状腺功能紊乱、肺毒性等。这使得决奈达隆成为许多房颤患者，尤其是那些对传统治疗药物不耐受或有禁忌的患者，一个重要的治疗选择。

（五）索他洛尔

1. 索他洛尔的作用机制

（1）双重阻滞作用　索他洛尔是一种具有Ⅱ类和Ⅲ类抗心律失常药物特性的药物。它通过非选择性β受体阻滞作用减少交感神经对心脏的刺激，降低心率和心肌的收缩力。同时，索他洛尔也具有Ⅲ类抗心律失常药物的特性，通过阻断钾离子通道延长心肌细胞的动作电位时程，增加心房和心室的不应期，减少心律失常的发生。

（2）心室率控制与心律转复　在心房颤动治疗中，索他洛尔能有效控制心室率，尤其在急性发作期间。此外，索他洛尔还可用于心房颤动的转复，尤其是在新近发生的房颤情况下。它通过延长心房肌的动作电位时程，减少心房颤动的折返机制，有助于心房的电重构，从而促进心律的转复和维持窦性心律。

2. 索他洛尔的临床应用

在房颤患者的长期治疗中，索他洛尔也用于维持窦性心律。然而，需要注意的是，尽管索他洛尔在某些患者群体中是有效的治疗选择，但其主要不良反应 QT 间期延长及尖端扭转型室性心动过速（torsade de pointes type of ventricular tachycardia，TDPVT）要求在治疗过程中进行严密监测，特别是在高剂量使用时。随着临床研究的进展，索他洛尔在房颤治疗中的应用策略正在不断优化。例如，近期的研究表明，在合并冠心病且左心室功能正常的房颤患者中，索他洛尔可以作为节律控制的一线治疗策略[22]。但是，由于其可能增加全因死亡率的风险，其在房颤节律控制治疗中的推荐级别有所降低。

在与其他抗心律失常药物的比较中，索他洛尔显示出不同的疗效和安全性。例如，与决奈达隆相比，索他洛尔在降低全因死亡风险方面可能稍逊一筹，但两者在预防房颤复发方面的效果相似[23]。这要求临床医生在考虑使用索他洛尔时，必须平衡其疗效与潜在风险，并为患者选择最合适的治疗方案。

（六）多非利特

1. 多非利特的作用机制

（1）钾通道阻滞作用　多非利特是一种Ⅲ类抗心律失常药物，其主要作用机制是阻断心脏的钾通道，尤其是快速延迟整流钾电流（IKr）。这种阻断作用导致心肌细胞的动作电位时程延长，增加了心房和心室的不应期。不应期的延长减少了心肌细胞在一定时间内再次兴奋的可能性，从而降低了心房颤动的折返性。多非利特通过这种机制，有助于降低心房颤动的发生频率和缩短持续时间，为心律失常的治疗提供了一种有效的干预手段。

此外，多非利特的钾通道阻滞作用还对心脏的电生理特性产生其他影响。它能够降低心肌细胞的复极化速率，这有助于减少心脏的电生理异质性，降低心律失常的风险。电生理异质性是心房颤动发生的重要基础，多非利特通过减少这种异质性，有助于稳定心脏的电生理状态。

（2）心房颤动的预防和治疗　多非利特在预防和治疗心房颤动方面具有重要作用。它通过延长动作电位时程，减少了心房颤动的折返机制，有助于预防心房颤动的发生。在治疗心房颤动时，多非利特能够降低房颤动的发作频率和缩短持续时间，特别是在新近发生的房颤情况下，多非利特的使用可以显著改善患者的临床症状和生活质量。

多非利特的这种效果在心房颤动的长期管理中尤为重要。通过减少心房颤动的发作，多非利特有助于降低心房颤动对心脏结构和功能的影响，降低心房重构的风险。心房重构是心房颤动持续和复发的重要因素，多非利特通过减少心房颤动的发作，有助于延缓心房重构的进程。

（3）心房重构的影响　心房重构是心房颤动持续和复发的重要因素之一，包括心房纤维化、心房肌细胞凋亡和心房扩大等。心房纤维化是心房重构的一个重要组成部分，它会导致心房的电生理特性发生改变，增加心房颤动的发生风险。多非利特可能通过影响心房肌的电生理特性，减少心房纤维化和心房肌细胞的凋亡，从而对抗心房重构。

多非利特对抗心房重构的作用可能与其抗炎和抗氧化特性有关。研究表明，多非利特具有抗炎作用，能够减少心房肌细胞的炎症反应，从而降低心房纤维化的程度。此外，多非利特还具有抗氧化作用，能够减少氧化应激对心房肌细胞的损伤，保护心房肌细胞免受氧化损伤导致的凋亡。通过这些机制，多非利特有助于维持心房的正常结构和功能，减少心房颤动的发生和持续。

2. 多非利特的临床应用

在临床应用中，多非利特的主要副作用是可能导致 QT 间期延长和尖端扭转型室性心动过速，特别是在初始用药的前 3 天内。因此，在使用多非利特时，医生需要密切监测患者的心电图变化，以及时调整治疗方案。此外，多非利特的药物相互作用也需要引起注意，特别是与其他可能抑制其经肾分泌的药物合用时。近年来的临床研究表明，多非利特与其他药物如美西律的联合使用，可以产生协同效应，提高房颤治疗效果的同时降低副作用风险[24]。这种联合治疗方案不仅能有效延长心房有效不应期，抑制房颤诱发，而且还能显著减小因多非利特单独使用而导致的 QT 间期延长和扭转型室性心动过速的风险。

（七）腺苷 A_1 受体激动剂

1. 腺苷 A_1 受体激动剂的作用机制

（1）腺苷 A_1 受体的心血管效应　腺苷 A_1 受体激动剂通过特异性地结合心肌细胞和心血管内皮细胞上的 A_1 受体，发挥其在心血管系统中的作用。A_1 受体的激活主要通过抑制 I_f 电流，降低窦房结、心房和房室结的自律性，导致窦性心动过缓甚至窦性停搏。此外，A_1 受体的激活还可能引起房室传导阻滞，表现为一度、二度或三度房室传导阻滞。

A_1 受体激动剂在房颤治疗中的作用机制涉及对心脏电生理特性的调节。通过降低心脏的自律性，A_1 受体激动剂有助于减少心房颤动的发生和维持。在房颤患者中，这种降低自律性的作用有助于控制心房颤动的心室反应率，从而减轻症状并改善心脏功能。

（2）对心脏自律性和传导性的影响　腺苷 A_1 受体激动剂对心脏自律性和传导性的影响是通过多个途径实现的。首先，A_1 受体的激活减少了窦房结起搏细胞的钙离子电流，降低了起搏细胞的兴奋性。其次，A_1 受体激动剂通过抑制 I_f 电流，减缓了心房和房室结的去极化速率，从而延长了动作电位的时程和不应期。这些效应共同作用于心脏传导系统，降低了心房颤动的折返性，有助于控制心房颤动的心室率。

此外，A_1 受体激动剂还能够减少心房颤动期间的心房有效不应期，这有助于减少心房颤动的维持和复发。通过这些机制，腺苷 A_1 受体激动剂在房颤的治疗中发挥着重要作用，尤其是在需要控制心室率的患者中。

（3）减少应激和抗炎作用　腺苷 A_1 受体激动剂除了直接影响心脏的电生理特性外，还具有抗心律失常和抗炎作用。在房颤患者中，心脏组织常常伴随着炎症反应，这可能加剧心律失常的发生和发展。A_1 受体激动剂通过减少炎症介质的释放，降低心脏组织的炎症反应，从而有助于减轻房颤的病理过程。

同时，A_1 受体激动剂还能够通过抑制心脏的肾上腺素能活性，降低心脏的应激反应，这有助于降低房颤的发作频率和严重程度。在心肌缺血或再灌注损伤的情况下，A_1 受体激动剂的这些作用尤为重要，因为它们有助于保护心脏免受进一步损伤，并促进心脏功能的恢复。

2. 腺苷 A_1 受体激动剂的临床应用

作为一种神经递质，腺苷通过作用于心脏的 A_1 受体，降低窦房结的自律性，减缓房室结的传导速度，有助于恢复心律。腺苷还抑制 L 型钙电流，延长房室结的有效不应期。静脉注射腺苷后，能迅速降低窦性频率、减慢房室结传导。腺苷常用于治疗室上性心动过速等心律失常症状，其特点是快速起效、作用时间短暂，适用于紧急情况下的急救治疗。腺苷通过短暂阻断房室结，迅速终止心律失常发作，使心脏回到正常节律。腺苷的副作用通常是短暂的，包括胸部不适、呼吸困难、面部潮红等，且在大多数情况下不会引起严重的不良反应。然而，腺苷在病态窦房结综合征或高度房室传导阻滞的患者中应慎用。

腺苷作为内源性核苷酸，在心房颤动的治疗和病理生理中扮演着复杂角色。它通过激活多种腺苷受体，如 A_1、A_{2A}、A_{2B} 和 A_3，对心脏的电生理特性产生影响。A_1 受体激活可以缩短动作电位持续时间，可能有助于稳定房颤的转子并允许功能折返，而 A_{2A} 受体激活可能促进延迟去极化的发生，这在房颤的维持中可能起到作用。

在临床应用方面，腺苷被广泛用于室上性心动过速的诊断和治疗，但在房颤患者中，其使用需要更加谨慎。腺苷具有一定的致心律失常作用，尤其是在房颤伴预激综合征的患者中，可能增加室颤的风险。因此，对于心脏结构和功能正常且没有预激的患者，腺苷的使用也需要严格把握适应证，并做好相应的抢救准备。未来的研究将聚焦于开发腺苷受体调节剂，以根据不同病理状况的出现减慢或相反地放大腺苷反应。这种调节剂可能为房颤的治疗提供新的策略，通过更精确地控制腺苷的电生理效应，改善治疗效果和安全性。

（八）毒蕈碱 M_2 受体阻滞剂

1. 毒蕈碱 M_2 受体阻滞剂的作用机制

（1）心脏自律性和传导性调节　毒蕈碱 M_2 受体阻滞剂，如阿托品，能够降低迷走神经的兴奋性，从而相对增强交感神经张力。这种作用导致窦房结、心房和房室结（atrioventricular node，AVN）的自律性和传导性增高。在房颤患者中，这可能有助于改善心房和房室结的传导特性，从而优化心脏的电生理状态。

（2）治疗缓慢性心律失常　毒蕈碱 M_2 受体阻滞剂还用于治疗与迷走神经张力增高相关的缓慢型心律失常。在房颤患者中，如果存在窦房结功能不全或房室传导阻滞导致的心动过缓，使用 M_2 受体阻滞剂可能有助于恢复正常的心律。然而，需要注意的是，这类药物应慎用于希氏束以下及浦肯野纤维病变的房室传导阻滞、心肌缺血、心力衰竭、心动过速（特别是窦性心动过速）及前列腺肥大的患者。

2. 毒蕈碱 M_2 受体阻滞剂的临床应用

毒蕈碱 M_2 受体阻滞剂通过特异性地作用于心脏中的 M_2 受体，调节心脏的电生理特性。M_2 受体的激活在房颤的发病机制中扮演角色，因此，M_2 受体阻滞剂可能有助于减少房颤的发生和持续。这些药物通过阻断 M_2 受体，可能对心脏的自主神经控制产生影响，进而对房颤的电重构和结构重构发挥作用。目前，毒蕈碱 M_2 受体阻滞剂在房颤治疗中的应用还相对有限，但一些初步的临床研究和新型化合物的开发正在推动这一领域的发展。特别是，正变构调节剂（positive allosteric modulators，PAM）作为调节毒蕈碱受体亚型功能的治疗剂，正在多个临床试验中进行评估，包括对心血管终点的潜在影响。

毒蕈碱 M_2 受体阻滞剂的安全性和副作用是临床应用中需要关注的重要方面。

由于这些药物可能影响心脏的多种生理过程，因此必须仔细评估其对心率、血压和心脏传导功能的影响。开发具有高选择性的 M_2 受体阻滞剂，以减少非目标器官的不良反应，是未来研究的关键方向。

阿托品（atropine）是一种常用的抗心律失常药物，属于抗胆碱能药物类别。主要作用机制是竞争性阻断乙酰胆碱受体，使迷走神经的作用减弱，从而导致心脏节律加快、传导加速，进而改善心动过缓或心脏传导阻滞等心律失常情况。阿托品主要适用于迷走神经兴奋性增高导致的窦缓和窦房传导阻滞、AVB 等，也可用于窦房结功能障碍（sinus node dysfunction，SND）合并的缓慢心界区心律。阿托品通常以注射的方式给药，具有较快的起效时间。它可以用于急性的心律失常发作，也可以作为长期治疗控制心律失常的药物。但需要注意的是，阿托品并不适用于所有类型的心律失常。在使用阿托品时，需要注意患者的具体情况和病史，避免过量使用导致副作用，如口干、视物模糊、心动过速等。对于孕妇、哺乳期妇女以及其他患者，需要谨慎使用或避免使用阿托品。

（九）伊伐布雷定

1. 伊伐布雷定的作用机制

（1）降低心室率　伊伐布雷定是一种 I_f 通道选择性抑制剂，其主要作用是特异性地降低窦房结的自律性，从而减慢心率。在心房颤动（房颤）的治疗中，尽管房颤的心房快速不规则地收缩，但伊伐布雷定能够帮助控制心室率。这是因为伊伐布雷定通过降低窦房结的心率，间接影响心房到心室的传导速度，有助于维持心室率在较为稳定的水平。

伊伐布雷定的这一作用对于房颤患者尤为重要，因为房颤时心室率往往增快，增加心脏负荷并可能导致心脏功能进一步恶化。通过有效控制心室率，伊伐布雷定有助于减轻心脏的负担，改善心脏的泵血效率，减少心脏扩大和心力衰竭的风险。

此外，伊伐布雷定在降低心室率的同时，不会影响心肌的收缩力和心脏的传导功能，这意味着它在控制心率的同时，不会对心脏的其他重要功能产生负面影响。这一点与传统的 β 受体阻滞剂不同，后者在降低心率的同时可能会降低心肌收缩力，影响心脏的泵血能力。

伊伐布雷定的这种独特的作用机制，使其成为房颤患者心室率控制的重要选择之一，尤其是在那些对 β 受体阻滞剂有禁忌或不能耐受的患者中。然而，伊伐布雷定的使用需要在医生的指导下进行，以确保药物使用的安全性和有效性，并监测可能的药物相互作用和不良反应。

（2）改善心脏功能和症状　伊伐布雷定通过降低心率，有助于改善心脏功能和减轻心房颤动相关的症状。心率的降低可以减少心肌的氧耗，改善心脏的供氧与需求之间的平衡，这对于心房颤动患者尤其重要，因为他们的心脏可能已经因为疾病而处于较高的负荷状态。

此外，伊伐布雷定延长了心脏的舒张期，这有助于增加冠状动脉的血流量，改善心肌的灌注，特别是在心脏收缩功能受损的情况下。改善心肌灌注可以减少心绞痛的发生，提高患者的运动耐量和生活质量。

伊伐布雷定对心脏功能的改善作用也表现在其对心室重构的潜在影响。通过降低心率，伊伐布雷定可能有助于减缓或逆转心脏的病理性重构，这是心房颤动和心力衰竭进展的关键因素之一。

在心房颤动患者中，伊伐布雷定的使用还可以减少因快速心室率引起的心脏症状，如心悸、气促和乏力，从而改善患者的整体健康状况和活动能力。然而，伊伐布雷定并不适用于所有心房颤动患者，特别是那些依赖于快速心室率以维持足够心排血量的患者，以及那些有严重心脏传导阻滞的患者。

2. 伊伐布雷定的临床应用

伊伐布雷定（ivabradine）是首个窦房结 I_f 电流选择性和特异性抑制剂，具有单纯减慢心率的作用，对心肌收缩力和心脏传导无明显影响。伊伐布雷定的主要作用机制是在窦房结细胞内侧与 HCN 通道的结合位点特异性结合而选择性地抑制"funny"离子通道，即抑制 I_f 电流，从而影响动作电位 4 期自动除极，发挥降低心率的作用。

伊伐布雷定常用于治疗不适当窦速或心脏慢性收缩功能不全，在服用 β 受体阻滞剂后，窦性心律且心率仍 ≥ 75 次 /min 的患者。其安全性和耐受性较好，且与其他抗心律失常药物（如 β 受体阻滞剂）相比，对心室功能和心排血量的影响较小。使用伊伐布雷定时应注意禁止用于重度低血压（< 90/50mmHg）、急性心功能不全、严重肝损害患者，因为伊伐布雷定可引起心动过缓，所以避免与地尔硫䓬或维拉帕米合用。

在心房颤动的治疗中，伊伐布雷定的作用存在一些争议。一方面，伊伐布雷定可能对预防心房颤动具有潜在获益，因为它可以抑制肺静脉和左心房 I_f 活动增强引起的细胞自发电活动增强。然而，临床研究结果与之相反，提示伊伐布雷定可能增加房颤风险。一项荟萃分析显示，接受伊伐布雷定的患者房颤发生率较安慰剂组相对危险度增加 24%[25]。

伊伐布雷定增加房颤发生风险的可能机制包括静息心率过度降低，这可能与房颤之间存在显著的 J 形关联有关。也就是说，心率的过度降低可能与房颤风险增加有关。此外，伊伐布雷定可能通过降低窦房结起搏功能，增加肺静脉电活性，从而促进房性心律失常的发生。

伊伐布雷定的安全性较高，但其不良反应主要包括心动过缓和视觉症状。尽管如此，临床数据表明伊伐布雷定可能会增加窦性心律下心衰或冠心病患者的新发房颤风险。因此，在窦性心律心衰或冠心病患者中应用伊伐布雷定时，应注意其可能增加房颤发生风险，并尽量发现新发房颤人群，进而降低房颤发生风险。

值得注意的是，伊伐布雷定不适用于房颤心室率的控制，因为它是窦房结 I_f 电流选择特异性抑制剂，不具有除颤或复律作用。此外，伊伐布雷定与其他药物存在相互作用，尤其是通过 CYP3A4 代谢的药物，因此在使用时应考虑潜在的药物相互作用。

四、节律控制药物的特点及临床应用

（一）节律控制药物的优缺点

1. 钾通道阻滞剂

（1）优点

① 延长动作电位和有效不应期：钾通道阻滞剂通过阻滞心肌细胞的延迟整流钾电流（IKr），延长心肌细胞的动作电位时程和有效不应期，减少心房颤动时的心房折返性，从而有助于控制心房颤动的发生和持续。

② 减少心律失常的发作：钾通道阻滞剂通过降低心肌细胞的兴奋性，降低心房颤动的发作频率和缩短持续时间，对新近发生的房颤具有一定的转复作用，对慢性房颤患者有助于维持窦性心律。

③ 改善心脏电生理稳定性：钾通道阻滞剂通过影响心脏的电生理特性，提高心房和心室的电生理稳定性，减少心房颤动引起的心脏电生理紊乱，有助于改善心脏功能和患者的临床症状。

（2）缺点

① 可能引起尖端扭转型室性心动过速：钾通道阻滞剂延长复极过程，可能在具有特别长 QT 间期的患者中增加尖端扭转型室性心动过速的风险，这是一种可能危及生命的严重心律失常。

② 对心脏传导速度的影响：虽然某些钾通道阻滞剂不影响心脏传导速度，但不同药物对心脏传导系统的影响各异，不当使用可能影响正常的心脏传导功能，需要在医生的监督下谨慎使用。

③ 药物相互作用：钾通道阻滞剂可能与其他药物存在相互作用，特别是与其他影响心脏传导系统或电解质平衡的药物合用时，可能增加不良反应的风险，需要仔细考虑药物间的相互作用并进行必要的剂量调整。

2. 钠通道阻滞剂

（1）优点

① 减慢心房和心室的传导速度：钠通道阻滞剂通过减少心房和心室肌细胞的去极化速度，有助于减慢心房颤动时的心房和心室传导，降低心室率，改善患者症状。

② 延长动作电位时程：某些钠通道阻滞剂如 I a 类药物，能够延长心肌细胞的动作电位时程，有助于稳定心肌细胞的电生理特性，减少心律失常的发生。

（2）缺点

① 可能引起促心律失常作用：钠通道阻滞剂在某些情况下可能引起新的或更严重的心律失常，尤其是在与其他可能影响心脏传导系统的药物合用时。

② 对心功能不全患者的限制：钠通道阻滞剂可能不适用于充血性心力衰竭患者或有严重心脏传导系统疾病的患者，因为它们可能加剧心力衰竭症状或导致心脏传导进一步受损；

③ 不良反应风险：钠通道阻滞剂可能引起一些不良反应，包括低血压、心动过缓、胃肠道不适等，并且需要密切关注其对 QT 间期的影响，以降低尖端扭转型室速的风险。

3. 胺碘酮

（1）优点

① 广谱抗心律失常效果：胺碘酮是一种多离子通道阻滞剂，具备 I、II、III、IV 类抗心律失常药物的电生理特性，对各型期前收缩、心动过速、房扑/房颤和预激综合征均有良好效果。胺碘酮的广谱抗心律失常作用在临床上得到广泛认可。

② 改善心脏电生理稳定性：胺碘酮通过延长房室的动作电位时程和有效不应期，降低自律性，减慢窦性心律，有助于维持心脏的电生理稳定性。

③ 适用于多种心律失常：胺碘酮可用于治疗室上性和室性心律失常，特别是在急性心肌梗死及急性心肌缺血情况下的心律失常治疗中更为适宜。

（2）缺点

① 潜在的肺毒性：长期口服胺碘酮可能导致肺毒性，表现为咳嗽、发热、呼吸困难等症状。胺碘酮肺毒性一旦发生，最重要的治疗措施是立即停用胺碘酮。

② 甲状腺功能异常：胺碘酮可能诱发甲状腺功能异常，包括甲状腺功能减退

和甲状腺功能亢进。对胺碘酮治疗的患者，要进行一定的甲状腺功能监测。

③ 心脏不良反应：胺碘酮可能导致窦性心动过缓、窦性停搏、房室传导受阻等问题，以及 QT 间期延长，增加尖端扭转型室速的风险。

4. 决奈达隆

（1）优点

① 减少房颤复发：决奈达隆通过其多通道阻滞作用，有效减少房颤的复发频率，延长患者维持窦性心律的时间。在临床试验中，决奈达隆已被证实在减少房颤复发方面具有显著效果，尤其对于阵发性或持续性房颤患者。

② 降低再住院风险：在 ATHENA 等研究中，决奈达隆显示出降低因心血管事件再住院或全因死亡风险的效果，为房颤患者提供了额外的保护，减少了与房颤相关的医疗资源消耗。

③ 安全性：相较于胺碘酮等传统抗心律失常药物，决奈达隆具有较低的不良反应发生率，尤其是在甲状腺、肺、肝脏以及眼部疾病方面。这使得决奈达隆成为长期治疗的较安全的选择，提高了患者的治疗依从性。

（2）缺点

① 适用范围有限：决奈达隆不适用于有严重心脏疾病的患者，如失代偿性心力衰竭或永久性房颤患者。此外，对于正在使用可能影响决奈达隆血药浓度的药物的患者，需要谨慎考虑药物相互作用。

② 药物相互作用：决奈达隆可能影响 P 糖蛋白的活性，这可能增加与其他通过同一途径代谢的药物的相互作用风险，特别是与非维生素 K 拮抗剂口服抗凝药（如 NOACs）联用时，需要密切监测患者的出血风险。

③ 不良反应：尽管决奈达隆的不良反应较少，但仍需注意其可能引起的胃肠道症状（如腹泻、恶心）、QT 间期延长、心动过缓等。这些不良反应可能需要调整剂量或更换其他治疗方案。

5. 索他洛尔

（1）优点

① 双重作用机制：索他洛尔通过 β 受体阻滞作用降低交感神经系统的兴奋性，减缓心室率；同时作为Ⅲ类抗心律失常药物，延长心肌细胞的动作电位时程和有效不应期，减少心房折返，有助于控制心房颤动的心室反应。

② 适用于特定患者群体：索他洛尔特别适用于那些有冠心病或左心室功能正常且需要控制心室率的房颤患者。对于这些患者，索他洛尔可以作为一线治疗药物，尤其是当其他治疗选择受限或不适宜时。

③ 减少心律失常：索他洛尔的使用可以减少房颤患者的心律失常事件，提高心脏的电生理稳定性，改善患者的心脏功能和生活质量。

（2）缺点

① QT 间期延长风险：索他洛尔可能延长心电图上的 QT 间期，尤其在剂量较高或患者存在电解质紊乱（如低钾血症或低镁血症）时，可能增加尖端扭转型室速（TdP）的风险，这是一种潜在的致命性心律失常。

② 对心力衰竭患者的限制：由于索他洛尔的 β 受体阻滞作用可能影响心脏的泵血功能，通常不推荐用于有心力衰竭症状的患者，尤其是失代偿性心力衰竭患者，可能加剧心力衰竭。

③ 可能的不良反应：索他洛尔的不良反应可能包括消化系统症状（如恶心和呕吐）、中枢神经系统症状（如头痛、睡眠障碍、混乱、焦虑和抑郁）以及心血管系统症状（如心率减慢、气短、晕厥）。这些不良反应可能影响患者的依从性和生活质量。

6. 多非利特

（1）优点

① 对特定患者群体有效：多非利特对结构性心脏病、心衰以及心肌梗死患者转复和维持窦性心律具有较好的疗效，尤其对房扑的疗效优于某些其他药物。

② 对心脏功能影响较小：多非利特不具备负性肌力作用，对心功能无明显影响，这使得它可用于左心室功能受损的患者群体，拓宽了适用范围。

③ 快速起效：多非利特静脉注射后能够快速起效，达峰时间短，半衰期相对较长，适合需要迅速控制心律失常的患者。

（2）缺点

① 不良反应风险：多非利特的主要不良反应为 QT 间期延长及尖端扭转型室速（TdP），尤其在初始用药的前 3 天内发生风险较高。

② 药物可获得性：目前，中国大陆地区尚未上市此药物。

③ 禁忌证限制：多非利特存在一些禁忌证，如 QTc（校正的 QT 间期）大于 500ms 并室性期前收缩或束支传导阻滞等情况，限制了部分患者使用此药物的可能性。

7. 腺苷 A$_1$ 受体激动剂

（1）优点

① 快速作用：腺苷是一种快速起效的抗心律失常药物，能在数秒内激活心脏的 A$_1$ 腺苷受体，抑制房室结传导，对于需要迅速降低心室率的急性室上性心律失

常患者具有显著效果。这种快速作用对于在急诊情况下控制心室率特别有价值。

②　短效持续：腺苷的半衰期极短，大约为 10～20s，这意味着其对心脏的影响很快就会消退，减少了长时间不良反应的风险，同时也允许医生快速评估药物反应，对于不适合的患者及时停止用药。

③　低毒性：腺苷通常具有较低的毒性，其主要作用机制是通过快速抑制房室结传导来降低心室率，不直接影响心肌收缩力或引起心脏结构的长期改变，因此相对安全，较少产生严重的不良反应。

（2）缺点

①　频繁使用：由于腺苷的短效性，可能需要多次给药来维持治疗效果。对于一些持续性心律失常的患者，可能需要反复应用腺苷来控制心室率，这可能会增加治疗成本和患者不便。

②　心血管效应：腺苷可能导致短暂的心脏停顿或低血压，尤其在快速静脉注射时。此外，腺苷可能在某些患者中引起窦性停搏或房室传导阻滞，因此在使用过程中需要密切监测患者的心电图和生命体征，以避免潜在的心血管风险。

③　局限性适用范围：腺苷主要适用于治疗某些室上性心律失常，如室上性心动过速和房室结折返性心动过速。对于室性心律失常或某些难治性室上性心律失常，如持续性房颤，腺苷的效果可能有限，且可能不是首选治疗。

8. 毒蕈碱 M_2 受体阻滞剂

（1）优点

①　提高心率：阿托品通过阻断心脏的 M_2 受体，减少迷走神经张力，有效提高心率。这对于治疗因迷走神经过度兴奋引起的房颤伴发的心动过缓特别有用。

②　改善症状：在房颤患者中，如果心动过缓导致脑血流不足，引起头晕或晕厥等症状，阿托品可以快速提升心室率，改善脑血流，缓解症状。此外，对于因迷走神经兴奋引起的腹痛或其他消化系统症状也有缓解作用。

③　辅助诊断：阿托品试验是诊断病态窦房结综合征和确定窦房结功能不全的一种方法。通过观察给予阿托品后心率的变化，医生可以评估患者的窦房结功能。

（2）缺点

①　可能加剧心律失常：阿托品通过提高心率可能增加房颤患者的心室反应率，从而加重心脏的负荷，对心脏功能不佳的患者可能不利。此外，对于房颤患者，心室率的过度加快可能会增加心肌耗氧量，对缺血性心脏病患者可能有害。

②　心血管效应：阿托品的扩血管作用可能导致低血压，尤其在已经存在低血压或血容量不足的患者中。此外，阿托品可能掩盖心肌缺血的症状，如胸痛，

这可能延误对心肌缺血的诊断和治疗。

③ 不良反应：阿托品的不良反应可能包括口干、视物模糊、排尿困难、心悸、心律失常等，特别是在老年患者中，阿托品可能引起认知功能障碍或谵妄。这些不良反应可能影响患者的舒适度和治疗依从性。

9. 伊伐布雷定

（1）优点

① 降低心室率：伊伐布雷定通过选择性抑制窦房结的 I_f 电流，有效减慢心室率，对于房颤患者而言，这有助于减轻心脏的负担，降低因快速心室率引起的心脏重构风险。

② 不影响心肌收缩力：伊伐布雷定的独特之处在于它降低心室率的同时，不会影响心肌的收缩力。这一点对于心力衰竭患者尤为重要，因为它避免了因降低心肌收缩力而加剧心力衰竭的风险。

③ 改善心脏功能和症状：通过延长心脏舒张期，伊伐布雷定有助于改善心脏的充盈，可能减少心绞痛的发生，提高运动耐量，改善患者的生活质量。

（2）缺点

① 对房颤转复作用有限：伊伐布雷定主要作用是控制心室率，而不是直接治疗房颤的病因或机制，因此它不适用于需要心律转复的患者。对于追求心律转复的治疗策略，可能需要考虑其他抗心律失常药物或电生理干预。

② 可能的视光不良反应：伊伐布雷定可能会引起视光不良反应，如光幻视或视物模糊，这可能影响患者的日常生活和驾驶安全。大多数情况下，这些不良反应是暂时的，但需要患者和医生共同关注。

③ 药物相互作用：伊伐布雷定通过 CYP3A4 酶代谢，与 CYP3A4 抑制剂或诱导剂合用时可能需要调整剂量。此外，与强效 CYP3A4 抑制剂如酮康唑合用可能增加不良反应的风险，因此在使用伊伐布雷定时需要考虑患者的整体用药情况。

（二）节律控制药物的临床应用

1. 钾通道阻滞剂

（1）转复窦性心律　钾通道阻滞剂如维那卡兰（Vernakalant）在急性房颤转复中表现出良好的效果：例如在 CRAFT 研究中，静脉用药 80min 后高剂量组 61% 转复为窦律[26]；而在 ACT Ⅳ 研究中，90min 的转复率达到了 50.9%[27]。

（2）维持窦性心律　口服维那卡兰在房颤转复后作为维持窦性心律的药物，在Ⅱ期临床试验中表现出较好的效果，高药物浓度组有更多的患者维持窦性心律。

（3）手术后房颤的转复　维那卡兰在心脏手术后房性心律失常的转复中也显示出效果，在 ACT Ⅱ 研究中，用药组的转复率为 47%，显著高于对照组的 14%[28]。

（4）Kv1.5 钾离子通道阻滞剂　Kv1.5 钾离子通道阻滞剂是一类新型的抗房颤药物，它们通过选择性延长心房肌动作电位时程及有效不应期来改善心房肌电重构和组织重构，有望成为控制房颤的有效靶点。

2. 钠通道阻滞剂

（1）心房颤动转复　钠通道阻滞剂如 Ⅰc 类药物普罗帕酮，可用于新近发生的心房颤动的转复，帮助恢复窦性心律。

（2）心室率控制　在房颤患者中，某些钠通道阻滞剂可用来控制心室率，尤其是在急性发作期间。例如，静脉给予胺碘酮可以减慢心室率，同时具有转复窦性心律的潜力。

（3）室性心律失常治疗　钠通道阻滞剂，特别是 Ⅰb 类药物如利多卡因，在治疗室性心律失常，如室性心动过速或心室颤动复苏后防止复发中发挥作用。

（4）预防心律失常复发　在某些情况下，如无器质性心脏病患者，使用普罗帕酮等钠通道阻滞剂可以预防房颤的复发。

（5）药物复律与电复律的辅助　在准备进行电复律之前，使用钠通道阻滞剂可以提高复律的成功率。

（6）长期心律管理　对于某些患者群体，钠通道阻滞剂可以作为长期治疗策略的一部分，以维持窦性心律。

3. 胺碘酮

（1）心房颤动转律　胺碘酮适用于心房颤动转律和转律后窦性心律的维持，尤其是当患者合并器质性心脏病、缺血性心脏病和心衰时，是首选的复律药物。短期应用显示出良好的安全性，尽管起效时间相对较晚，8～24 h 的转复率可达 35%～90%。

（2）心室率控制　胺碘酮具有抗交感活性及钙通道阻滞剂效应，可用于危重非预激综合征房颤患者的心室率控制。然而，其效果可能不如非二氢吡啶类钙通道阻滞剂，且需要更长的时间来达到控制心室率的效果。

（3）围手术期心房颤动　胺碘酮在心脏手术围手术期房颤的治疗中显示出疗效，尤其是在年龄较大、存在心肌缺血和纤维化等基质的患者中。

（4）复律的辅助　胺碘酮可作为电复律的准备用药，增加电复律成功的机会，并减少电除颤次数。复律后胺碘酮也有助于减少房颤复发，维持稳定的窦性心律。

（5）长期治疗和管理　胺碘酮可用于长期维持窦性心律，特别是在伴有心衰或高血压左心室肥厚的患者中。对于初发房颤，不主张加用胺碘酮进行一级预防。

（6）急性心肌梗死及心肌缺血　胺碘酮适用于急性心肌梗死及急性心肌缺血情况下的心律失常治疗，有助于抑制缺血时心律失常的发生，尤其适用于伴有心功能不全的患者。

4. 决奈达隆

（1）减少房颤复发　决奈达隆通过多重机制，包括延长心室去极化时间、抑制心房和心室的过度兴奋、减缓传导速度等，显著降低了房颤复发的风险，有助于长期维持窦性心律。

（2）降低心血管风险　临床研究表明，决奈达隆能够显著降低心血管事件住院或全因死亡的风险，为房颤患者提供了降低严重并发症风险的治疗选择。

（3）适用患者群体　决奈达隆特别适用于未合并射血分数降低的心力衰竭的阵发性、持续性房颤患者，作为首选的长期节律控制药物，为特定患者群体提供了新的治疗选项。

5. 索他洛尔

（1）预防房颤复发　索他洛尔作为一线治疗药物，用于预防左心室功能正常且无结构性心脏病的房颤患者复发，也适用于伴有冠心病、瓣膜心脏病和左心室肥厚的房颤患者。

（2）心胸外科术后房颤防治　索他洛尔在预防围术期心房颤动发作方面具有独特优势，能够降低术后心房颤动发生率约 50%[29]。

（3）电复律前后使用　电复律前使用索他洛尔可以增加持续性心房颤动患者的电转复成功率，通常在电复律前 1～3 天开始使用。

（4）长期节律控制　索他洛尔可用于房颤患者长期维持窦性心律，预防心房颤动复发，尤其是在其他抗心律失常药物无效或不耐受时。

（5）室性心律失常治疗　索他洛尔对室性早搏和室速也有效，适用于植入型心律转复除颤器（ICD）术后的长期辅助治疗，减少室速复发和电击率。

6. 多非利特

（1）急性终止房颤或心房扑动　多非利特作为一种Ⅲ类抗心律失常药物，能够有效阻断心脏的延迟整流钾通道，延长动作电位和 QT 间期，从而有助于终止心房颤动或心房扑动的发作。该药物特别适用于那些需要快速恢复正常心律的房颤或房扑患者，尤其是在其他治疗方法无效或不适宜时。

（2）转复房颤　多非利特在转复房颤方面显示出良好的疗效，尤其对那些房颤持续时间较长的患者，能够提高转复为窦性心律的成功率。该药物通过延长心房肌的有效不应期，减少心房的快速不规则电活动，促进心律稳定，对于用药30 h内实现房颤转复具有积极作用。多非利特的使用需要根据患者的肾功能状态来调整剂量，以确保疗效并减少药物引起的QT间期延长风险。

7. 腺苷 A$_1$ 受体激动剂

（1）心脏应用　腺苷可用于治疗心房和心室的快速性心律失常，如心房扑动、心房颤动和室速。其通过激活心内膜腺苷酸环化酶，抑制心脏传导系统的节律，减慢房室结传导速度，延长A-V结不应期，使心率减慢，从而恢复窦性心律。腺苷治疗心律失常的有效性较高，故被广泛应用于临床实践中。

（2）血管扩张应用　腺苷可以通过作用于血管平滑肌的A$_1$受体，引起血管内皮细胞产生一氧化氮，从而致血管舒张，降低静脉回流阻力，增加冠状动脉流入量，从而改善心肌供血。在临床上，腺苷被用于治疗心肌缺血、心绞痛和心肌梗死等情况。

（3）诊断应用　腺苷有时也用于进行心脏应激试验，辅助诊断冠心病和冠状动脉狭窄。通过静脉注射腺苷，可引起冠状动脉痉挛或舒张反应，从而观察心电图变化，评估心脏血流灌注情况。

8. 毒蕈碱 M$_2$ 受体阻滞剂

（1）缓慢型心律失常治疗　毒蕈碱M$_2$受体阻滞剂，如阿托品、山莨菪碱、东莨菪碱，可以降低迷走神经兴奋性，增高窦房结、心房和房室结的自律性和传导性，用于治疗迷走神经张力增高相关的缓慢型心律失常，例如窦性心动过缓和房室传导阻滞。

（2）房颤中的室率控制　在房颤患者中，毒蕈碱M$_2$受体阻滞剂通过增高自律性，有助于控制心室率。这类药物可以作为房颤患者室率控制的药物选择之一，尤其是在其他药物如β受体阻滞剂或钙通道阻滞剂不适用的情况下。

（3）房颤转复后的窦律维持　毒蕈碱M$_2$受体阻滞剂在房颤转复为窦性心律后，可能有助于维持窦性心律。然而，这类药物在维持窦律方面的应用可能受限，因为它们可能会增加心室率，需要在医生指导下慎重使用。

（4）与其他药物的联合使用　在房颤的治疗中，毒蕈碱M$_2$受体阻滞剂可与其他抗心律失常药物联合使用，以实现更好的治疗效果。例如，它们可以与β受体阻滞剂或钙通道阻滞剂联合使用，以控制心室率并改善症状。

9. 伊伐布雷定

（1）心室率控制　伊伐布雷定通过选择性阻断窦房结的I$_f$通道，有效减慢心室率，适用于房颤患者特别是那些对β受体阻滞剂不耐受或存在禁忌的患者。

（2）改善心功能　在心衰患者中，伊伐布雷定不仅能减慢心室率，还有助于改善心脏的泵血功能和整体的心力衰竭症状，提高患者生活质量。

（3）冠心病心绞痛治疗　对于慢性稳定型心绞痛患者，伊伐布雷定通过降低心率减少心肌耗氧量，改善运动耐量，尤其在β受体阻滞剂不适用时提供替代治疗。

（4）心衰易损期管理　在心衰的易损期，如急性心衰后血流动力学稳定，伊伐布雷定有助于心率控制，促进患者恢复，减少心衰恶化的风险。

（5）房颤的潜在风险　尽管伊伐布雷定对控制心室率有益，但一些研究表明它可能增加房颤的发生风险，特别是在已有心血管疾病的患者中。

（6）房颤患者手术前后管理　在房颤患者进行心脏手术前后，伊伐布雷定可能有助于控制心室率，减少术后房颤的发生，改善术后恢复。

第二节　心室率控制药物的选用与疗效评估

在房颤患者中，心房的快速不规则收缩会导致心室跳动频率异常，这可能会引起心慌、乏力、胸闷等症状。心室率控制的目的是降低心室的跳动频率，使之接近正常范围。这通常通过使用β受体阻滞剂、钙通道阻滞剂或洋地黄类药物等药物来实现。这些药物可以减缓心脏电信号的传导速度，从而降低心室的跳动频率。

心室率控制不仅能够改善患者的生活质量，还有助于预防房颤可能引起的严重并发症，如心力衰竭或血栓形成。在某些情况下，如果药物治疗效果不佳，可能需要考虑其他治疗方法，如心脏起搏器植入或射频消融术。这些方法可以直接控制心室的跳动频率，或者通过消除异常电信号的来源来恢复正常的心律。

在选择心率控制药物时，需要考虑患者的具体情况，比如患者的年龄、体重、病史、肝肾功能等情况；此外，还需要考虑药物的不良反应、药物相互作用等因素，比如一些药物可能会引起低血压、低血糖等不良反应，因此需要根据患者的具体情况来选择合适的药物。

一、心室率控制药物的分类、作用机制及临床应用

（一）β受体阻滞剂

1.β受体阻滞剂的作用机制

（1）降低交感神经活性　β受体阻滞剂通过与心脏β受体结合，有效抑制交

感神经系统的过度激活。这种抑制作用减缓了心率，减弱了心脏的收缩力，从而降低了心脏的氧耗和心脏的应激反应。这对于心房颤动患者来说尤为重要，因为交感神经系统的过度激活是促进房颤发生和持续的关键因素之一。

在房颤患者中，交感神经的持续激活可导致心房肌细胞的电生理特性发生改变，增加房颤发作的风险。β受体阻滞剂通过降低这种激活，有助于减少房颤的发生频率和严重程度，改善患者的长期预后。

（2）延长房室结传导时间 β受体阻滞剂延长房室结的传导时间，这是通过减慢钙离子内流实现的，钙离子内流在房室结传导中起着关键作用。延长传导时间可以使心室对快速心房激动的反应更加缓慢，从而有效控制心室率，对于房颤患者维持血流动力学稳定至关重要。

在房颤期间，心房快速不规则的激动可能导致心室率增快，引起心脏负荷增加。β受体阻滞剂通过延长房室结传导时间，有助于降低心室率，减轻心脏的负担，改善患者的症状和生活质量。

（3）抗心律失常作用 β受体阻滞剂具有抗心律失常的作用，它们通过抑制心脏的电生理异常，减少异位节律的发生，有助于恢复正常的心律。这种作用是通过影响心脏细胞的离子通道和细胞内信号传导途径实现的，降低了心肌的兴奋性，减少了心律失常的发生。

在房颤治疗中，β受体阻滞剂可以作为一线治疗药物，特别是对于那些心室率难以控制的患者。它们不仅有助于转复心律，还可以在心律转复后维持窦性心律，减少房颤的复发。

（4）改善心脏功能 β受体阻滞剂通过降低心率和减少心肌收缩力，减轻心脏的工作负荷，改善心脏的舒张功能。这种负荷的降低有助于改善心脏的血液供应和能量代谢，对于心力衰竭患者尤其有益，因为它可以延缓心力衰竭的进展。

长期应用β受体阻滞剂，可以观察到心脏结构和功能的一些积极变化。例如，它们可以减少心肌细胞的凋亡、防止心室重构，从而有助于维持心脏的长期健康和功能。

（5）降低心源性猝死风险 β受体阻滞剂能够降低心源性猝死的风险，这是通过稳定心脏的电生理特性和减少致命性心律失常的发生实现的。它们可以提高心室颤动的阈值，减少由于心律失常导致的心脏性猝死。

在房颤患者中，心源性猝死是一个重要的关注点，因为房颤与心脏性猝死风险增加有关。β受体阻滞剂通过减少交感神经的过度激活和心肌的应激反应，有助于降低这一风险。

（6）减少心肌耗氧量　β受体阻滞剂通过降低心率和心肌收缩力，直接减少了心脏的代谢需求，从而减少了心肌的耗氧量。这对于心肌缺血患者尤其重要，因为减少耗氧可以减轻心肌缺血的程度，减少心绞痛的发作。

在房颤患者中，心肌耗氧量的增加可能加剧心脏的缺血状态。β受体阻滞剂的使用有助于改善心肌的氧供需平衡，提高心脏对缺血的耐受性。

（7）抑制心肌细胞凋亡　β受体阻滞剂具有抑制心肌细胞凋亡的作用，这是通过减少儿茶酚胺的毒性效应和降低氧化应激实现的。心肌细胞凋亡是心力衰竭和其他心脏疾病进展的重要因素，β受体阻滞剂通过抑制这一过程，有助于保护心脏组织。

在长期应用中，β受体阻滞剂可以减少心肌梗死后的心脏重构，降低心力衰竭的风险。这种保护作用有助于维持心脏的结构和功能，延缓疾病的进展。

2.β受体阻滞剂的分类及临床应用

β受体阻滞剂可分为三代，每代具有不同的特性和应用。第一代：如美托洛尔、艾司洛尔和普萘洛尔等，主要通过阻断β1受体起效，可静脉给药快速控制急性发作，或口服维持长期效果；第二代：在第一代基础上，增加了对β2受体的选择性，提高了治疗效果，减少了副作用；第三代：如卡维地洛和阿罗洛尔等，具有β和α受体双重阻断作用，提供更全面的心血管保护。

β受体阻滞剂在心力衰竭合并房颤的治疗中扮演着复杂但关键的角色。尽管心房颤动可能会降低心力衰竭患者从β受体阻滞剂治疗中获得的益处，但它们在改善症状、提高运动耐量以及可能的死亡率降低方面显示出潜在价值。研究表明，β受体阻滞剂的使用与心力衰竭患者较低的全因死亡率相关，这一效果在房颤患者中同样显著[30]。此外，β受体阻滞剂在治疗中需仔细调整剂量，平衡心室率控制与避免心动过缓的风险，同时监测患者的反应以优化治疗方案。随着对β受体阻滞剂作用机制更深入地理解，未来的治疗策略可能会更加个性化，考虑到患者的具体情况和共病情况，以及与其他药物如洋地黄类、钙通道阻滞剂或抗心律失常药物的相互作用。此外，β受体阻滞剂在房颤患者中的长期预后研究，包括对心脏结构和功能的影响，将继续为临床实践提供指导，确保这些药物在房颤管理中的有效性和安全性。

（二）钙通道阻滞剂

1.钙通道阻滞剂的作用机制

（1）降低心房自律性　钙通道阻滞剂通过阻断心肌细胞中的L型钙离子通道，

减少钙离子内流，从而降低心房肌细胞的自律性。这种降低自律性的作用有助于减少心房颤动的发生和维持。心房自律性的降低减缓了心房的电活动频率，有助于防止心房颤动的发作，对于控制心房颤动具有重要意义。

此外，钙通道阻滞剂的这一作用机制还有助于改善心房肌的电生理特性，减少心房的异常电活动，从而降低房颤的发生。在心房颤动治疗中，降低心房自律性是控制心律失常的重要策略之一，钙通道阻滞剂在这方面的应用提供了一种有效的治疗手段。

（2）减缓心室率　房颤时心室率的快速和不规则会导致心脏负荷增加，可能引发或加剧心力衰竭等症状。钙通道阻滞剂通过延长房室结的传导时间，有效控制心室率，减轻心脏的负担。这种控制心室率的效果，对于改善房颤患者的临床症状和预防心功能恶化具有重要作用。

在房颤急性发作时，快速控制心室率是治疗的关键。钙通道阻滞剂能够迅速发挥作用，帮助降低心室率，稳定患者的血流动力学状态。此外，对于长期管理而言，钙通道阻滞剂可以作为维持心室率控制的药物之一，有助于减少房颤患者的心血管事件风险。

（3）抗心律失常作用　钙通道阻滞剂具有抗心律失常作用，它们通过影响心肌细胞的钙离子处理机制，减少心肌细胞的异常兴奋和触发活动。这种作用有助于预防和减少房颤的发作，对于控制房颤具有潜在的治疗效果。

钙通道阻滞剂的抗心律失常作用还表现在它们能够改善心房肌的电生理特性，减少心房的异常电活动。这对于防止心房颤动的发生和维持具有重要意义。在某些情况下，钙通道阻滞剂还可以与其他抗心律失常药物联合使用，以提高治疗效果。

（4）保护心脏功能　房颤可能导致心脏功能下降，尤其是心力衰竭的风险增加。钙通道阻滞剂通过降低心脏负荷和改善心脏舒张功能，有助于保护心脏功能。这种保护作用对于延缓心力衰竭的进展和改善患者的长期预后具有重要作用。

钙通道阻滞剂的心脏保护作用还体现在它们能够减少心肌的收缩力和心率，从而降低心脏的氧耗。这对于心肌缺血的患者尤为重要，因为降低氧耗有助于减少心绞痛的发作，改善心脏的供氧状况。

2. 钙通道阻滞剂的分类及临床应用

钙通道阻滞剂分为二氢吡啶类和非二氢吡啶类。非二氢吡啶类钙通道阻滞剂（NDCCs），如维拉帕米和地尔硫草，在控制心室率方面特别有效，且在急性房颤心室率控制治疗中显示出良好的安全性和有效性。

研究表明，NDCCs 在射血分数降低的慢性心力衰竭患者中使用，并未增加死亡率，且在某些情况下，如心动过速诱发的心肌病，NDCCs 和 β 受体阻滞剂都是有效的治疗方法[31]。然而，对于左室收缩功能不全及失代偿性心力衰竭患者，非二氢吡啶类钙通道阻滞剂的使用需要谨慎，因为它们具有负性肌力作用。此外，对于伴有预激综合征的房颤患者，应避免使用这类药物，以防止可能缩短旁路不应期诱发快心室率反应，导致低血压甚至心室颤动。

值得注意的是，钙通道阻滞剂在房颤并发充血性心力衰竭患者心室反应的急性降低中可能发挥作用，但它们对慢性房颤并发充血性心力衰竭患者的死亡率可能存在不良影响。因此，治疗选择应考虑地高辛、β 受体阻滞剂和房室结消融等其他治疗策略。

（三）地高辛

1. 地高辛的作用机制

（1）增强心肌收缩力　地高辛通过抑制心肌细胞内的钠钾 ATP 酶，导致细胞内钠离子浓度升高，进而促进钙离子内流增加，提高了心肌细胞的收缩力。这种增强的收缩力使心脏更有效地泵血，改善心脏功能，有助于纠正因心脏收缩功能不足所引起的心律失常。在房颤患者中，这种作用有助于维持心排血量，减少心力衰竭的风险。

（2）增加心房传导速度　地高辛能够增加心肌细胞内钙离子浓度，这有助于促进心房的传导速度，改善心房传导阻滞造成的心律失常。心房传导的改善有助于减少心房颤动的发生，同时对于维持正常的心房收缩和心室充盈也至关重要。

（3）降低心率　地高辛通过其在心脏迷走神经节产生的作用，能够减慢心房到心室的传导速度，降低心室率。这种降低心率的作用对于控制房颤患者的心室反应率特别重要，有助于减轻症状如心悸，并降低因快速心室率引起的心脏负荷。

（4）提高抗体循环能力　地高辛可以增加心脏对交感神经系统的敏感度，使心脏更容易适应各种应激情况。这种适应性提高了心脏的抗体循环能力，有助于在面对如运动、情绪波动或其他生理压力时，维持心脏功能的稳定。此外，地高辛的这种作用也有助于改善心脏对氧和营养的需求与供应平衡，减少心肌缺血的风险。

2. 地高辛的临床应用

地高辛是一种常用的抗心律失常药物，主要用于治疗心力衰竭和心律失常。它通常用于减慢房颤或房扑的快速心室率及终止室上速，尤其合并心功能不全时。

在临床应用中，地高辛常与β受体阻滞剂、钙通道阻滞剂等药物联合使用，以实现心室率的更好控制。同时，地高辛也与抗凝药物如华法林等联合使用，以预防血栓形成和降低卒中风险。地高辛具有高效性、剂量可控、效果持久等优点，但同时也存在一些不良反应，如心律失常、恶心、呕吐、视觉障碍等。因此，在使用地高辛时需要进行剂量调整，并持续监测患者的心电图和血药浓度。地高辛具有狭窄的治疗范围，且有一定的毒性作用，需要密切监测患者的心电图和血药浓度，确保药物在安全范围内使用。对于肝功能不全、肾功能不全或老年患者，应慎重使用地高辛，并密切监测药物的毒性和疗效。随着对房颤病理生理机制的深入理解，地高辛的使用策略也在不断优化。例如，对于某些高风险患者群体，可能需要在地高辛治疗的基础上，结合导管消融等非药物治疗手段，以实现更好的治疗效果。

（四）胺碘酮

1. 胺碘酮的作用机制

（1）钾通道阻滞（Ⅲ类作用） 胺碘酮能够阻断心脏的慢、快成分延迟整流钾电流（Iks、Ikr）以及超快激活的延迟整流钾电流（Ikur）和内向整流钾电流（Ik1），这有助于延长心房肌、心室肌的动作电位时程和有效不应期。

（2）钠通道阻滞（Ⅰ类作用） 胺碘酮轻度阻断钠通道，具有类似利多卡因的作用，但并不增加促心律失常的风险，也不会抑制心功能。

（3）钙通道阻滞（Ⅳ类作用） 胺碘酮具有抑制 L 型钙通道的作用，可以有效阻止心肌细胞的早期和延迟后除极，从而减少因触发机制引起的心律失常。与此同时，胺碘酮并不会对心肌的收缩力产生明显的负面影响，保持其在心律失常治疗中的重要地位。

（4）β受体阻滞作用 胺碘酮具有类似β受体阻滞剂的抗心律失常作用，但其作用较弱，因此可以与β受体阻滞剂合用，且不会引起停药后的反跳现象。

（5）抗交感活性 胺碘酮具有抗交感活性及钙通道阻滞剂效应，能够抑制房室结传导，从而有助于心室率的控制。

（6）电生理效应 胺碘酮通过上述作用机制，能够降低自律性，减慢窦性心律，延长房室结传导时间，以及减慢心房、房室结和房室旁路的传导。

2. 胺碘酮的临床应用

在急性房颤发作时，胺碘酮可通过静脉注射迅速控制心室率，尤其适用于血流动力学不稳定或有严重症状的患者。它的使用提供了除电复律之外的另一种治疗选择，特别是对于那些不适合或拒绝电复律治疗的患者。胺碘酮还能在转复窦性心律的同时控制心室率，这一点在治疗合并器质性心脏病和心衰的房颤患者时尤为重要。胺碘酮的药代动力学特性要求在临床应用中进行个体化调整。口服起效和清除均较慢，需要数天至数周才能达到稳态血药浓度，因此在使用过程中需要密切监测患者的心律和心室率，以及可能出现的不良反应，如甲状腺功能异常、肺毒性或肝脏问题等。胺碘酮在房颤治疗中的应用需要综合考虑患者的整体病情和治疗反应。对于某些特定的患者群体，如肥厚型心肌病或急性冠脉综合征合并房颤的患者，胺碘酮可能是首选药物。然而，对于无结构性心脏病或心功能良好的患者，可能需要考虑其他更安全或更有效的治疗选项。

二、心室率控制药物的特点

（一）β 受体阻滞剂的优缺点

1. 优点

（1）抑制心室重构，降低心力衰竭风险　房颤患者的心室功能会受到损害，导致心室重构。β 受体阻滞剂可通过拮抗肾上腺素和去甲肾上腺素对 β 受体的作用，减少心室重构的发生，降低心力衰竭的风险。研究发现，长期使用 β 受体阻滞剂可降低房颤患者的心力衰竭发生率，提高生活质量。

（2）改善心律失常症状　β 受体阻滞剂具有抗心律失常的作用，可有效抑制房颤、室上性心动过速等心律失常的发生。此外，β 受体阻滞剂还能改善心律失常患者的症状，如减少心悸、胸闷等不适感，提高患者的生活质量。

（3）安全有效，不良反应较小　β 受体阻滞剂是一种较为安全的药物，其不良反应较小，主要包括头痛、恶心、呕吐等。与传统抗心律失常药物相比，β 受体阻滞剂的不良反应更少，更能满足患者的需求。

2. 缺点

（1）可能引起心律失常　β 受体阻滞剂的作用机制是通过阻断心脏 β_1 和 β_2 受体的作用来减缓心率和降低心律失常的发生率。例如，β 受体阻滞剂与洋地黄类药物同时使用时，可能会引起心律失常。此外，在某些情况下，β 受体阻滞剂也可能会引起心律失常，如快速性心律失常、室性心动过速等。

（2）可能会引起低血压　例如，β 受体阻滞剂与利尿药、血管紧张素转换酶抑制剂（angiotensin converting enzyme inhibitor，ACEI）等药物同时使用时，可能会引起低血压。此外，在某些情况下，如心率过慢、心肌缺血等，β 受体阻滞剂也可能会引起低血压。

（3）其他不良反应 β受体阻滞剂的常见不良反应包括头痛、恶心、腹泻、头晕等。这些不良反应可能会影响患者的日常生活并且可能会在某些情况下引起严重的不良反应。例如，在某些情况下，β受体阻滞剂可能会引起严重的低血压，导致晕厥、意识丧失等严重后果。

（二）钙通道阻滞剂的优缺点

1. 优点

（1）安全性高 钙通道阻滞剂的不良反应较小，且在治疗剂量下较为安全。相比其他抗心律失常药物，如β受体阻滞剂、洋地黄等，钙通道阻滞剂的不良反应较少，且不易引起低血压、心动过缓等严重不良反应。

（2）疗效显著 钙通道阻滞剂可以有效地控制房颤的心室率。对于中度至重度房颤的患者，钙通道阻滞剂的治疗效果更为显著。

（3）适用范围广 钙通道阻滞剂适用于各种类型的心律失常，包括房颤、室上性心动过速、室性心动过速等。

（4）长期治疗的有效性 钙通道阻滞剂可以在长期治疗中获得良好的效果。研究发现，长期使用钙通道阻滞剂可以降低房颤患者的复发率，提高患者的生活质量。钙通道阻滞剂可以作为一种长期治疗的抗心律失常药物，适用于房颤患者。

2. 缺点

（1）钙通道阻滞剂的治疗效果受到患者病情的影响 对于轻度房颤的患者，钙通道阻滞剂的治疗效果可能较为明显，但对于严重房颤的患者，其治疗效果则可能不佳。此外，对于某些特殊类型的房颤，如心房颤动伴快速性心室率的患者，钙通道阻滞剂的治疗效果也可能受到限制。

（2）钙通道阻滞剂的起效时间较长 在使用钙通道阻滞剂治疗房颤时，通常需要数天至数周的时间才能看到明显的疗效。这对于急性房颤发作的患者来说，可能无法及时控制病情。

（三）地高辛的优缺点

1. 优点

（1）增强心肌收缩力 地高辛通过抑制心肌细胞内的钠钾ATP酶，增加细胞内钙离子浓度，从而增强心肌收缩力，提高心脏泵血效率。这对于心功能不全的房颤患者尤其有益，可以改善心排血量。

（2）控制心室率 地高辛通过增高迷走神经张力，减慢心房到心室的传导速度，有效控制房颤患者的心室率。对于心室反应过快的房颤患者，地高辛有助于减轻心脏负荷，降低心力衰竭的风险。

（3）改善心脏功能 地高辛能够改善心脏的收缩同步性，对于心房扩大或心室功能受损的房颤患者，有助于改善心脏的整体功能和临床症状。

2. 缺点

（1）狭窄的治疗窗口 地高辛具有狭窄的治疗窗口，即有效剂量与中毒剂量之间的差距较小。这要求在使用地高辛时必须严格监测血药浓度，以避免中毒。

（2）潜在的毒性风险 地高辛中毒可能导致严重的心律失常如窦性停搏、房室传导阻滞等，此外，还可能引起中枢神经系统症状如视物模糊、头痛、定向障碍等。

（3）个体差异大 不同患者对地高辛的敏感性和反应存在较大差异，这要求在用药时必须个体化调整剂量。肾功能不全、电解质紊乱、甲状腺功能异常等因素都可能影响地高辛的药代动力学和药效学。

（四）胺碘酮的优缺点

1. 优点

（1）广谱抗心律失常作用 胺碘酮具有多通道阻滞作用，能够阻断钠、钾、钙通道，同时具有类似 β 受体阻滞剂的抗心律失常作用，这使得它在控制心室率方面表现出色。

（2）适用于复杂情况 胺碘酮适用于有器质性心脏病、心力衰竭或急性冠状动脉综合征的房颤患者，尤其是当其他药物无效或患者不能耐受时。

（3）转复节律 胺碘酮被广泛应用于治疗心律失常，不仅可以有效调节心室率，还在转复房颤为窦性心律方面表现出显著的疗效。特别是在患有器质性心脏病和心衰者中，胺碘酮常被优先选择作为治疗药物。

（4）较少的促心律失常作用 与其他抗心律失常药物相比，胺碘酮较少引起促心律失常作用，特别是在心力衰竭患者中。

2. 缺点

（1）不良反应 胺碘酮可能引起肺毒性、甲状腺功能异常、肝脏问题、胃肠道反应、光敏感性、神经系统损害等不良反应。

（2）药物相互作用 胺碘酮主要通过 CYP450 3A4 代谢，与其他通过该途径代谢的药物合用时，可能需要调整剂量以避免发生药物相互作用。

（3）口服起效时间较慢 胺碘酮口服起效及清除均慢，需要数天至数周起效，这可能不利于需要快速控制心室率的患者。

（4）长期使用受限制 胺碘酮的心外不良反应发生率较高，限制了其长期使用，尤其是在永久性心房颤动患者的心率控制中。

三、心室率控制药物的选用原则

心室率控制药物的选用需要综合考虑患者病情、药物作用机制、药物的不良反应和安全性、药物相互作用等多种因素。

（1）患者病情的综合评估 包括了解患者的心脏功能状态、心律失常的类型和严重程度、有无合并其他心血管疾病或系统性疾病等。

（2）选择作用机制合适的药物 不同的药物有不同的作用机制，应根据患者的病情选择合适的药物。例如：β受体阻滞剂通过阻断β受体来降低心率和血压，适用于心率过快、高血压患者；钙通道阻滞剂通过阻断钙离子进入心肌细胞来降低心率和血压，适用于心绞痛、心肌梗死等心血管疾病患者。

（3）药物的不良反应和安全性 这是选用药物时需要重点考虑的因素。不同的药物有不同的不良反应和安全性，应根据患者的用药情况和用药史选择合适的药物。例如，β受体阻滞剂虽然可以降低心率和血压，但也有可能引起低血压、心动过缓等不良反应，应根据患者的具体情况选择合适的剂量和用药时间。

（4）注意药物相互作用 药物相互作用是临床实践中需要重视的问题。不同的药物之间可能存在相互作用，导致药效增强或减弱，甚至引起不良反应。因此，在选用药物时需要考虑患者目前正在使用的其他药物，以避免药物相互作用的发生。

（一）患者病史与临床症状

首先，患者的病史对于心室率控制药物种类与效用评估至关重要。医生需要了解患者的年龄、性别、病史、药物过敏史、是否存在其他疾病等情况。这些信息将帮助医生确定哪些药物适合该患者，哪些药物需要避免使用。例如：如果患者有严重的过敏史，那么某些药物就不能使用；如果患者有其他疾病，如高血压、糖尿病等，那么药物的选择和剂量也需要相应调整。

其次，患者的临床症状也是心率控制药物种类与效用评估的重要因素。医生需要了解患者的症状，如心悸、胸闷、呼吸困难、头晕等。这些症状可以提示医生药物的选择。例如：如果患者主要症状是心悸，那么β受体阻滞剂可能是一个不错的选择；如果患者主要症状是胸闷和呼吸困难，那么ACEI可能更适合。

（二）药物的药理特性与适应证

1. 药物的药理特性

心室率控制药物的药理特性与适应证是药物研发和临床应用中的重要环节。药物的药理特性包括药效学、药代动力学、不良反应等方面。药物的药理特性是指药物在体内发挥作用的化学、生物化学和药理学性质。

（1）药效学特性　心室率控制药物通过不同的机制发挥作用。例如：β受体阻滞剂通过阻断心脏的β受体，减少心脏的兴奋性和自动性，降低心率；钙通道阻滞剂，特别是非二氢吡啶类，通过阻断L型钙通道减缓心脏电信号的传导，降低心室率；洋地黄类药物通过增强迷走神经的作用和直接作用于心脏，提高房室结的传导延迟，从而减慢心室率。

（2）药代动力学特性　药代动力学特性描述了药物在体内的吸收、分布、代谢和排泄过程。心室率控制药物的药代动力学特性决定了它们的起效速度、作用持续时间和是否需要调整剂量。例如：静脉给药的β受体阻滞剂如艾司洛尔起效迅速，适用于急性心室率控制；而口服剂型的美托洛尔则具有较长的作用时间，适用于长期治疗。

（3）不良反应　心室率控制药物可能伴随不良反应，这些不良反应可能影响药物的选择和使用。例如：β受体阻滞剂可能导致疲劳、呼吸困难或心动过缓；钙通道阻滞剂可能引起低血压、头晕或便秘；洋地黄类药物在剂量过高时可能导致中毒，引起心律失常。

（4）药物相互作用　心室率控制药物在使用过程中可能会与其他药物产生相互作用，这些相互作用可能会对药物的疗效产生影响，或导致不良反应风险的增加。具体来说，这些相互作用可能会加强心室率控制药物的作用，或者削弱其效果，从而影响患者的整体治疗效果。例如，某些药物可能通过肝脏代谢途径与心室率控制药物竞争，影响后者的血药浓度。

（5）患者个体差异　不同患者的基因型、年龄、性别、体重和疾病状态等都可能影响心室率控制药物的药理特性。医生在选择药物时需要考虑这些因素，以确保药物的安全性和有效性。

（6）长期应用的影响　长期使用心室率控制药物可能会产生耐受性或依赖性，需要定期评估患者的治疗反应和药物剂量。此外，长期使用某些药物可能与慢性不良反应相关，如胺碘酮可能引起肺纤维化或甲状腺功能异常。

2.药物的适应证

（1）房颤患者　对于房颤患者，尤其是症状明显且心室率过快的情况，心室率控制药物有助于减轻症状并降低心力衰竭风险。

（2）急性心室率控制　在房颤急性发作时，心室率控制药物能够迅速降低心室率，改善血流动力学状态，降低心脏负荷。

（3）长期心室率管理　对于慢性房颤患者，心室率控制药物有助于维持稳定的心室率，预防心脏重塑和心功能下降。

（4）心力衰竭患者 心室率控制药物可以减少伴有心力衰竭的房颤患者的心脏工作负荷，改善泵血功能。

（5）心肌梗死后患者 在心肌梗死后，心室率控制药物有助于稳定心室率，减少心肌耗氧，促进心肌恢复。

（6）高血压患者 心室率控制药物通过降低心脏收缩力和心率，有助于高血压患者降低血压，减少心血管风险。

（7）甲状腺功能亢进患者 心室率控制药物可用于甲状腺功能亢进引起的心律失常，暂时控制心率直至甲状腺功能控制。

（8）围手术期患者 在心脏或其他大型手术的围手术期，心室率控制药物用于维持心室率稳定，降低手术风险。

（9）运动耐量受限患者 对于心室率增快影响日常活动的患者，心室率控制药物可以提高运动耐量、生活质量。

（三）药物的不良反应与禁忌证

心室率控制药物虽然在治疗房颤中扮演着重要角色，但它们也可能带来一系列的不良反应。心血管系统的不良反应包括心动过缓和低血压，这可能会影响心脏的泵血功能和血液循环。对于有呼吸系统疾病的患者，如哮喘或慢性阻塞性肺疾病，β受体阻滞剂可能会加重呼吸困难或支气管痉挛。消化系统可能受到的影响包括胃肠道不适，恶心、呕吐或腹泻等。内分泌和代谢方面，某些药物如胺碘酮可能引起甲状腺功能异常。此外，皮肤反应、视力问题以及神经毒性也是可能出现的不良反应。

禁忌证方面，心室率控制药物在特定心脏状况下应避免使用，例如病态窦房结综合征、严重房室传导阻滞、心源性休克或严重心力衰竭。对于有甲状腺功能异常的患者，使用胺碘酮需要特别谨慎。肾功能不全的患者在使用洋地黄类药物时也需要特别注意，因为这些药物可能在体内积累至有毒水平。此外，对于妊娠和哺乳期间的女性，以及对药物成分过敏的患者，许多心室率控制药物都有潜在风险，应避免使用。

此外，还有一些心室率控制药物可能会引起严重的不良反应，甚至可能导致死亡。例如，某些药物可能会导致心律失常、心肌梗死和猝死等严重的心脏问题。因此，在使用心率控制药物时，患者必须仔细阅读药物说明书，了解药物的不良反应和禁忌证。如果有任何疑问或担忧，应该及时咨询医生。此外，患者还应该定期检查身体，监测药物的不良反应和药物对身体健康的影响。

（四）药物的相互作用与配伍禁忌

药物的相互作用和配伍禁忌是临床实践中一个重要且复杂的问题，因为药物之间的相互作用可能导致药效降低、增强或产生不良反应。因此，了解药物的相互作用和配伍禁忌对于合理使用药物至关重要。在临床实践中，药物配伍禁忌可能导致不良后果，如药效降低、药物相互作用综合征（drug interaction syndrome，DIS）或药物不良反应（adverse drug reaction，ADR）。

1. β 受体阻滞剂

钙通道阻滞剂（如地尔菲尼、维拉帕米）：可能引起心率减慢、血压下降、心功能不全等严重不良反应，因此在同时应用时应慎重监测患者的心血管状况。

抗心律失常药物（如胺碘酮、维拉帕米）：可能增加心律失常的风险，应避免联合使用或根据具体情况选择合适的药物组合。

非甾体抗炎药（如布洛芬、阿司匹林）：减弱 β 受体阻滞剂的降压效果，并且可能增加心血管事件的风险，患者在使用时应密切监测血压和心率。

降血糖药物（如胰岛素、口服降糖药）：可能掩盖低血糖症状，延误低血糖的诊断和治疗，患者在使用时需密切监测血糖水平。

2. 钙通道阻滞剂

β 受体阻滞剂：可能增加降压效果，增加心动过缓和低血压的风险。

利尿药：可能增加低钾血症的风险。

抗菌药物：如红霉素、氟康唑、伊曲康唑等，抑制肝脏代谢，增加某些钙通道阻滞剂的血药浓度，可能增加心律失常风险。

此外，钙离子通道阻滞剂还存在与儿茶酚胺、抗凝药、非甾体抗炎药等药物的相互作用。

3. 地高辛

抗心律失常药：可能增加心律失常的风险，应慎重组合使用。

利尿药：增加电解质失衡的风险，导致心律失常或中毒反应。

抗高血压药物如利尿药、ACE 抑制剂：可能增加低血压的风险，导致头晕、虚弱等不良反应。

抗凝药如华法林：可能影响凝血功能，增加出血风险，需定期监测凝血功能。

4. 胺碘酮

β 受体阻滞剂：胺碘酮具有类似于 β 受体阻滞剂的抗心律失常作用，尽管其作用相对较弱。因此，这两种药物可以同时使用，但需要谨慎监测可能增加的心动过缓和低血压风险。

钙通道阻滞剂：胺碘酮能够阻滞 L 型钙通道，抑制早期后除极和延迟后除极，减少触发机制引起的心律失常。与钙通道阻滞剂合用时，可能增加心脏抑制作用，需要谨慎。

地高辛：胺碘酮可能增加地高辛的血药浓度，导致中毒，因此在使用时应监测地高辛的血药浓度，并根据需要调整剂量。

非甾体抗炎药：胺碘酮与非甾体抗炎药合用时，可能会增加心脏毒性，尤其是在高剂量下。

抗凝药物：胺碘酮可能增加华法林等抗凝药物的作用，需要监测凝血功能，并调整抗凝药物的剂量。

其他抗心律失常药物：其他类型的抗心律失常药物在与胺碘酮联合使用时，可能会增强心脏的抑制作用，甚至导致心律失常的发生。

排钾利尿药：与排钾利尿药合用时，可能会增加低血钾的风险，从而增加心律失常的风险。

日光敏感性药物：胺碘酮可能增加日光敏感性药物的作用，导致光敏感反应。

西咪替丁：西咪替丁作为 CYP450 酶抑制剂，可能延缓胺碘酮的代谢，需要监测胺碘酮的血药浓度，并在必要时调整剂量。

氯化钠注射液：胺碘酮注射液不宜与氯化钠注射液配伍使用，以避免药物降解或沉淀，应使用 5% 葡萄糖注射液配制。

四、心室率控制药物的疗效评估

（一）评估指标与方法

心室率控制药物的种类与效用评估是一个重要的医学问题，涉及心室率控制药物的种类、作用机制、疗效评估等多个方面。评估指标与方法是评估心室率控制药物种类与效用的重要手段。

1. 评估指标

类型和频率：需要确定患者的心律失常类型（如房颤、室速等）和频率（持续性、阵发性）。使用心电图（ECG）和 24h 动态心电图（Holter）等工具监测心律失常的持续时间和频率。

症状改善：观察患者是否有心悸、胸闷、头晕等症状的缓解，包括定期询问患者症状的变化。

心电图改善：监测心律失常的心电图表现，包括心率、节律、QRS 时限、QT 间期等指标的改善。

心率控制效果：评估药物对心率的控制效果，特别是针对房颤或房扑患者。通过心率监测和患者自觉症状来评估心率的控制情况。

心律失常发作频率减少：观察心律失常发作的频率是否减少，包括严重的心律失常发作次数的减少。

心功能改善：通过心脏超声或其他影像学检查评估心功能的改善情况，包括左室射血分数、心腔大小等指标的改善。监测心肌梗死、心肌病等心脏疾病的发展和进展。

药物浓度监测：对需要监测的药物进行血药浓度检测，确保药物在治疗范围内，避免过高或过低的用药导致不良反应或疗效不足。

副作用和不良反应：定期评估药物的不良反应和副作用，包括心律失常加重、心功能下降、肝肾功能异常等。

生活质量改善：通过问卷调查或临床评估工具评估患者的生活质量，包括身体功能、心理健康、社会功能等方面的改善。

2. 方法

临床观察：定期随访患者，观察症状的变化和药物的耐受性。

心电图监测：观察心电图的变化，如 QRS 时限、QT 间期等，评估药物对心电图的影响。监测 QT 间期，特别是对于可能导致 QT 延长的药物，以避免严重心律失常的发生。

心脏超声或磁共振成像：定期进行心脏影像学检查，评估心功能的改善情况。

血药浓度监测：进行稳态血药浓度的评估，以及根据药物半衰期确定监测时间点。根据肝肾功能状态、患者个体差异、临床症状、药物相互作用和基因多态性等因素调整药物剂量。此外，检测结果有助于评估药物毒性迹象、指导紧急情况下的临床干预，并为患者提供个性化的药物使用建议。

不良反应监测：监测患者是否出现药物的常见不良反应，如头晕、乏力、胃肠道不适等。注意药物的潜在严重不良反应，如心律失常加重、电解质紊乱等，及时调整用药方案。

生活质量评估：使用标准化的生活质量评估工具，评估患者生活质量的改善情况。

持续监测：使用 Holter 监测或事件记录器等设备，持续监测心律失常的发作情况，评估药物疗效。

（二）心室率控制药物的临床疗效

心室率控制药物主要包括 β 受体阻滞剂、钙通道阻滞剂、地高辛和胺碘酮等多种药物，这些药物的临床疗效主要表现在以下几个方面：

（1）治疗心律失常　心室率控制药物是治疗心律失常的主要药物之一，其可以有效地降低心率、减缓心律失常的发生。例如：β 受体阻滞剂可以降低心率、减缓心律失常的发生，常用于治疗心房颤动、心房扑动等心律失常；钙通道阻滞剂可以扩张冠状动脉、降低心肌氧耗、减缓心律失常的发生，常用于治疗心绞痛、心肌梗死等心血管疾病。

（2）预防心律失常　心室率控制药物还可以预防心律失常的发生。例如：β 受体阻滞剂可以降低心率、减少心肌氧耗、降低心律失常的发生率；钙通道阻滞剂可以扩张冠状动脉、增加心肌氧供、降低心律失常的发生率。

（3）治疗心力衰竭　心室率控制药物还可以用于治疗心力衰竭。例如 β 受体阻滞剂可以降低心率、减少心肌氧耗、降低心力衰竭的发生率。

（4）预防心脏结构和功能的恶化　心室率控制药物可以通过调节心脏电生理活动，减少心律失常的发生，从而预防心脏结构和功能的恶化。长期存在的心脏肌肉的异常兴奋和收缩会导致心室肥大、心肌纤维化等结构性改变，进而影响心脏功能。通过心室率控制药物，可以减轻心脏的负担，延缓心脏结构和功能的恶化。

（5）减少心血管事件的发生　心室率控制药物能够降低心血管事件的发生率，如心源性猝死、心力衰竭等。通过控制心室率，心室率控制药物可以减少这些事件的发生，保护心脏免受进一步损伤。

（6）抗氧化和抗炎作用　部分心室率控制药物具有抗氧化和抗炎作用，可以减轻心肌细胞的氧化应激和炎症反应，保护心脏免受损伤。氧化应激和炎症反应是心脏疾病发展过程中的重要环节，会导致心肌细胞损伤和纤维化，影响心脏功能。心室率控制药物的抗氧化和抗炎作用可以减轻这些不良影响，有助于维护心脏健康。

（7）改善心肌代谢　部分心室率控制药物可以改善心肌细胞的能量代谢，提高心肌对氧供的利用效率，从而保护心肌免受缺血和缺氧的损伤。心肌能量代谢异常是心脏疾病发展过程中的一个重要环节，会导致心肌功能下降和心律失常的发生。通过改善心肌代谢，心室率控制药物可以提高心脏的适应能力，减少心脏受损的风险。

（8）保护心脏血管　部分心室率控制药物具有保护心脏血管的作用，可以改善冠脉微循环、扩张冠脉血管，增加心肌血流量，减少心肌缺血和缺氧的发生，从而保护心脏免受缺血性损伤。

（三）心室率控制药物对患者生活质量的影响

心室率控制药物对患者生活质量的影响十分显著，它不仅可以减少症状发作频率、提高身体活动能力，还可以降低心理焦虑和抑郁，改善睡眠质量，提高整体生活质量。因此，正确使用心室率控制药物对于患者的康复和生活质量的提高至关重要。

1.减少症状发作频率

心室率控制药物可以有效减少心律失常的发作频率，如心房颤动、室性心动过速等。这些心律失常的发作会导致心慌、胸闷、乏力等不适症状，严重影响患者的生活质量。通过控制心室率，药物可以减少这些症状的发作，使患者的生活更加舒适和稳定。

2.提高身体活动能力

心室率控制药物通过降低心室率，减轻心脏负担，改善心脏泵血效率，从而有助于提高身体活动能力。它们减少心脏症状如心悸和气短，增加运动耐力，进而提升患者的整体生活质量。此外，这些药物通过稳定情绪和提高自信心，可鼓励患者更积极地参与身体活动。

3.降低焦虑和抑郁

心室率控制药物虽然主要用于调节心率，改善心脏功能，但它们也可能通过减轻心脏症状、提高生活质量、降低住院率以及稳定情绪等途径，间接对患者的心理状态产生积极影响。例如，β受体阻滞剂类药物不仅能够降低心率，有时还被用于缓解焦虑症状，因为它们可以减少身体对压力的生理反应。

4.改善睡眠质量

心室率控制药物通过缓解心脏病患者的心脏症状，如心悸和胸闷，有助于减少夜间不适和惊醒，进而可能改善睡眠质量。此外，这些药物通过稳定情绪状态和降低日间疲劳，可以间接提升患者的整体生活质量，从而对睡眠产生积极影响。

五、心室率控制药物的合理选用与优化策略

（一）药物治疗的个体化与综合治疗

首先是药物治疗的个体化。个体化治疗是指根据患者的具体病情、病史、年

龄、性别、药物代谢情况等因素，制订出最适合患者的药物治疗方案。对于心率控制药物的治疗，也应遵循这一原则。心室率控制药物的个体化治疗策略需要综合考虑患者的基因多态性，这种个体差异可能影响药物的代谢、疗效和安全性。基因多态性涉及药物代谢酶、转运蛋白以及药物作用的靶点。例如，某些个体可能因为特定的基因变异而对β受体阻滞剂或胺碘酮等药物的代谢速率不同，这可能导致血药浓度变化，影响治疗效果和安全性。因此，基因检测可以帮助医生预测患者对特定药物的反应，从而选择最合适的药物和剂量。

其次是综合治疗。综合治疗是指在药物治疗的同时，结合其他治疗手段，如生活方式调整、心理干预、手术治疗等，以达到更好的治疗效果。对于心室率控制药物的治疗，同样也需要采用综合治疗的方式。例如，除了使用药物控制心室率外，患者还需要注意改善生活习惯，如戒烟限酒、保持良好的饮食和运动习惯等，以降低心血管疾病的风险。此外，心理干预也是非常重要的，如焦虑、抑郁等情绪可能会影响患者的心室率控制效果，因此医生需要针对患者的心理状况，进行适当的心理干预。

药物治疗的个体化与综合治疗在心率控制药物的治疗中起着至关重要的作用。只有充分考虑患者的个体差异，结合多种治疗手段，才能达到最佳的治疗效果。因此，在制定心室率控制药物的治疗方案时，医生必须全面评估患者的整体状况。这包括对患者的病情发展、既往病史、年龄、性别以及个体的药物代谢能力等多种因素进行详细的考虑。通过对这些信息的综合分析，医生可以为患者量身定制出最适合其需求的治疗方案，从而有效提升治疗效果和患者的生活质量。

1. 性别和年龄

心室率控制药物在男性与女性中的疗效差别可能受到多种因素的影响，包括性别特异性的生理差异、荷尔蒙水平、体重以及身体组成等。目前，并没有充分的证据表明在心室率控制药物的疗效上存在显著的性别差异。治疗策略通常基于患者的具体情况、心室率的控制目标以及是否伴有其他并发症来制订，而不是单纯基于性别。值得注意的是，在某些情况下，如心房颤动，男性和女性患者在病因和临床表现上可能存在差异。例如，心房颤动在男性中的发病率高于女性，且男性患者更可能伴有高血压和冠状动脉疾病等危险因素[32]。然而，这些差异并不直接转化为心室率控制药物疗效的性别差异。

2. 基础心脏病

基础心脏病的存在对心室率控制药物的选择和应用至关重要，因为不同心脏状况下药物的安全性和有效性可能会有显著差异。在无心力衰竭或低血压且无预激综合征的患者中，β受体阻滞剂和非二氢吡啶类钙通道阻滞剂（如地尔硫草和维拉帕米）因其对心脏的直接作用，能有效控制心室率，同时不增加心脏负荷。这些药物通过减慢房室结的传导速度，降低心室对异常心房激动的响应频率。

然而，对于心脏收缩功能不良的患者，非二氢吡啶类钙通道阻滞剂的使用需要谨慎，因为它们可能会进一步抑制心肌收缩，导致心排血量减少和血压下降。在这种情况下，β受体阻滞剂可能仍然是一个选择，但剂量需要仔细调整，以避免过度降低心率和血压。此外，对于急性心衰伴随快速心室率的房颤患者，胺碘酮或洋地黄类药物可能是更合适的选择，因为它们不仅可以控制心室率，还具有改善心脏收缩功能的作用。

对于药物治疗无效或不适宜的患者，房室结消融联合起搏器植入提供了另一种控制心室率的替代方案。这种介入性治疗方法通过消除异常的心电传导途径，可以有效地控制心室率，减少症状，并改善患者的生活质量。此外，对于那些因药物不良反应或药物相互作用而不能耐受药物治疗的患者，房室结消融联合起搏器植入也可以是一个可行的选择。

3. 肾病

肾功能的降低可能对药物药动学有重要影响，其改变可能涉及生物利用度、分布体积、蛋白质结合、药物代谢和消除。这可能导致药物排泄能力降低和（或）其代谢物增加对药物的敏感性（例如，在低白蛋白血症状态下与白蛋白结合的药物，如肾病综合征），对不良反应的耐受性降低，特别是在老年人中，甚至在疗效丧失时。对于肾脏消除的心室率控制药物，药物积累的最危险后果包括毒性和致心律失常作用，并可能危及生命的并发症。在决定对血液透析患者使用心室率控制药物时，关键点与药物透析性有关，这取决于其分子大小、蛋白质结合、分布容积、水溶性和血浆清除率。透析过程的一些技术方面可能会影响去除的程度。通常的方法要求我们知道代表超滤液中药物浓度与预滤血浆中药物浓度之比的"筛分系数"。该系数越接近1，说明透析对药物的去除越彻底。

例如，地高辛是一种心脏糖苷类药物，常用于心室率控制，它具有较窄的治疗窗口，且在肾功能不全的患者中需要特别谨慎使用。地高辛的清除主要依赖肾脏，肾功能降低会导致地高辛的血药浓度升高，增加中毒风险，尤其是在老年患者中，他们可能对药物的毒性更加敏感。在这种情况下，医生可能需要降低地高辛的剂量或延长给药间隔，同时密切监测患者的血清地高辛浓度和心电图变化，以避免潜在的毒性。此外，对于正在接受血液透析的患者，地高辛的透析性也需要考虑。虽然地高辛的蛋白结合率高，透析可能对其去除有限，但透析过程中的一些技术调整，如增加透析时间或使用高流量透析器，可能有助于提高地高辛的清除率。

另一个例子是β受体阻滞剂美托洛尔，它在肾功能不全的患者中也需要调整剂量。美托洛尔的代谢产物通过肾脏排泄，肾功能降低可能导致代谢产物积累，增加不良反应的风险。在血液透析患者中，美托洛尔的透析性较高，透析可有效去除体内的药物，因此在透析日可能需要调整给药计划。

对于胺碘酮，虽然它主要在肝脏代谢，但肾功能不全也可能影响其代谢产物的排泄，增加不良反应的风险。在血液透析患者中，胺碘酮的透析性较低，但透析可能有助于去除某些代谢产物，降低毒性风险。

4. 预先存在的心动过缓和（或）传导障碍

预先存在的心动过缓和（或）传导障碍对心室率控制药物的选择具有显著影响。例如，对于窦性心动过缓患者，可能需要避免使用会进一步降低心率的β受体阻滞剂和钙通道阻滞剂，因为这些药物可能加剧心动过缓症状。相反，对于这类患者，可能需要考虑使用能提高心率的药物，如异丙肾上腺素，或者在某些情况下考虑心脏起搏器的植入。

对于存在房室传导障碍的患者，β受体阻滞剂的使用也需要谨慎，因为它们可能减慢房室结的传导速度，导致心室率过度降低。在这种情况下，医生可能需要选择其他类型的心室率控制药物，或者调整β受体阻滞剂的剂量和给药方式。

地高辛是一种常用的心室率控制药物，它通过直接作用于心肌细胞来增加心排血量，适用于心力衰竭患者。然而，在心动过缓或房室传导障碍的患者中，地高辛的使用需要谨慎，因为它可能增加心脏的自动节律性，导致心律失常。

胺碘酮是一种Ⅲ类抗心律失常药物，它通过阻断钾通道延长心肌细胞的动作电位时程和不应期，从而减慢心房和心室的传导速度。胺碘酮适用于各种类型的心律失常，包括心房颤动和心房扑动，但对于心动过缓或传导障碍的患者，胺碘酮的使用需要在医生指导下进行，以避免不适当的心动过缓或进一步加重传导障碍。

5. 妊娠

心室率控制药物在妊娠期间的使用需要特别谨慎，以确保母婴安全。β受体阻滞剂通常被认为是妊娠期间相对安全的药物，尽管它们可能需要在医生的监督下调整剂量。然而，并非所有β受体阻滞剂都适用于妊娠，特定药物可能需要避免，以减少对胎儿生长的潜在影响。

钙通道阻滞剂在控制心室率方面效果显著，但在妊娠期间使用时必须小心。

维拉帕米和地尔硫䓬等药物可能影响子宫血流，有可能导致低血压，从而影响胎儿。特别是非二氢吡啶类钙通道阻滞剂，可能对胎儿有不良影响，通常在妊娠期间不推荐使用。

地高辛作为一种心脏糖苷类药物，能够通过胎盘，但在常规治疗剂量下通常对婴儿是安全的。不过，仍需对使用地高辛的孕妇进行密切监测，以防止可能的毒性，确保母亲和胎儿的健康。

胺碘酮是一种效果显著的抗心律失常药物，但在妊娠期间使用可能带来风险，包括胎儿甲状腺功能异常和肺纤维化。因此，胺碘酮在妊娠期间的使用应严格限制在其他治疗无效的情况下，且必须在医生的严格指导下使用。

6. 药物基因组学和心室率控制药物

药物遗传学研究揭示了影响药物反应的个体间遗传变异性，这些变异性对于心室率控制药物的个体化治疗至关重要。个体间对心室率控制药物反应的变异性主要受两大类遗传变异的影响：药物代谢酶的基因变异和药物作用靶点的基因变异。

编码特定转运蛋白和代谢酶的基因变异，尤其是 CYP450 超家族，是影响心室率控制药物药动学变异性的关键因素。对于主要通过单一途径进行代谢或消除的药物，这种变异性尤为重要。CYP2D6、CYP2C9 和 CYP3A4/5 是心室率控制药物的主要代谢酶。代谢不良的个体可能表现出较高的药物血浆水平，从而增加不良反应的风险。然而，目前关于这些遗传变异如何影响心室率控制药物疗效的数据尚不充分。此外，CYP450 抑制剂和诱导剂的使用可以分别显著增加或降低心室率控制药物的血浆水平。例如，P- 糖蛋白（P-gp）作为一种重要的药物外排泵，其抑制剂能够增加地高辛的血浆浓度，从而增加毒性风险。

药效学变异性则源于药物作用靶分子的变异，如通道、受体和转运蛋白。这些靶分子的遗传变异可以改变心室率控制药物的有益反应或不良反应，以及药物与靶标的相互作用。例如，编码 β 受体的基因变异可以改变心率和血压对 β 受体阻滞剂或激动剂的反应。此外，即使在没有明确危险因素的情况下，心室率控制药物治疗也可能导致心律失常。这可能与导致先天性心律失常综合征的基因罕见变异有关，这些变异在药物诱导的长 QT 综合征（LQTS）患者中较为常见。因此，药物暴露可能增加心律失常的风险，而 CYP450 活性的遗传和药理学修饰也是药物诱导致心律失常的潜在危险因素。

尽管现有的遗传数据为改善心律失常的管理提供了明确的机会，但目前药物代谢酶和药效学（PK/PD）遗传变异与临床结果的关联程度尚不确定。这些遗传变异在预测心室率控制药物的疗效和安全性方面的价值尚未完全确立。因此，未来的研究需要进一步探索这些遗传变异对心室率控制药物反应的影响，以便为个体化治疗提供更准确的指导。

（二）药物治疗的监测与调整

房颤的发病机制是心脏结构和电生理特性变化的结果。慢性心脏改变，例如心房纤维化或心房扩张，以及急性变化如心肌梗死中的心肌坏死，构成了房颤发生的底物。房颤的发作通常由特定触发因素引起，包括心房早搏、肺静脉的额外收缩活动等。此外，心肌缺血、自主神经系统失衡、电解质紊乱或特定药物等调节剂也会影响房颤的发生和持续。心室率控制药物在治疗房颤时可能会影响这些底物、触发因素和调节剂，对房颤的发生和维持起到积极或消极的作用。

房颤患者在使用心室率控制药物时可能会出现新的临床情况，这些情况可能会改变原有的致心律失常底物或触发因素和调节剂。例如，β受体阻滞剂可能通过影响交感神经系统的活性来降低心室率，而钙通道阻滞剂可能通过改变心肌细胞的电生理特性来减缓心房和房室结的传导。因此，需要定期评估患者的临床状态，以便及早发现可能引起房颤的新变化或重新发展的相关变化，并及时调整治疗方案。

心室率控制药物本身也可能成为房颤的触发因素。一些药物，包括某些抗心律失常药、抗生素、抗精神病药和抗抑郁药，可能在治疗过程中引起新的或加重的房颤，即使在临床上通常认为无毒的浓度水平下。结构性心脏病的存在、患者的年龄和遗传学背景，以及电生理参数如QTc间期、PR和QRS间期，都是评估心室率控制药物促心律失常风险的重要因素。此外，药物的药代动力学（PK）和药效学（PD）特性、合并症、伴随药物使用和潜在不良反应也需要考虑。

在房颤的治疗过程中，必须综合考虑患者的症状和风险状况，以确定治疗指征或决定是否需要密切跟踪患者。对于症状轻微且风险较低的患者，可能不需要积极治疗，而是选择密切观察。而对于症状严重或风险较高的患者，则需要积极治疗，并密切监测治疗效果和潜在不良反应。

对于治疗范围较窄的心室率控制药物，如地高辛，监测血清中的药物浓度是确保安全、有效治疗的重要手段。在开始治疗或调整药物剂量后、治疗失败、怀疑患者依从性问题或出现毒性反应、出现临床相关的生理变化（如肝肾功能衰竭）、同时开始或停止使用可能发生相互作用的其他药物时，监测药物浓度尤为重要。此外，监测也有助于确认或排除药物戒断的情况。

通过这些措施，可以更好地管理房颤患者的治疗，降低并发症风险，提高治疗效果。

（三）药物治疗的经济学评价

心室率控制药物在治疗房颤等心律失常时，其经济学评价是一个重要考量因素。β受体阻滞剂、钙通道阻滞剂、地高辛和胺碘酮等药物虽然在控制心室率方面发挥重要作用，但它们的成本效益分析对于医疗资源的合理分配至关重要。

β受体阻滞剂通过减缓心率来控制心室反应，广泛用于治疗多种心血管疾病。经济学评价时需考虑其在降低心血管事件风险方面的长期效益，以及可能的不良反应如疲劳、性功能障碍等，这些不良反应可能导致患者依从性降低，从而影响整体医疗成本。钙通道阻滞剂通过阻断钙离子进入心脏和血管平滑肌细胞来降低血压和心室率。在经济学评价中，需要考虑其在不同患者群体中的成本效益，尤其是对于有冠心病或高血压的患者。地高辛是一种心脏糖苷类药物，用于治疗心力衰竭和某些类型的心律失常。尽管它是一种老药，但地高辛的经济学评价需要考虑其在特定患者群体中的成本效益，以及由于治疗窗口较窄而需要进行的药物浓度监测和管理成本。胺碘酮是一种Ⅲ类抗心律失常药物，适用于多种心律失常的治疗。尽管胺碘酮在某些情况下非常有效，但其长期使用可能与肺、甲状腺和肝脏等器官的不良反应相关，这些都需要在经济学评价中予以考虑。

心室率控制药物的经济学评价需要综合考虑药物的疗效、安全性、不良反应管理成本、患者生活质量改善、长期治疗的总体经济负担以及医疗资源的合理分配。例如，阿罗洛尔作为一种第三代β受体阻滞剂，其临床综合评价显示，在治疗原发性高血压方面，相比于美托洛尔，阿罗洛尔具有更高的总有效率、更好的舒张压降低效果、较低的不良反应发生率，以及在一定条件下具有成本效果优势。从患者角度出发的经济学评价还需考虑患者对治疗的偏好、治疗带来的生活质量改善以及患者经济状况，尤其是长期治疗对家庭经济的影响。

在进行成本效益分析时，需要评估药物治疗带来的增量成本效果比（ICER），即额外的健康效果（如质量调整生命年 QALYs）与额外成本的比值。这有助于决策者判断药物治疗的经济合理性。心室率控制药物的预算影响分析评估药物在特定医疗体系中的成本节约或增加情况，包括直接医疗成本（如药物费用、医生诊疗费用）和间接成本（如患者因病缺勤造成的损失）。

心室率控制药物的经济学评价结果可以为医保政策制订、药物报销决策以及临床指南的更新提供依据，有助于推动医疗资源向成本效益比较高的治疗方案倾斜。鉴于心室率控制药物经济学评价的复杂性，未来的研究需要进一步探索真实数据，评估长期治疗的效果和成本，以及不同患者群体中药物经济学评价的异质性。

（四）药物治疗的临床实践经验与展望

心室率控制是心房颤动治疗的关键策略之一，其目的是减轻心脏负荷、改善症状并降低并发症风险。临床实践中，常用的心室率控制药物包括 β 受体阻滞剂、非二氢吡啶类钙通道阻滞剂和强心苷。这些药物通过作用于心脏的不同机制来降低心室率，从而改善患者的血流动力学状态和生活质量。同时，医生会根据患者的具体情况，如心功能状态、是否合并其他疾病等，制订个体化的治疗方案。

展望未来，心室率控制的临床实践有望得到进一步的优化。随着导管消融技术的进步，节律控制可能成为更多患者的优先选择。此外，新药物的研发和治疗方法的创新将为心室率控制提供更多的选择，使治疗更加精准和有效。同时，个体化治疗的理念将进一步得到强化，医生将更加注重根据患者的具体情况和需求来调整治疗方案。

在心房颤动的综合管理中，除了心室率控制外，抗凝治疗也是非常重要的一环。抗凝治疗可以有效预防卒中等血栓栓塞事件的发生，对于改善患者预后具有重要意义。因此，即使在采用心室率控制策略的患者中，也不能忽视抗凝治疗的重要性。未来的治疗将更加注重多学科协作和综合干预，以实现对心房颤动患者的全面管理。

第三节　药物个体化选择与风险管理

一、药物个体差异的原因

（一）遗传因素对药物反应的影响

遗传因素是影响药物反应的重要因素之一。基因多态性可以改变药物代谢酶的活性，从而影响药物的体内浓度和疗效。例如，CYP2D6 基因的多态性广泛影响着多种药物的代谢，包括 β 受体阻滞剂美托洛尔。携带特定 CYP2D6 突变的个体可能表现为药物代谢的快速或慢速，导致药物效果的显著差异。因此，基因检测在个体化治疗中的作用日益重要。

（二）代谢因素对药物反应的影响

代谢因素，尤其是肝脏和肾脏功能，对药物的代谢和排泄起着决定性作用。

肝脏是许多药物代谢的主要场所，肝功能不全的患者可能无法有效代谢某些药物，如胺碘酮，导致药物在体内积累，增加毒性风险。此外，甲状腺功能异常也会影响心脏对药物的反应，甲状腺功能亢进可以增加心脏对 β 受体阻滞剂的敏感性。

（三）年龄因素对药物反应的影响

年龄是影响药物反应的另一个重要因素。随着年龄的增长，人体的新陈代谢和器官功能都会发生变化，这些变化可能会影响药物的吸收、分布、代谢和排泄。例如，老年人由于肾功能减退，可能需要调整地高辛的剂量，因为地高辛主要通过肾脏排泄，肾功能不佳可能导致药物在体内蓄积，增加中毒风险。

（四）药物相互作用对疗效的影响

药物相互作用是影响节律控制药物和心室率控制药物疗效的重要因素。许多药物都可以影响这些药物的疗效，一些药物可以增强其作用，而另一些药物则可以减弱其作用。例如，钙通道阻滞剂维拉帕米与 β 受体阻滞剂美托洛尔联合使用时，两者都减慢心室率，但合用可能过度抑制心室率，增加心搏骤停的风险。因此，了解和监测患者同时使用的药物对于确保安全、有效的治疗至关重要。

二、房颤治疗药物的精准选用

（一）药物选用的原则

1. 治疗目标的明确性

药物选择应基于明确的治疗目标，如维持窦性心律或控制心室率。例如，决奈达隆适用于长期节律控制，而 β 受体阻滞剂如美托洛尔适用于心室率控制。

2. 安全性

选择药物时，必须评估其安全性档案。虽然胺碘酮疗效显著，但长期使用可能对甲状腺、肺和肝脏等器官产生毒性，因此需要定期监测患者的器官功能。

3. 疗效

药物的疗效是选择的关键因素。例如，新型口服抗凝药（NOACs）如达比加群和利伐沙班在预防房颤患者卒中方面提供了与华法林相似或更优的疗效，且出血风险较低。

4. 不良反应

药物的不良反应尽可能少。索他洛尔虽然有效，但在高剂量时可能引起尖端扭转型室性心动过速，特别是在已有 QT 间期延长的患者中。

5. 适应证的广泛性

药物的适应证应广泛，以适用于不同患者群体。例如，β受体阻滞剂适用于多种心脏病患者，包括冠心病和心力衰竭患者。

6. 药物相互作用

药物选择应考虑潜在的相互作用。例如，胺碘酮可能与多种药物发生相互作用，如华法林和地高辛，需要调整剂量或选择其他药物。

7. 经济性

药物的经济性也是一个重要因素。在保证疗效和安全性的前提下，选择性价比高的药物可以减轻患者的经济负担，如选择通用药物而非专利药。

（二）房颤的节律和心室率控制

1. 节律控制

目前的证据表明，在合并心脏病变和症状性房颤的老年房颤患者中，节律控制与心室率控制相比，在发病率或死亡率方面并没有表现出优势。对于年轻房颤患者或具有不同风险特征的患者，早期积极节律控制，单独使用导管消融或联合使用节律控制药物是否能改善长期预后，这个问题仍然需要进一步的研究来确定。一些正在进行的临床试验正在适当地探讨这些问题。

血流动力学严重受损的房颤患者，例如有严重的急性左心室功能衰竭、持续性心肌缺血或有症状的动脉低血压的患者，应该接受紧急体外电复律，因为窦性心律（SR）的快速恢复可能会改善短期预后。对于血流动力学稳定的房颤患者，应该进行择期心脏复律，包括电复律或药物复律，以改善症状，复律模式的选择应根据临床具体情况来决定。

电复律通常与更高的即时成功率相关（特别是在持续性房颤中），并且与更短的住院时间有关；而药物心脏复律则不需要全身麻醉或深度镇静以及事先禁食，可以预防早期房颤复发。

在对照试验中，76%～83%的近期发作的房颤患者在住院后48h内能够自发恢复窦性心律（10%～18%在3h内，55%～66%在24h内），但通常需要更快速的症状缓解。急性药物性心脏复律的成功率在10%～80%，这取决于房颤的持续时间（抗心律失常药物通常对近期发作的房颤复律更有效）以及所使用的具体药物[33]。重要的是，特定药物的选择应基于是否存在潜在的结构性（或功能性）心脏病，以及这些病变的类型和严重程度。静脉注射维纳卡兰可以使房颤患者快速恢复窦性心律（但不是房扑），适用于轻度至中度心力衰竭和稳定型缺血性心脏病患者。静脉注射氟卡尼和普罗帕酮仅适用于心脏结构没有显著改变的患者。伊布利特是氟卡尼和普罗帕酮静脉注射的替代药物；然而，它可能引起扭转性室性心动过速，在 QT 间期延长的患者中应避免使用，并且在输注期间和输注后应立即仔细监测 QTc。在安慰剂对照研究中，静脉注射胺碘酮未显示能够急性转复房颤；然而，它适用于心力衰竭患者，并且在不到 12h 内显著减慢心率，并且在整体转复效果方面优于静脉注射索他洛尔。

房颤复律通常在医院进行，药物输注期间和之后至少需要持续医疗监督和心电图监测，直至药物半衰期过去。大多数抗心律失常药物是通过静脉内给药的，但氟卡尼和普罗帕酮例外，它们也可以通过口服给药，且疗效相似。

氟卡尼或普罗帕酮的口服负荷剂量也可以由患有偶发症状性阵发性房颤的选定门诊患者自行给药，前提是其安全性先前已在医院环境中确定。这种"口袋里的药丸"策略虽然比院内心脏复律或连续抗心律失常药物治疗效果略差，但符合条件的患者可能更倾向于选择这种方式。口服抗心律失常药物预处理，例如胺碘酮、索他洛尔或伊布利特，可以提高房颤的电复律疗效和（或）预防心律复律后早期房颤复发，有时可以使窦性心律得以恢复。

典型的房扑最好通过导管消融术治疗，这种方法相比抗心律失常药物更为安全和有效。氟卡尼、普罗帕酮或伊布利特可用于房扑的心脏复律。氟卡尼和普罗帕酮可以减缓扑动周期，从而促进 1：1 房室传导，增加心室率。建议同时使用 β 受体阻滞剂以避免将房颤转化为房扑和 1：1 传导。伊布利特在房扑转复方面比房颤更有效，而维纳卡兰对典型的房扑无效。在对房颤或房扑进行药物心脏复律之前，应纠正任何电解质失衡，并应根据相关指南进行抗凝治疗。

2. 心脏复律后窦性心律的维持

胺碘酮在节律控制方面比其他抗心律失常药物更有效，但其心外不良反应可能会限制其长期使用。决奈达隆在效果上不如胺碘酮，但可以减少阵发性或持续性房颤或房扑的心血管住院和死亡风险。然而，决奈达隆与近期失代偿性心力衰竭或永久性房颤患者的死亡率和心血管事件增加有关。

在最近的一项欧洲调查中，β 受体阻滞剂、氟卡尼、普罗帕酮和胺碘酮是最常用于节律控制的一线抗心律失常药物。总体而言，在欧洲心脏病学会心律失常观察项目（EHRA）试点房颤普通登记处中，胺碘酮是最常用的节律控制抗心律失常药物。

3. 速率控制

在心房颤动 / 扑动患者中，快速和不规则的心室率可能与症状、血流动力学受损以及心力衰竭的风险增加有关。根据房颤心率与节律控制试验的结果，心率控制策略可能是首选疗法，尤其是在没有严重症状的老年患者中。

关于心房颤动期间最佳心率控制疗法和最佳心率的数据有限，只有一项随机试验，即永久性心房颤动的速率控制疗效（RACE Ⅱ）试验。这项研究将 614 名永久性心房颤动患者随机分配到休息时目标心率小于 80 次 /min、中等运动期间小于 110 次 /min，或宽松心率目标小于 110 次 /min。经过 2 年多的随访，临床事件、纽约心脏病学会（NYHA）心功能分级或住院治疗的综合情况没有差异。在心房颤动的心率控制策略研究（AFFIRM）和 RACE 试验的汇总分析中发现了类似的结果[34]。从那时起，宽松的心率控制是一种合理的初始方法，在症状持续或左心室功能恶化的情况下，建议采取更积极的心率控制。

药物学心率控制策略依赖于延长房室结不应期的药物，包括 β 受体阻滞剂、非二氢吡啶钙通道阻滞剂、洋地黄和胺碘酮单独或联合使用。急性心率控制可以通过静脉给药来实现，然后转向口服制剂进行长期管理。

根据患者的合并症，β 受体阻滞剂或非二氢吡啶类钙通道阻滞剂单药治疗应作为首选。非二氢吡啶类钙通道阻滞剂不推荐用于有明显左心室收缩功能障碍的患者，因为它们具有负性肌力作用。单独使用洋地黄在控制劳累期间的心室率方面效果有限，对于无法通过单一疗法实现心率控制的患者，应考虑将其与 β 受体阻滞剂或钙通道阻滞剂联合使用。对于血流动力学不稳定的患者，胺碘酮可能会减慢心室率，尤其是在急性期。它也可用于慢性治疗，但其不良反应限制了长期耐受性。出于安全考虑，不推荐用于永久性心房颤动患者的心率控制。

在预激综合征伴心房颤动患者中，主要作用于房室结的药物（例如钙通道阻滞剂、洋地黄）可能会异常地增加心室率，从而增加血流动力学受损和心室颤动的风险。在这种特定情况下，延长辅助通路顺行不应期的药物，如第 Ⅰ 类抗心律失常药物（如氟卡尼、普罗帕酮、普鲁卡因胺）应用于心率控制，并可能实现心脏复律。第 Ⅲ 类抗心律失常药物（如胺碘酮）可用作二线治疗，尤其是左心室收缩功能障碍患者，因为存在致心律失常的可能性。

三、房颤治疗的心率控制药物的风险管理

（一）药物风险的定义

药物风险是指药物在临床应用过程中可能产生的不良反应、副作用和毒性反作用等不良事件，对患者健康产生不良影响。药物风险评估与控制策略是药物研

发、生产、使用和管理的重要环节。

（二）药物风险的分类

1. 常见风险

这类风险通常是比较普遍的，而且在许多患者身上可能出现。这些风险往往是轻度的，可能包括头晕、恶心、乏力、头痛等，通常可以通过调整剂量或者暂时停药来管理。

2. 严重风险

这些风险相对更为严重，虽然不太常见，但一旦发生可能会对患者的健康造成重大影响，例如，心律失常的加重、心脏毒性导致的心力衰竭等。这些风险需要及时识别和处理，可能需要停止药物治疗或者采取其他紧急措施。

3. 过敏和过敏相关反应

这类反应可能包括药物过敏反应、过敏性休克等严重过敏反应。尽管相对较为罕见，但过敏反应可能对患者的生命安全构成严重威胁。因此，在使用抗心律失常药物时需要特别警惕，尤其是对于有过敏史的患者。

4. 特殊人群风险

某些患者可能由于年龄、性别、合并疾病、用药史等因素而增加了使用抗心律失常药物的风险。例如，老年患者、肾功能不全患者、肝功能不全患者等需要更加谨慎地使用这类药物。这些特殊人群可能需要更频繁的监测和更加个性化的治疗方案。

5. 药物相互作用

抗心律失常药物可能与其他药物发生相互作用，影响药物的代谢和效果，增加不良反应的发生风险。因此，在考虑使用这类药物时，需要仔细评估患者正在使用的其他药物，并了解它们之间可能的相互作用，以避免不良后果的发生。

心房颤动是一种普遍的心律失常，治疗时依赖节律控制和心室率控制策略，治疗中使用的药物可能对心脏结构和功能构成风险，特别是对于有器质性心脏病或心力衰竭的患者。例如：β受体阻滞剂如美托洛尔可能减缓心脏收缩；而钙通道阻滞剂如地尔硫䓬可能影响心脏的电生理特性；洋地黄类药物，如地高辛，虽可增强心肌收缩力，但若血药浓度过高，可能引起洋地黄中毒，导致心律失常。

药物间的相互作用和电解质紊乱是房颤治疗中的另一大挑战。胺碘酮，作为一种广谱抗心律失常药物，可能与华法林等抗凝药物相互作用，增加出血风险。

钾和镁的平衡对于心脏电生理至关重要，例如，低钾血症可增加患者对洋地黄类药物的敏感性，诱发室性心律失常。

长期使用抗心律失常药物，尤其是胺碘酮，可能对多个器官产生毒性作用。胺碘酮的肺部毒性可表现为间质性肺炎，而甲状腺功能异常则需要定期监测甲状腺刺激激素（thyroid stimulating hormone，TSH）水平。索他洛尔等延长 QT 间期的药物，在高剂量或与其他可能延长 QT 间期的药物合用时，可能增加尖端扭转型室速（TdP）的风险。

（三）药物风险的评估方法

药物风险评估方法是药物研发和临床应用过程中不可或缺的一环，其目的是在药物上市前对药物的安全性进行评估，以确保药物在给患者带来治疗效果的同时，不会产生严重的不良反应。

1. 传统的药物风险评估方法

（1）临床前安全性评估 是药物风险评估的第一步，主要通过实验室研究、动物实验和临床试验等方法来评估药物的安全性。实验室研究和动物实验主要关注药物的急性毒性、慢性毒性、遗传毒性、生殖毒性等方面，而临床试验则关注药物的药动学、药效学、临床疗效、不良反应等。

（2）临床安全性评估 在药物进入临床试验阶段后，需要对药物的安全性进行进一步的评估。常用的方法包括观察期内的不良反应报告、药动学分析、生物样本分析、临床终点评估等。观察期内的不良反应报告主要通过收集和分析患者的不良事件来评估药物的安全性；药动学分析主要通过研究药物在体内的吸收、分布、代谢和排泄过程来评估药物的安全性；生物样本分析主要通过检测药物在体内的浓度、毒性代谢产物等来评估药物的安全性；临床终点评估则主要通过观察药物的生存率、生活质量等指标来评估药物的安全性。

2. 基于人工智能的药物风险评估方法

（1）数据挖掘技术 是利用计算机算法从大量的药物安全数据中挖掘出有价值的信息，以评估药物的安全性。常用的数据挖掘方法包括关联规则挖掘、聚类分析、分类模型等。关联规则挖掘可以挖掘出药物与不良反应之间的关联关系，从而预测药物的安全性；聚类分析可以对药物不良反应进行分类，以便于分析药物的安全性；分类模型可以建立药物安全性的预测模型，为药物风险评估提供决策支持。

（2）机器学习技术 是利用计算机算法对药物安全数据进行学习和预测，以评估药物的安全性。常用的机器学习方法包括支持向量机、神经网络、随机森林等。支持向量机可以建立药物安全性的预测模型；神经网络可以对药物安全数据进行深度学习，挖掘出药物安全性的内在规律；随机森林可以建立药物安全性的集成模型，提高药物风险评估的准确性。

3. 新兴的药物风险评估方法

（1）系统生物学方法　是将药物安全性评估与生物系统的生理学、代谢学、分子生物学等知识相结合，以评估药物的安全性。常用的系统生物学方法包括基因表达分析、蛋白质组学、代谢组学等。基因表达分析可以研究药物对基因表达的影响，从而评估药物的安全性；蛋白质组学可以研究药物对蛋白质的影响，从而评估药物的安全性；代谢组学可以研究药物对代谢途径的影响，从而评估药物的安全性。

（2）人工智能与系统生物学相结合的方法　将人工智能与系统生物学相结合，可以提高药物风险评估的准确性和效率。常用的方法包括人工智能在系统生物学模型中的应用、基于人工智能的系统生物学药物风险评估方法等。人工智能在系统生物学模型中的应用可以提高系统生物学模型的预测准确性；基于人工智能的系统生物学药物风险评估方法可以实现药物风险评估的自动化和智能化。

（四）药物风险的防范措施

为了有效管理房颤治疗中节律控制药物和心室率控制药物的风险，医生在用药前应对患者进行全面评估，包括心脏超声、心电图等检查。对于有器质性心脏病或心力衰竭的患者，应优先选择心脏影响较小的药物，如钙通道阻滞剂的非二氢吡啶类药物，并在使用过程中密切监测心脏反应。同时，医生需要详细了解患者的用药史，避免使用可能引起相互作用的药物组合，并定期检查患者的电解质水平，及时调整治疗方案。

个体化治疗是房颤风险管理的核心，医生应根据患者的具体情况，如年龄、性别、并发症等，制订个性化的治疗方案。例如，年轻患者可能更适合使用 β 受体阻滞剂，而老年人可能需要考虑使用洋地黄类药物。此外，医生还应与患者保持良好的沟通，了解患者的偏好和担忧，帮助他们理解治疗的必要性和可能的风险，增强患者的治疗依从性。通过这些细致的管理策略，可以最大限度地减少药物的不良反应，提高治疗效果。

参考文献

[1] Ben jamin E J, Wolf P A, D'Agostino R B, et al. Impact of atrial fibrillation on the risk of death: the Framingham Heart Study[J]. Circulation, 1998, 98(10): 946-952.

[2] Noubiap J J, Feteh V F, Middeldorp M E, et al. A meta-analysis of clinical risk factors for stroke in anticoagulant-naïve patients with atrial fibrillation[J].Europace, 2021, 23(10): 1528-1538.

[3] Andrade J, Khairy P, Dobrev D, et al. The clinical profile and pathophysiology of atrial fibrillation: relationships among clinical features, epidemiology, and mechanisms[J]. Circ Res, 2014, 114(9): 1453-1468.

[4] Lin H J, Wolf P A, Kelly-Hayes M, et al. Stroke severity in atrial fibrillation. The Framingham study[J]. Stroke, 1996, 27(10): 1760-1764.

[5] Kotecha D, Lam C S, Van Veldhuisen D J, et al. Heart failure with preserved ejection fraction and atrial fibrillation:vicious twins[J]. J Am Coll Cardiol, 2016, 68(20): 2217-2228.

[6] Kim D, Yang P S, Yu H T, et al. Risk of dementia in stroke-free patients diagnosed with atrial fibrillation:data from a population-based cohort[J]. Eur Heart J, 2019, 40(28): 2313-2323.

[7] Freeman J V, Simon D N, Go A S, et al. Association Between Atrial Fibrillation Symptoms, Quality of Life, and Patient Outcomes: Results From the Outcomes Registry for Better Informed Treatment of Atrial Fibrillation (ORBIT-AF)[J].Circ Cardiovasc Qual Outcomes, 2015, 8(4): 393-402.

[8] Savelieva I, Graydon R, Camm A J. Pharmacological cardioversion of atrial fibrillation with vernakalant: evidence in support of the ESC Guidelines[J]. Europace, 2014, 16(2): 162-173.

[9] Guo X, Chen W, Sun H, et al. Kv1.5 Inhibitors for Treatment of Atrial Fibrillation: A Tradeoff between Selectivity and Non-selectivity[J]. Curr Top Med Chem, 2016, 16(16): 1843-1854.

[10] Freestone B, Lip G Y. Tedisamil: a new novel antiarrhythmic[J]. Expert Opin Investig Drugs, 2004, 13(2): 151-160.

[11] Cri jns H J, Van Gelder I C, Walfridsson H, et al. Safe and effective conversion of persistent atrial fibrillation to sinus rhythm by intravenous AZD7009[J]. Heart Rhythm, 2006, 3(11): 1321-1331.

[12] Wiedmann F, Beyersdorf C, Zhou X B, et al. Treatment of atrial fibrillation with doxapram: TASK-1 potassium channel inhibition as a novel pharmacological strategy[J]. Cardiovasc Res, 2022, 118(7): 1728-1741.

[13] 向金星 . 儿童阵发性室上性心动过速临床特点及治疗分析[J]. 中国中西医结合儿科学，2018, 10(03): 239-241.

[14] 钱碧云，陈良川，王明伟，等 . 普罗帕酮与胺碘酮治疗阵发性室上性心动过速的疗效与安全性[J]. 心血管康复医学杂志, 2019, 28(02): 221-224.

[15] 李鹏程 . 研究不同药物治疗预激综合征合并心房纤颤的疗效 [J]. 中西医结合心血管病电子杂志，2019, 7(28): 49.

[16] Guerra F, Romandini A, Barbarossa A, et al. Ranolazine for rhythm control in atrial fibrillation: A systematic review and meta-analysis[J]. Int J Cardiol, 2017, 227: 284-291.

[17] Donniacuo M, De Angelis A, Telesca M, et al. Atrial fibrillation: Epigenetic aspects and role of sodium-glucose cotransporter 2 inhibitors[J]. Pharmacol Res, 2023, 188: 106591.

[18] Huang R, Lin J, Gong K, et al. Comparison of Amiodarone and Propafenone in Blanking Period after Radiofrequency Catheter Ablation in Patients with Atrial Fibrillation: A Propensity Score-Matched Study[J]. Biomed Res Int, 2020, 2020: 1835181.

[19] Drikite L, Bedford J P, O'Bryan L, et al. Treatment strategies for new onset atrial fibrillation in patients treated on an intensive care unit: a systematic scoping review[J]. Crit Care, 2021, 25(1): 257.

[20] 王磬馨. 心血管疾病治疗药物临床应用分析[J]. 中西医结合心血管病电子杂志, 2017, 5(35): 19, 22.

[21] Singh D, Cingolani E, Diamond G A, et al. Dronedarone for atrial fibrillation have we expanded the antiarrhythmic armamentarium?[J]. J Am Coll Cardiol, 2010, 55(15): 1569-1576.

[22] Piccini J P, Al-Khatib S M, Wojdyla D M, et al. Comparison of safety of sotalol versus amiodarone in patients with atrial fibrillation and coronary artery disease[J]. Am J Cardiol, 2014, 114(5): 716-722.

[23] Singh J P, Blomström-Lundqvist C, Turakhia M P, et al. Dronedarone versus sotalol in patients with atrial fibrillation: A systematic literature review and network meta-analysis[J]. Clin Cardiol, 2023, 46(6): 589-597.

[24] Liu G, Xue X, Gao C, et al. Synergistic Effect of Dofetilide and Mexiletine on Prevention of Atrial Fibrillation[J]. J Am Heart Assoc, 2017, 6(5): e005482.

[25] Tanboğa İH, Topçu S, Aksakal E, et al. The Risk of Atrial Fibrillation With Ivabradine Treatment: A Meta-analysis With Trial Sequential Analysis of More Than 40000 Patients[J]. Clin Cardiol, 2016, 39(10): 615-620.

[26] Hoteit A, Moumneh M B, Nahlawi A, et al. Efficacy and Safety of Intravenous Vernakalant in Rapid Cardioversion of Recent Onset Atrial Fibrillation: A Retrospective Single-Centre Study[J]. Cureus, 2024, 16(4): e58616.

[27] Kowey P R, Dorian P, Mitchell L B, et al. Vernakalant hydrochloride for the rapid conversion of atrial fibrillation after cardiac surgery: a randomized, double-blind, placebo-controlled trial[J]. Circ Arrhythm Electrophysiol, 2009, 2(6): 652-659.

[28] US National Institutes of Health.ClinicalTrials.gov[EB/OL]. 2011. https://www.clinicaltrials.gov[Accessed 2011Jan 17].

[29] Burgess D C, Kilborn M J, Keech A C. Interventions for prevention of post-operative atrial fibrillation and its complications after cardiac surgery: a meta-analysis[J]. Eur Heart J, 2006, 27(23): 2846-2857.

[30] Kotecha D, Holmes J, Krum H, et al. Efficacy of β blockers in patients with heart failure plus atrial fibrillation: an individual-patient data meta-analysis[J]. Lancet, 2014, 384(9961): 2235-2243.

[31] Triska J, Tamargo J, Bozkurt B, et al. An Updated Review on the Role of Non-dihydropyridine

Calcium Channel Blockers and Beta-blockers in Atrial Fibrillation and Acute Decompensated Heart Failure: Evidence and Gaps[J]. Cardiovasc Drugs Ther, 2023, 37(6): 1205-1223.

[32] Ma Q, Zhu J, Zheng P, et al. Global burden of atrial fibrillation/flutter: Trends from 1990 to 2019 and projections until 2044[J]. Heliyon, 2024, 10(2): e24052.

[33] Pluymaekers NAHA, Dudink EAMP, Luermans JGLM, et al. Early or Delayed Cardioversion in Recent-Onset Atrial Fibrillation[J]. N Engl J Med, 2019, 380(16): 1499-1508.

[34] Van Gelder I C, Groenveld H F, Crijns H J, et al. Lenient versus strict rate control in patients with atrial fibrillation[J]. N Engl J Med, 2010, 362(15): 1363-1373.

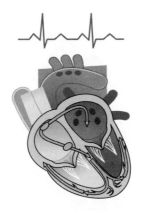

· 第四章 ·

房颤治疗药物的研究进展

第一节　房颤药物治疗的现状与不足

一、房颤的高发与治疗需求

房颤是一种心律失常，是临床中最常见的心律失常之一。全世界约有 4400 万人患有心房颤动[1]。心房颤动的发病率随着年龄的增长而增加，因此预计未来几十年心房颤动相关缺血性脑卒中的发病率将进一步上升[2]。房颤不仅会影响患者的生活质量，还可能导致血栓形成、心力衰竭、脑卒中等严重并发症，对公共健康造成了巨大的负担。

（1）房颤的高发因素　房颤的高发与多种因素有关，包括年龄、心血管疾病史、高血压、糖尿病、心力衰竭、冠心病、甲状腺疾病等。其中，年龄是房颤的主要危险因素之一，随着年龄的增加，房颤的发生率也会增加。心血管疾病史也是重要的危险因素之一，尤其是高血压、冠心病等。此外，长期饮酒、吸烟、肥胖等也是房颤的高发因素之一。

（2）房颤的治疗需求　主要包括控制心率和预防并发症。房颤的主要治疗方法是药物治疗，包括抗心律失常药物、β受体阻滞剂、钙通道阻滞剂等。此外，对于伴有心力衰竭、心绞痛等并发症的患者，还需要进行相应的治疗。对于不能耐受药物治疗或急性严重症状的房颤患者，还可以考虑电复律作为一种恢复正常心律的治疗方法。

（3）房颤的预防策略　预防房颤的方法主要包括控制危险因素、药物治疗和电复律等。对于高血压、糖尿病等基础疾病的患者，应该积极控制血压、血糖等指标，降低房颤的发生率。对于房颤患者，药物治疗可以有效控制心率和预防并发症的发生。

二、现有房颤治疗药物的局限性

现有抗心律失常药物的主要不足之一是它们的作用机制不明确。虽然大多数抗心律失常药物被认为作用于离子通道，但具体是哪种离子通道仍然存在争议。这种不确定性不仅限制了药物的临床应用，还可能导致药物不良反应和耐受性的问题。因此，进一步阐明药物的作用机制是必要的。

现有抗心律失常药物的另一个主要不足是它们的不良反应和耐受性。虽然这些药物在治疗心律失常方面非常有效，但它们也常常伴随着一些不良反应，如头痛、恶心、腹泻等。此外，长期使用这些药物还可能导致耐受性的产生，即需要更高的剂量才能维持原有的疗效。因此，寻找更安全、更有效的抗心律失常药物是必要的。

现有抗心律失常药物的另一个主要不足是它们对不同类型心律失常的疗效存在差异。虽然大多数抗心律失常药物对心房颤动和心室颤动非常有效，但它们对其他类型的心律失常的疗效则不确定。这可能导致在治疗某些心律失常时需要使用多种药物，从而增加药物相互作用的风险。因此，开发出对不同类型心律失常都有效的抗心律失常药物是必要的。

三、现有房颤治疗药物的挑战

（一）个体化治疗方案的现状与挑战

随着医学研究的深入和临床实践的不断发展，个体化治疗方案在临床中的应用越来越广泛。然而，在实际应用过程中，治疗方案的个体化难度也日益显现出来。

1. 治疗方案的个体化定义及临床应用现状

治疗方案的个体化是指根据患者的病情、年龄、性别、遗传背景等多方面因素，为患者制订出个性化的治疗方案。治疗方案的个体化可以提高患者的治疗效果，降低治疗风险，提高患者的生活质量。

在临床实践中，治疗方案的个体化已经得到了广泛的应用。例如：在肿瘤治疗领域，治疗方案的个体化已经被证明是一种有效的治疗策略；此外，在心血管病、糖尿病等慢性疾病领域，治疗方案的个体化也已经得到了广泛的关注和应用。

抗心律失常药物的个体化治疗方案在临床应用中已经成为一个研究热点，并且在一定程度上已经得到实践。个体化治疗方案旨在根据患者的遗传特点、临床表现、药物代谢情况等因素，为每位患者量身定制最合适的治疗方案，以提高治疗效果和减少不良反应。

目前，个体化治疗方案的临床应用主要体现在以下几个方面：

① 基因检测：利用基因检测技术，可以发现患者可能存在的与药物代谢和反应相关的基因变异。根据基因检测结果，医生可以更准确地选择合适的药物和剂量，避免因遗传因素导致的药物耐受性问题。

② 药物代谢监测：通过监测患者的药物代谢情况，可以了解药物在体内的清除速度及药物代谢酶的活性，从而及时调整药物剂量，确保药物在有效浓度范围内维持疗效。

③ 临床评估：结合患者的临床表现和生理指标，医生可以更全面地评估患者的病情和治疗反应，及时调整治疗方案，提高治疗效果。

④ 个体化药物选择：根据患者的具体情况，选择最适合其个体特点的抗心律失常药物，包括药物的种类、剂量和给药途径等，以提高治疗的针对性和有效性。

尽管个体化治疗方案在抗心律失常药物治疗中具有潜在的优势，但其临床应用仍面临一些挑战，如技术水平的限制、成本效益等。因此，进一步的研究和实践仍然是必要的，以推动个体化治疗方案在临床实践中的广泛应用。

2. 治疗方案的个体化难度

治疗方案的个体化难度主要体现在以下几个方面：

（1）病因复杂性　心律失常的病因复杂，可能涉及心脏结构异常、电生理异常、遗传因素等多个方面。因此，确定最合适的药物治疗方案需要对患者的病因进行全面评估。

（2）房颤治疗中的心律失常类型多样性　在房颤治疗中，患者可能同时存在多种心律失常，如窦性心动过速、室性早搏、室上性心动过速等，这些心律失常的共存增加了治疗的复杂性。每种心律失常可能需要不同的治疗策略，而且它们之间可能相互影响，使得治疗方案的制定变得更加困难。

（3）药物选择和剂量调整　抗心律失常药物种类繁多，不同药物具有不同的作用机制和不良反应。医生需要根据患者的临床情况和药物特性进行合理选择，并根据患者的反应和耐受性进行剂量调整。

（4）合并症和药物相互作用 患者可能存在其他合并症或正在接受其他药物治疗，这些因素可能影响抗心律失常药物的选择和剂量调整。医生需要综合考虑这些因素，避免药物相互作用和加重合并症。

（5）个体差异和基因遗传 不同个体对药物的反应存在差异，部分差异可能与基因遗传相关。因此，一些新型的个体化治疗方法，如基因检测和药物代谢率检测，可以帮助医生更精准地选择药物治疗方案。

（二）药物耐受性的问题

药物耐受性是药物疗法中一个重要且复杂的问题，它影响着患者对药物治疗的接受度和疗效。药物耐受性是指在长期或多次用药过程中，患者对药物的敏感性和反应性降低的现象。这一现象的出现，不仅导致治疗效果的降低，还可能增加药物不良反应的风险，给临床治疗带来诸多挑战。下面将详细论述药物耐受性问题的研究进展，重点关注其原因、影响因素及应对策略。

1. 药物耐受性问题的原因

药物耐受性问题的产生，主要源于以下几个方面：

（1）遗传因素 个体的遗传差异会影响药物代谢和清除速度，从而影响药物疗效和不良反应。研究发现，一些药物代谢酶的基因多态性可能与药物耐受性有关。

（2）药物因素 药物本身的性质和结构是影响药物耐受性的重要因素。例如，药物的脂溶性、解离度、极性等物理化学性质，以及药物之间的相互作用，都可能影响药物在体内的吸收、分布、代谢和排泄过程，从而影响药物疗效和不良反应。

（3）机体因素 机体的生理和病理状态会影响药物的代谢和清除速度，从而影响药物疗效和不良反应。例如，肝脏疾病、肾脏疾病、免疫功能低下等，都可能降低患者对药物的敏感性和反应性，导致药物耐受性的出现。

（4）药物作用靶点的适应性变化 长期使用某些抗心律失常药物会导致心脏细胞中相关靶点的适应性变化，使得药物对这些靶点的作用逐渐减弱，从而降低了药物的疗效。

（5）药物代谢途径的改变 患者体内代谢酶系统的活性可能发生变化，导致药物代谢速率增加或减慢，从而影响药物的血药浓度，进而影响药效。

（6）药物分布的改变 患者可能出现心血管系统的结构和功能改变，影响了药物在体内的分布情况，使得药物在治疗靶组织中的浓度降低，导致疗效减弱。

（7）药物与其他药物的相互作用　患者同时使用其他药物时，可能会发生药物相互作用，影响抗心律失常药物的代谢、吸收或排泄，导致药物疗效的降低或增强。

（8）患者个体差异　不同患者对抗心律失常药物的代谢和反应存在个体差异，有些患者可能由于遗传因素或生理状态的差异而表现出对药物的耐受性或敏感性。

2. 药物耐受性问题的影响因素

药物耐受性问题的影响因素，主要包括以下几个方面：

（1）药物种类　不同类型的药物，其耐受性产生的原因和机制可能存在差异。例如，长期使用 β 受体阻滞剂可能导致心脏 β 受体数量增加，以补偿药物对受体的阻断作用。这种受体的上调可以降低药物疗效。

（2）给药途径　药物的给药途径也会影响药物耐受性的产生。不同的给药途径会导致药物在体内的吸收速率和生物利用度出现差异，这些差异性因素进而可能影响个体对药物的耐受性。

（3）用药剂量　药物的剂量过大或过小，都可能影响药物疗效和耐受性。如果药物剂量过大，可能会引发一系列不良反应，给患者的健康带来风险；而如果剂量不足，则可能导致药物无法发挥应有的治疗效果。

（4）用药时间　药物的用药时间长短，可能影响药物耐受性的产生。例如，长期用药可能导致药物代谢减缓，从而增加药物耐受性的风险。

（5）药物特性　药物本身的特性，如药物的半衰期、剂量依赖性、药代动力学和药效学等，会影响药物的疗效和耐受性。

（6）患者特征　包括患者的年龄、性别、遗传因素、基础疾病、合并症、肝肾功能状态等因素，这些因素可能影响药物的代谢、吸收、分布和排泄，从而影响药物的耐受性。

（7）药物治疗策略　药物的使用方式、剂量调整、联合用药、治疗持续时间等策略也会对药物的耐受性产生影响。

（8）患者的药物依从性　患者是否按照医嘱正确使用药物，以及是否按时服药、按量服药，都会影响药物的疗效和耐受性。

（9）药物相互作用　抗心律失常药物可能与其他药物发生相互作用，增强或减弱药物的效果，从而影响药效。

（10）环境因素　环境因素如饮食、生活习惯、环境污染等也可能对药物的代谢和疗效产生影响，进而影响药物的耐受性。

（11）心理因素　患者的心理状态、应激反应等也可能影响药物的疗效和耐受性。

3. 应对策略

针对药物耐受性问题，可以从以下几个方面进行应对：

（1）选择合适的药物　根据患者的生理和病理状态，选择合适的药物，以降低药物耐受性的风险。例如，对于肝肾功能不全的患者，可以选择具有较少代谢和排泄途径的药物。

（2）优化给药方案　合理制订给药方案，包括给药频率、给药剂量、给药途径等，以提高药物疗效，降低药物耐受性的风险。

（3）监测药物不良反应　在用药过程中，密切监测患者的不良反应，及时发现并处理药物不良反应，以降低药物耐受性的风险。

（4）联合用药　合理联合用药可以降低药物耐受性的风险。例如，对于某些药物耐受性较高的患者，可以考虑联合应用其他药物，以提高疗效，降低药物耐受性的风险。但需要注意药物之间的相互作用，避免不良反应的发生。

（5）个体化治疗方案　根据患者的具体情况，包括年龄、性别、合并症、肝肾功能状态等，制订个体化的治疗方案。不同患者对药物的耐受性可能有所不同，因此需要根据个体情况进行调整。

（6）药物选择　在考虑药物疗效的同时，也需要考虑患者的耐受性。选择患者耐受性较好的药物，可以减少不良反应的发生，提高治疗的依从性。

（7）剂量调整　根据患者的情况，进行药物剂量的调整。有些患者可能对常规剂量的药物过敏或不耐受，需要减少剂量或采用更温和的治疗方案。

（8）定期监测　定期监测患者的心电图、血液指标等，及时发现药物不良反应或耐受性降低的情况，及时调整治疗方案。

（9）教育和指导　加强患者的药物管理和用药监测，提高患者对药物治疗的依从性。向患者解释药物的作用、不良反应和注意事项，以及如何正确使用药物。

（10）心理支持　房颤患者常伴有焦虑、抑郁等心理问题，给予心理支持和咨询，有助于提高患者的治疗依从性和生活质量。

（三）不良反应和相互作用问题

在房颤治疗药物的研究中，不良反应和相互作用问题是需要考虑的至关重要的因素。由于房颤是一种常见的心律失常，患者通常需要长期使用抗心律失常药物来维持正常的心律。因此，这些药物的不良反应和相互作用问题可能会对患者的健康产生重大影响。

不良反应是指在合格药物以正常用量和用法用于预防、诊断、治疗疾病或调节生理功能时所发生的意外的、与防治目的无关的、不利或有害的反应。房颤治疗药物的不良反应包括但不限于：

① 胃肠道反应：如恶心、呕吐、腹泻等。

② 神经系统反应：如头痛、头晕、失眠、注意力不集中等。

③ 心血管反应：如心悸、胸闷、心律不齐等。

④ 肝脏损害：如肝炎、黄疸等。

⑤ 肾脏损害：如肾功能不全、尿频、尿急等。

⑥ 血液系统反应：如贫血、白细胞减少、血小板减少等。

⑦ 过敏反应：如皮疹、呼吸困难、过敏性休克等。

不良反应的发生率因药物种类、剂量、患者年龄、性别、肝肾功能等因素而异。在选择房颤治疗药物时，医生需要考虑患者的情况，以最大限度地减少不良反应的发生。

在房颤治疗药物的研究中，需要考虑药物之间的相互作用。在选择药物时，医生需要考虑患者正在使用的其他药物，以最大限度地减少相互作用的发生。此外，医生还需要定期监测患者的药物使用情况，以确保药物的相互作用不会对患者的健康产生负面影响。

第二节　房颤治疗新药研发

一、房颤治疗新药研发的时间需求

近年来，随着对房颤治疗的需求不断增加，新药研发成为了研究的热点。然而，新药研发的时间需求是一个备受关注的问题。

新药研发的时长需求是一个复杂的问题，受到多种因素的影响。其中，药物研发的难度和复杂性是影响新药研发时长的重要因素。房颤是一种复杂的心律失常，涉及多个生理机制和病理生理过程。因此，新药研发需要深入研究这些机制和过程，并开发出具有针对性的治疗药物。此外，新药研发还需要进行大量的临床试验，以验证药物的安全性和有效性。这些因素都导致了新药研发的时间需求较长。

另一个影响新药研发时长需求的因素是药物研发的资金和人力资源。新药研发需要投入大量的资金和人力资源，包括药物研发团队的组建、实验设备和试剂的采购、临床试验的开展等。这些因素都导致了新药研发的时长需求较长。

此外，新药研发的时长需求还受到政策和法规的影响。药物研发需要遵循严格的法规和监管要求，包括药品注册审批、药品生产许可等。这些因素都会导致新药研发的时长需求增加。

新药研发的时长需求是一个复杂的问题，受到多种因素的影响。药物研发的难度和复杂性、药物研发的资金和人力资源、政策和法规等因素都会导致新药研发的时长需求较长。因此，加快新药研发的速度，提高新药研发的效率，是当前医药行业面临的重要问题。

二、房颤治疗新药研发进展

目前正在开发几种口服（asundexian）和静脉注射（abelacimab）的因子XIa抑制剂，用于预防血栓形成[3]。对这些新化合物的描述如下。

Asundexian 是一种口服小分子因子XIa 抑制剂，其终末消除半衰期在 15.8 ～ 17.8h，因此支持每日 1 次给药。口服后，asundexian 快速起效（T_{max} 在 1.5 ～ 4h），主要通过 CYP3A4 进行肝脏代谢，肾脏排泄少于 15%。在最近发表的非瓣膜性房颤（NVAF）的 2 期临床试验（PACIFIC-AF）中，每日 1 次 20mg 和 50mg 剂量的 asundexian 与标准剂量的阿哌沙班相比，出血率较低，且几乎完全体内抑制因子XIa[4,5]。

Abelacimab 是一种单克隆抗体（MAB）双因子XI/XIa 抑制剂（它对非活性的酶原因子XI 具有双重活性，阻止其被因子XII a 激活，并且还阻断活化的因子XI），其终末消除半衰期在 25 ～ 30 天。作为每月一次的皮下注射，abelacimab 也在进行安慰剂对照的 2b 期研究，研究对象为低血栓栓塞风险的房颤患者，但结果还未发布[3,6]。

其他药物，如秋水仙碱、二甲双胍也正在研究中，以减少房颤及其并发症的负担，包括中风。需要更多的临床数据来更清楚地定义这些药物在非瓣膜性房颤中预防卒中的作用。

秋水仙碱是一种具有抗炎作用的古老药物，用于治疗痛风和地中海热。最近的一项系统综述包括了 5 个随机对照试验，评估了总共 11790 名患者，发现秋水仙碱剂量方案为每日 0.5mg，随访时间中位数为 6 ～ 36 个月，与安慰剂相比，显著降低了中风发生率（OR 0.47，95% CI 0.27 ～ 0.81，P=0.006）[7]。在房颤中使用秋水仙碱预防中风（CIAFS-1）是一项试点随机对照试验（RCT），检验一个更大的 RCT 的可行性，以正式评估这种药物在减少接受口服抗凝治疗（OAT）

的房颤患者的炎症和血栓形成标志物方面的潜在益处，但结果还未报道。秋水仙碱也可能通过降低炎症介质有效预防房颤消融后的早期复发[3,8]。

另一方面，糖尿病是房颤的重要危险因素[9]。体重减轻和血糖控制可以减少心房重塑和房颤症状的风险[10]，以及房颤消融后的更好临床结果[11]。TRIM-AF（针对房颤的靶向风险干预和二甲双胍）是一项临床研究，正在测试二甲双胍和风险因素及生活方式改变对房颤及其并发症（包括脑卒中）的负担的影响，但结果还未报道[3]。

三、房颤治疗药物新药研发的挑战与策略

（一）药物筛选与设计的挑战

选择合适的靶点：房颤的发病机制涉及多个通路，如离子通道、细胞内钙离子处理、心肌纤维化等，因此，药物研发需要选择合适的靶点来干预房颤的发生和发展。

提高特异性：新药需要具有更高的特异性，以减少对正常心脏功能的不良影响，同时有效地抑制或恢复房颤的心肌电生理异常。

克服心脏不良反应：一些药物在治疗房颤时可能会引起心脏传导阻滞、QT间期延长等不良反应，因此需要克服这些不良反应，确保药物的安全性。

提高药物的生物利用度：一些候选药物可能存在生物利用度低的问题，需要通过药物化学修饰或药物输送系统等手段来提高其生物利用度，提高治疗效果。

克服耐药性：长期使用某些药物可能导致患者产生耐药性，使药物治疗失效。因此，新药研发需要克服耐药性，延长药物的有效治疗期。

考虑个体差异：个体差异会影响患者对药物的反应和耐受性，因此在药物研发过程中需要考虑个体化治疗的需求，制订个体化的用药方案。

进行临床前和临床试验：在新药研发过程中，需要进行充分的临床前和临床试验，评估药物的安全性、有效性和耐受性，确保新药能够符合临床应用的需求。

（二）药效评估与优化的挑战

药效评估是药物研究中的重要环节，旨在确定药物的疗效和安全性。然而，由于各种原因，药效评估与优化面临着诸多挑战。

首先，药效评估的方法和标准不统一。不同的药物和疾病领域使用不同的评估方法和标准，这导致了评估结果的不一致性。此外，现有的评估方法可能存在局限性，无法全面反映药物的疗效和安全性。因此，需要制订新的评估方法和标

准，以提高评估的准确性和可靠性。

其次，药效评估的数据质量存在问题。许多药物研究缺乏足够的样本量和数据质量，这导致了评估结果的不准确和不全面。此外，现有数据可能存在偏差和误差，这会对评估结果产生影响。因此，需要加强数据管理和质量控制，以提高数据的可靠性和完整性。

第三，药效评估与临床实践的脱节也是一个重要挑战。药物研究的结果通常需要经过临床试验才能转化为临床实践。然而，药物研究的结果可能与临床试验的结果不符，导致临床实践的延误和资源浪费。因此，需要加强药物研究结果与临床实践之间的沟通和协作，以确保药物的临床应用符合科学和医学标准。

第四，药物的复杂性和多样性也是药效评估与优化的挑战之一。药物通常具有多种作用机制和多种药代动力学特征，这增加了评估和优化的难度。此外，药物的药效和安全性可能受到多种因素的影响，如患者年龄、性别、遗传因素等，这也增加了评估和优化的难度。因此，需要采用更加综合和系统的方法来评估和优化药物的药效和安全性。

药效评估与优化的挑战包括评估方法与标准的多样性、数据质量问题、临床实践与研究结果的脱节、药物的复杂性和多样性等。为了解决这些问题，需要制订新的评估方法和标准，加强数据管理和质量控制，加强药物研究结果与临床实践之间的沟通和协作，采用更加综合和系统的方法来评估和优化药物的药效和安全性。

（三）临床试验的挑战

房颤治疗药物的新药研发在临床试验中面临的挑战主要包括以下几点：

1. 患者招募和研究设计

招募符合条件的患者并设计科学合理的临床试验是首要挑战。房颤患者群体广泛，且存在多种临床表现和合并症，因此需要精确确定试验的入选和排除标准，以确保研究结果的可靠性和泛用性。

2. 安慰剂效应和盲法设计

在临床试验中，安慰剂效应可能会影响结果的解读，特别是在主观评价的终点指标中。为了减少安慰剂效应的影响，需要采用严格的盲法设计，包括双盲或甚至三盲设计，以保证结果的客观性和可信度。

3. 终点指标的选择

选择合适的终点指标对于评估药物疗效至关重要。在房颤治疗中，常用的终点指标包括心房颤动的持续时间、心室率的控制情况、心房颤动的复发率等。然而，这些指标的选择必须考虑到其临床意义、可操作性和统计分析的可行性。

4.样本量和试验期限的确定

确定合适的样本量和试验期限是临床试验设计的关键。由于房颤是一种慢性疾病，需要长期的随访才能评估药物的长期疗效和安全性。因此，需要权衡试验期限和患者数量之间的平衡，以确保试验结果具有统计学意义和临床实用性。

5.合并症管理和安全监测

房颤患者常伴有其他心血管疾病或合并症，如高血压、心肌病变等，这些因素可能会影响试验结果或增加药物的安全风险。因此，在临床试验中需要对合并症进行有效管理，并建立完善的安全监测体系，及时发现和处理药物可能引发的不良事件。

（四）新药研发的策略与方向

新型 AADs 的开发面临诸多挑战，从基础发现到临床应用的转化存在诸多障碍。除了高监管障碍和行业关注之外，当代 AADs 开发中使用的策略也需要仔细考虑。首先，房颤发展的临床状况的复杂性要求在首次临床暴露新型 AADs 之前已经采取量身定制的方法，以便真正有机会显示阳性信号。安全性问题也起着重要作用，因为几乎所有可用的新型 AADs 都具有致心律失常的潜力。因此，心房选择性与最小的非心脏毒性相结合通常被认为是开发新型 AADs 的最有前途的方法。然而，许多假定的抗房颤靶点并不完全存在于心房中。例如，尽管抑制 CaMK Ⅱ 可能是一种很有前途的抗心房颤动方法，但 CaMK Ⅱ 在许多组织中表达，其抑制可能引起严重的心外不良反应[12]。因此，在药物开发的早期阶段，需要仔细考虑成功的药物设计以及适当的配方和应用，以确保高心房选择性和最小的心外影响，特别是在大脑中。心房特异性基因治疗将是确保适当选择性的最终选择，尽管在临床应用中存在需要解决的问题，但针对小鼠的研究已经成功开发了一种心房特异性的腺相关病毒血清型 9（adeno-associated virus serotype 9，AAV9）载体，以在单剂量全身给药后产生高效的心房特异性基因表达[13]。基于 RNA 的疗法的发展也在迅速兴起。

最有前途的心房选择性药物是靶向 TASK-1 和 SK 通道的药物。TASK-1 通道抑制剂在临床前研究中显示出可喜的结果，使用这种方法的首个临床试验正在进行中[14]。虽然 SK 通道在中枢神经系统中高度表达，但目前正在开发的小分子似乎不会通过血脑屏障，在动物模型或 Ⅰ 期临床试验中不会产生严重的神经系统不良反应。然而，SK 通道并非仅在人类心房中表达，表明 SK 通道抑制仅具有中等心房选择性。也许正因为如此，在 I 期研究中发现了 QT 间期延长，因此有必要进行进一步的临床研究来证明 SK 通道阻滞剂的疗效并验证其安全性[15]。

目前，尚无选择性 RyR2 阻滞剂。由于 RyR2 受体在中枢神经系统中高度表达，对学习和记忆尤为重要，因此，如果能够优化其向心房的递送以减少心室和心外不良反应，则具有明确 RyR2 阻断特性的药物（如氟卡尼）可能具有价值。

针对心脏适应证的纤维化尚未转化为临床应用，对于房颤尤其如此，尽管心房特别容易发生结构重塑。纤维化的缓慢消退也有助于在检测到房颤之前进行早期干预以防止结构重塑；此外，纤维化的抑制或逆转可能会损害心室完整性，并可能导致心室功能障碍。细胞外基质是许多其他器官（如肝脏、肾脏和肺）的主要支架，这些器官可能会受到系统应用的抗纤维化药物的不利影响。同样，心房选择性可能对抗纤维化药物至关重要，未来剖析成纤维细胞功能和活化的器官差异的研究显然是必要的。上游治疗，特别是针对 NLRP3 炎症小体或细胞因子，可能构成一种新的治疗选择[16]。为了开发具有抗炎特性的新型 AADs，需要进一步的临床研究来测试房颤的抗炎假说。

四、房颤新药研发的主要方法与技术

（一）房颤新药的筛选与设计

1. 房颤新药筛选的方法

（1）生物信息学筛选 利用生物信息学技术，对已知的药物靶点、药物代谢途径、蛋白质相互作用网络等进行分析，筛选出可能与房颤相关的药物靶点。

（2）细胞培养筛选 利用细胞培养技术，将房颤相关细胞与药物进行共培养，观察药物对房颤相关细胞生长、增殖、分化的影响，筛选出可能具有治疗作用的药物。

（3）动物模型筛选 利用动物模型，建立房颤动物模型，观察药物对房颤动物模型的治疗效果，筛选出可能具有治疗作用的药物。

2. 房颤新药设计的原则

新药设计是药物研发的第二步，也是最重要的一步。新药设计的原则主要包括以下几个方面：

（1）抗凝血作用 房颤患者易形成血栓，因此新药需要具有抗凝血作用，减少血栓形成的风险。这可以通过抑制凝血因子的活性或者促进纤溶过程来实现。

（2）心律控制　控制心律是治疗房颤的重要策略之一。新药可以通过影响心肌细胞的电活动或离子通道来恢复正常的心律，减少心房的不规则收缩，改善心脏功能。

（3）安全性　新药需要在提供有效治疗的同时，尽量减少不良反应和副作用，特别是对心脏和血管系统的影响要小，以确保患者的安全性和耐受性。

（4）药代动力学和药效学特性　新药的药代动力学特性需要具备良好的吸收、分布、代谢和排泄特性，以确保药物在体内的稳定性和持久性。同时，药物的药效学特性需要使其在治疗上具有可控性和预测性。

（5）个体化治疗　房颤患者的病因和临床表现可能有所不同，因此新药设计应考虑到个体化治疗的需求，根据患者的特点和病情进行精准治疗，提高治疗效果。

（6）便利性　新药的给药方式和频率应尽量简便，以提高患者的依从性和治疗的持续性，例如口服给药、长效制剂等。

（二）房颤新药筛选与设计的意义

房颤新药筛选与设计是治疗房颤的重要方向之一。新药筛选可以找到可能与房颤相关的药物靶点，为后续药物设计提供基础；新药设计可以找到具有治疗作用的药物，为治疗房颤提供新的选择；此外，新药筛选与设计还可以为相关研究提供参考，推动房颤治疗研究的进展。

（三）房颤新药的药效评估与优化

房颤是一种常见的持续性心律失常，严重影响患者的生活质量和预后。近年来，随着对房颤发病机制的深入研究以及新型治疗药物的研发，房颤的治疗取得了显著的进展。然而，如何更准确地评估房颤新药的药效，并进一步优化治疗方案，仍是一个亟待解决的问题。

在房颤新药的研发中，药效评估与优化需要着重考虑以下方面，以满足房颤治疗的需要。

1. 心律失常控制

新药应具有更有效的抗心律失常作用，能够持续维持窦性心律，减少或防止房颤的发作。通过临床试验和动物模型研究，评估新药在控制心律失常方面的效果和安全性。

2. 心室率控制

对于无法维持窦性心律的患者，新药应能够有效控制心室率，以确保心脏有效泵血。药物的药效评估应包括在不同心率水平下的效果和安全性评估。

3. 抗凝治疗

新药在抗凝治疗方面应具有更好的效果和安全性，以预防血栓形成和降低卒中风险。临床试验需要评估新药与传统抗凝药物（如华法林）或其他口服抗凝药物（如 DOACs）相比的优劣势。

4. 药物安全性

新药的安全性评估应包括对不良反应和药物相互作用的考虑，特别需要关注新药可能带来的不良反应和出血风险，以及与其他常用药物的相互作用。

5. 个体化治疗

在新药的临床试验中，应该考虑患者的个体差异，包括年龄、性别、合并疾病、肝肾功能等因素，以确定新药在不同人群中的适用性和安全性。

通过这些方面的评估和优化，新药可以更好地满足房颤患者的治疗需求，提供更有效、更安全的治疗选择。在临床应用中，新药的疗效和安全性需要通过大规模的临床试验来验证，并结合个体化的治疗策略，以确保最佳的临床效果。

近年来，一些新型的药效优化方法得到了广泛的应用。例如，基于生物信息学的方法可以通过分析药物基因组学和蛋白质组学数据，预测药物的药效和不良反应，为药物研发和临床应用提供个性化方案。此外，基于人工智能的机器学习方法可以通过分析大量的临床数据，发现药物与患者病情之间的关联，为药效优化提供新的思路。

（四）房颤新药的临床试验方法与技术

针对房颤的临床试验方法与技术通常涉及以下几个方面：

1. 药物治疗试验

抗凝治疗：针对房颤患者的抗凝治疗是关键，以预防血栓形成和卒中。临床试验可能会测试新型抗凝药物的有效性和安全性。

心律失常控制药物：用于维持正常心室率的药物，如 β 受体阻滞剂、钙通道阻滞剂等。试验可能会比较不同药物在恢复和维持窦性心律方面的效果。

2. 介入治疗试验

消融治疗：通过射频消融或冷冻消融等技术，破坏心房内产生房颤的异常电活动部位，恢复正常心律。试验可能会评估不同消融技术的疗效和安全性。

植入式器械治疗：如心房封堵器（watchman）的植入，防止心房附壁血栓形成。试验可能会比较该类器械与长期抗凝治疗的效果和安全性。

3. 基因治疗试验

部分房颤患者可能与遗传因素相关，基因治疗试验旨在探索基因治疗对于房颤的疗效和预防。

4. 远程监测技术

一些临床试验可能会利用远程监测技术，如可穿戴设备或智能手机应用程序，以监测患者的心率、心律和活动水平，评估治疗效果和患者病情变化。

针对不同类型的房颤（如阵发性房颤、持续性房颤等），临床试验可能会采用不同的方法和技术，并且可能会结合多种治疗手段进行综合治疗。在设计和实施临床试验时，需要充分考虑患者的个体差异和病情特点，以确保试验的科学性和临床实用性。

第三节　房颤的基因治疗

一、基因治疗概述

基因治疗是一种基于基因工程技术，通过将正常或功能性基因导入病人体内，以纠正或补偿因基因缺陷而引起的疾病或紊乱的治疗方法。这种治疗方法被广泛应用于遗传性疾病的治疗，如囊性纤维化、遗传性视网膜病变、先天性免疫缺陷病等。

基因治疗的基本原理是将正常或功能性基因通过载体（如病毒、脂质体等）导入患者细胞中，以替换或修复缺陷基因。这种方法可以实现对疾病基因的精准干预，从而达到治疗疾病的目的。与传统的药物治疗相比，基因治疗具有更高的治疗效果和更低的不良反应。

基因治疗的应用范围非常广泛，不仅可以用于遗传性疾病的治疗，还可以用于治疗某些癌症、自身免疫性疾病和代谢性疾病等。在癌症治疗中，基因治疗可以通过将正常或功能性基因导入癌细胞中，以抑制癌细胞的生长和扩散。在自身免疫性疾病中，基因治疗可以通过导入正常或功能性基因来调节免疫系统，从而减少免疫系统的过度反应。在代谢性疾病中，基因治疗可以通过导入正常或功能性基因来调节代谢途径，从而降低疾病的风险。

然而，基因治疗也存在一些问题和挑战，例如：基因治疗的载体可能会引发免疫反应，导致患者的免疫系统攻击自身组织；基因治疗的安全性和有效性也存在一些不确定性，需要进一步的临床研究来确定；基因治疗的技术和方法也需要不断改进和发展，以满足不同疾病和患者的需求。

二、房颤基因治疗的意义

在房颤新药研发中，基因治疗具有重要的意义，主要体现在以下几个方面：

（一）个体化治疗

房颤是一种多基因疾病，其发病机制复杂，涉及多个基因的异常表达和相互作用。基因治疗能够根据患者的遗传背景和基因表型设计个性化治疗方案，提高治疗效果并减少不良反应。通过深入分析患者的基因组信息，可以确定特定基因突变与房颤的相关性，为选择治疗靶点和药物提供依据。

（二）病因治疗

传统药物治疗往往集中于症状控制，而基因治疗有潜力直接针对病理过程。通过修复或调节与房颤相关的遗传缺陷，基因治疗可以恢复心脏电生理平衡，减少房颤发作的频率和持续时间。

（三）新靶点发现

基因治疗研究有助于揭示疾病的分子机制，发现新的治疗靶点和调控机制，为开发新药物提供方向。

（四）药物研发创新

基因治疗提供了新药研发的新策略。基因编辑技术，如 CRISPR-Cas9，可以在动物模型中精确模拟人类疾病，验证新药效果，加速药物开发流程。此外，基因治疗技术本身也可能成为新药研发的前沿领域。

（五）长期疗效与安全性

相比于传统药物，基因治疗可能提供更持久的疗效，因为它可以在分子水平上进行干预。同时，基因治疗的安全性评估也在不断进步，有助于提高治疗的安全性。

（六）综合治疗策略

房颤的基因治疗具有重要的意义，它能够与传统药物治疗、心脏手术以及生活方式的调整等多种疗法结合，形成一种全面的治疗策略。这种综合性方案旨在为患者提供更为有效的治疗效果，从而改善他们的整体健康状况和生活质量。

综上所述，基因治疗在房颤新药研发中具有重要的意义，能够实现个体化治疗、病因治疗、新靶点发现和药物研发创新等多方面的目标。随着技术的发展和研究的深入，基因治疗有望为房颤患者提供更加有效和安全的治疗选择。

三、房颤的遗传学

（一）房颤相关的基因和突变

房颤是一种常见的心律失常，其发生和发展受到多种因素的影响，包括遗传因素。近年来，随着基因组学和功能基因组学的发展，越来越多的研究发现房颤相关的基因和突变。

房颤相关的基因主要涉及离子通道和信号转导通路的调控。其中，钙通道是心脏细胞内钙离子进入和离开细胞的关键通道，钙通道异常与房颤的发生和发展密切相关。钙通道 α1 亚型基因（CaV1.2）和 α2 亚型基因（CaV1.3）的突变会导致心肌细胞钙离子信号异常，从而影响心肌细胞的自律性和传导性，增加房颤的发生风险[17]。此外，钾通道和钠通道等离子通道基因的突变也可能影响心肌细胞的电生理特性，进而影响房颤的发生和发展。

信号转导通路的异常也是影响房颤发生的重要因素。例如，丝氨酸 / 苏氨酸蛋白激酶（serine/threonine protein kinases，SRC）和细胞外信号调节激酶（extracellular regulated protein kinases，ERK）等信号通路的异常与房颤的发生和发展密切相关[18]。其中，SRC 基因的突变会影响细胞内信号转导通路的正常调节，导致心肌细胞自律性增加和传导性降低，增加房颤的发生风险。而 ERK 信号通路的异常则可能影响心肌细胞的增殖和分化，影响心肌细胞的电生理特性，从而影响房颤的发生和发展。

除了上述基因的突变外，还有一些非编码 RNA（ncRNA）与房颤的发生和发展密切相关[19]。

（二）房颤的遗传风险评估

1. 房颤的遗传风险评估方法

（1）家族史分析　是评估个体遗传风险的直接方法。有房颤家族史的患者发病风险可能高于普通人群。但家族史分析存在局限性，例如难以获取完整的家族健康信息。

（2）遗传关联研究　近年来，随着基因组学的发展，遗传关联研究成为评估房颤遗传风险的重要手段。通过大规模基因组关联研究，已发现多个房颤相关基因和遗传多态性。如 *CYP2C9*、*KCNJ15*、*KCNJ10* 等基因多态性与房颤的发生风险相关。

（3）遗传风险评分模型 遗传风险评分模型结合遗传关联研究结果与家族史信息，提供了更精确的遗传风险评估工具。目前，已有包括 CHARGE-AF 在内的多个房颤遗传风险评分模型被开发[20]。这些模型可以帮助预测个体的房颤发病风险，并为个性化预防策略提供参考。

2. 房颤遗传风险评估的意义

（1）识别易感人群 遗传风险评估能够识别出具有较高房颤发病风险的患者群体，为制订针对性的预防策略提供科学依据。

（2）指导药物治疗 对于遗传风险较高的患者，可以根据个体的药物敏感性和反应差异调整用药方案，以期提高治疗效果和安全性。

（3）促进个体化治疗 遗传风险评估有助于医生为患者制订更为个性化的治疗方案，从而提高治疗的有效性，并可能改善患者的生活质量。

四、基因治疗技术

（一）基因治疗技术的定义和分类

基因治疗是一种应用遗传物质和相关技术治疗各种人类疾病的创新的医疗方法，由三个主要部分组成：遗传物质、用于基因传递的载体和基因编辑工具。这种技术在治疗遗传性疾病和某些癌症等方面显示出巨大潜力，并已取得显著的进展。

基因治疗的分类可以根据基因治疗的方式和目的进行分类。按照基因治疗的方式，可以将基因治疗分为以下几种类型：

（1）体外基因治疗 这种方法涉及将患者的细胞在实验室中培养，并通过基因转染或转基因技术导入外源基因；修改后的细胞随后会被扩增并重新注入患者体内，用于治疗。体外基因治疗是研究基因功能和治疗机制的重要手段。

（2）体内基因治疗 这种方法涉及将外源基因直接导入患者体内，通常通过静脉注射、局部注射或其他方式。体内基因治疗可以使用多种载体，包括腺病毒载体、脂质体载体、慢病毒载体等，以实现基因的有效传递和表达。

（3）基因编辑治疗 这种方法使用基因编辑技术，如 CRISPR-Cas9、TALENs 或 ZFNs，对患者的基因进行精确的定点修复或修改。基因编辑治疗为一些遗传性疾病，如囊性纤维化、遗传性视网膜病变、血友病和某些遗传性代谢疾病提供了新的治疗途径。

按照基因治疗的目的，可以将基因治疗分为以下几种类型：

（1）基因替代治疗　这种方法通常用于治疗一些遗传性疾病，如 β- 珠蛋白生成障碍性（地中海）贫血、囊性纤维化、血友病等。基因替代治疗通过将正常或功能性基因导入患者体内，以替代缺陷基因的功能，从而改善或纠正疾病状态。

（2）基因增强治疗　这种方法可能用于治疗某些遗传性疾病，如某些类型的肌营养不良症，或增强机体对某些疾病（如癌症）的抵抗力。基因增强治疗通过导入正常或功能性基因，增强或改善患者现有基因的功能。

（3）基因沉默治疗　这种治疗通过抑制或沉默导致疾病的基因表达，用于治疗某些遗传性疾病或癌症。常用的技术包括 RNA 干扰（RNAi）、小干扰 RNA（siRNA）和反义寡核苷酸等。

尽管基因治疗在治疗遗传性疾病和其他疾病方面取得了显著的进展，但仍面临技术挑战，如确保基因载体的安全性、提高基因传递的效率、降低免疫反应，以及解决与基因改造相关的伦理、法律和社会问题。此外，需要进一步的研究来优化治疗方案，提高治疗效果，并确保患者的安全。

（二）基因治疗房颤的潜在机制

1. 调节离子通道

离子通道是心脏细胞膜上的蛋白质通道，负责调节离子的跨膜流动。房颤的发生和发展与离子通道功能异常密切相关。基因治疗可通过导入正常或功能性离子通道基因，调节细胞膜上的离子通透性，影响心律失常的发生和发展。

2. 调节心律失常相关基因的表达

心律失常与多种离子通道基因和相关调控基因的变异有关。基因治疗可通过导入正常或功能性基因，调节钾通道基因、钙通道基因、钠通道基因等的表达，以改善心脏电生理特性。例如，导入钾通道基因可能增加钾离子外流，有助于恢复正常心律。

3. 调节心房肌细胞的收缩和松弛

心房肌细胞的收缩和松弛对维持正常心律至关重要。基因治疗可通过调节关键的收缩和松弛相关基因，影响心房肌细胞的功能。例如，导入影响钙离子处理的基因可能改善心房肌细胞的收缩和松弛，减少心律失常的发生。

4. 调节神经内分泌系统

神经内分泌系统通过多种途径影响心脏功能，包括心率和心律的调节。基因治疗可能通过调节神经内分泌系统中特定基因的表达，如甲状腺激素相关基因，来影响心脏功能和心律。然而，需要更多的研究来确定这些方法在房颤治疗中的可行性和效果。

5. 抗炎作用

房颤的发生和发展可能与炎症过程有关。基因治疗可能通过调节抗炎基因的表达，减轻心脏组织的炎症反应，从而对房颤有潜在的治疗作用。

6. 促进心肌修复和再生

某些基因治疗策略可能通过促进心肌细胞的修复和再生来改善心脏功能。例如，导入促进血管生成或心肌细胞增殖的基因可能有助于改善心脏组织的健康和功能。

基因治疗在房颤治疗中的应用仍处于早期研究阶段，需要更多的临床前和临床研究来验证其安全性、有效性和长期效果。

（三）基因治疗房颤的临床应用

基因治疗是一种前沿的治疗手段，通过引入健康基因来取代或修复患者体内受损的基因，以达到治疗疾病的目的。近年来，基因治疗在包括房颤在内的多种疾病的临床应用中取得了显著进展。

1. 基因替换治疗

通过将正常的基因导入患者体内，以取代或补偿功能失常的基因，从而改善心律失常。

2. 基因敲除治疗

利用基因敲除技术，针对已知导致房颤的特定基因进行靶向性敲除，以减少或消除房颤的发生。

3. 基因编辑治疗

运用 CRISPR-Cas9 等基因编辑技术，对患者心肌细胞中的特定基因进行精确修改，以调节心律失常的发生。

4. 基因表达调控治疗

通过调节患者体内相关基因的表达水平，如使用小 RNA 分子进行基因沉默或增强，以影响心律失常的发生。

基因治疗房颤的临床应用前景广阔，但仍面临一些挑战。例如：如何确保基因传递的精确性和特异性，避免非目标组织的基因修改；如何克服免疫反应，减少患者对导入基因或载体的免疫排斥；如何确定最佳的基因治疗方案，包括治疗时机、剂量和持续时间；如何解决与基因治疗相关的伦理、法律和社会问题，确保治疗的安全性和有效性。

五、房颤基因治疗的临床试验

（一）临床试验的概述和设计

房颤基因治疗的临床试验目的是评估基因治疗技术在治疗房颤中的安全性和有效性，并为未来的临床应用提供科学依据。临床试验的设计通常涵盖以下几个关键方面：

1. 前期实验室研究

在临床试验之前进行实验室研究以验证基因治疗技术的可行性和有效性，包括体外细胞实验和动物模型实验，评估基因治疗对房颤相关基因表达的影响及心脏功能的改善。

2. 治疗靶点选择

基于前期研究结果和房颤的病理生理特点，明确选择具有潜在疗效和安全性的基因靶点，选择可能涉及基因编辑、基因表达调节或基因转移等治疗方式。

3. 临床试验设计

遵循科学严谨的原则设计临床试验，包括安慰剂对照、随机分组、双盲试验等。根据目的和策略，设计Ⅰ、Ⅱ、Ⅲ期临床试验，逐步评估治疗的安全性和有效性。

4. 受试者招募

招募符合特定标准的受试者，标准可能包括年龄、房颤类型、病情严重程度、健康状况等，确保试验结果的可比性和泛化性。

5. 安全性评估

密切监测不良事件和不良反应，定期监测生理指标和实验室检测结果，确保受试者安全。

6. 有效性评价

通过临床症状改善、心电图变化、心脏功能指标等评估基因治疗的有效性，验证治疗效果和临床意义。

7. 监管和伦理考量

确保临床试验符合监管要求和伦理标准，包括但不限于知情同意、数据保护、隐私保护等。

8.数据分析和结果解读

对试验数据进行统计分析，评估安全性和有效性指标，解读治疗组和对照组之间的差异性，为临床应用提供科学依据和指导。

房颤基因治疗的临床试验设计是一个复杂的过程，涉及多个环节和方面，旨在全面评估基因治疗的安全性和有效性，并推动其在房颤治疗中的应用。

（二）房颤基因治疗的疗效和安全性

1.房颤基因治疗的疗效

基因治疗提供了一种针对房颤的定制治疗方法，尽管这一方法在转化为临床应用上存在挑战。基因治疗的优势在于其组织特异性和减少的脱靶效应，这可能提高治疗的针对性。个体化基因治疗的设想是根据患者特定的疾病特征量身定制治疗方案。然而，房颤的异质性可能影响单一遗传改变的效果。基因传递方法的选择（如病毒载体、质粒或纳米颗粒）和实现持久基因表达是当前面临的主要障碍。尽管存在挑战，基因治疗在调节心脏电生理相关基因表达方面显示出潜力，可能有效减少房颤发作的频率和持续时间，并改善心脏功能。未来的研究需要进一步验证其长期疗效和安全性，并优化治疗方案。

2.房颤基因治疗的安全性

房颤基因治疗作为一种新兴的治疗策略，虽然展现出了治疗心律失常的潜力，但安全性考量仍是其转化为临床应用的重要前提。基因治疗的安全性问题主要包括以下几个方面：

（1）基因表达调控的精确性　基因治疗需要精确地调控目标基因的表达，以避免非特异性的基因激活或抑制——这可能导致意外的生物学效应。

（2）脱靶效应　基因编辑技术如CRISPR-Cas9虽然精确，但仍有可能出现脱靶，即在非目标位点引发基因突变，这可能引起不良的生物学后果。

（3）免疫反应和过敏反应　外源基因或载体可能引发机体的免疫反应，包括急性炎症、细胞因子释放，甚至慢性免疫反应，这些都可能影响治疗效果和患者安全。

（4）长期安全性　基因治疗的长期安全性尚不完全清楚，包括基因插入的长期影响、潜在的致癌风险等。

（5）传递系统的安全性　基因治疗常用的病毒载体或非病毒载体可能存在传递效率、靶向性以及潜在的毒性问题。

为了确保房颤基因治疗的安全性，以下措施是必要的：

（1）详尽的前期研究　在临床应用前，需要在体外细胞实验和动物模型中进行广泛的安全性评估，以预测可能的不良反应。

（2）患者的严格筛选　在治疗前对患者进行全面评估，包括基因组分析、免疫状态评估等，以筛选出最适合接受基因治疗的患者。

（3）个性化治疗方案　根据患者的具体情况定制治疗方案，包括选择合适的基因编辑工具、载体系统和治疗剂量。

（4）治疗过程中的监控　在治疗过程中实施实时监控，包括对患者生命体征的监测、免疫反应的评估等。

（5）长期跟踪研究　治疗后对患者进行长期跟踪，评估治疗效果的持续性和任何延迟出现的不良事件。

（6）伦理和法律考量　确保基因治疗的所有方面都符合伦理和法律标准，包括患者的知情同意和隐私保护。

3. 房颤基因治疗的未来展望

房颤作为一种常见病症，其严重后果包括心脏功能不全和脑卒中。基因治疗作为一种新型治疗方法，在治疗房颤方面具有巨大潜力。通过修复或替换异常基因，基因治疗已在一些遗传性心律失常中显示出效果。未来，基因治疗可能成为治疗房颤的首选方法。随着对房颤病因和发病机制的深入了解，将开发出更有效的治疗方案。基因编辑技术如 CRISPR-Cas9 和细胞疗法如间充质干细胞移植可能在治疗中发挥作用。结合人工智能技术，基因治疗的智能化治疗方案将进一步优化。此外，基因治疗可能与药物疗法相结合，形成综合治疗方案，提高治疗效果和减少不良反应。

参考文献

[1] Hindricks G, Potpara T, Dagres N, et al. 2020 ESC Guidelines for the diagnosis and management of atrial fibrillation developed in collaboration with the European Association for Cardio-Thoracic Surgery (EACTS): The Task Force for the diagnosis and management of atrial fibrillation of the European Society of Cardiology (ESC) Developed with the special contribution of the European Heart Rhythm Association (EHRA) of the ESC [published correction appears in Eur Heart J. 2021 Feb 1;42(5): 507[J]. Eur Heart J, 2021, 42(5): 373-498.

[2] Béjot Y, Ben Salem D, Osseby G V, et al. Epidemiology of ischemic stroke from atrial fibrillation in Dijon, France, from 1985 to 2006[J]. Neurology, 2009, 72(4): 346-353.

[3] Gómez-Outes A, Suárez-Gea M L, Pérez-Cabeza AI, et al. Pharmacotherapy for stroke prevention

in nonvalvular atrial fibrillation: current strategies and future directions[J]. Expert Opin Pharmacother, 2022, 23(17): 1941-1955.

[4] Kubitza D, Heckmann M, Distler J, et al. Pharmacokinetics, pharmacodynamics and safety of BAY 2433334, a novel activated factor XI inhibitor, in healthy volunteers: A randomized phase 1 multiple-dose study[J]. Br J Clin Pharmacol, 2022, 88(7): 3447-3462.

[5] Piccini J P, Caso V, Connolly S J, et al. Safety of the oral factor XIa inhibitor asundexian compared with apixaban in patients with atrial fibrillation (PACIFIC-AF): a multicentre, randomised, double-blind, double-dummy, dose-finding phase 2 study[J]. Lancet, 2022, 399(10333): 1383-1390.

[6] Yi B A, Freedholm D, Widener N, et al. Pharmacokinetics and pharmacodynamics of Abelacimab (MAA868), a novel dual inhibitor of Factor XI and Factor XIa[J]. J Thromb Haemost, 2022, 20(2): 307-315.

[7] Goh CXY, Tan Y K, Tan C H, et al. The use of colchicine as an anti-inflammatory agent for stroke prevention in patients with coronary artery disease: a systematic review and meta-analysis[J]. J Thromb Thrombolysis, 2022, 54(1): 183-190.

[8] Verma S, Eikelboom J W, Nidorf S M, et al. Colchicine in cardiac disease: a systematic review and meta-analysis of randomized controlled trials[J]. BMC Cardiovasc Disord, 2015, 15: 96.

[9] Wang A, Green J B, Halperin J L, et al. Atrial Fibrillation and Diabetes Mellitus: JACC Review Topic of the Week[J]. J Am Coll Cardiol, 2019, 74(8): 1107-1115.

[10] Abed H S, Wittert G A, Leong D P, et al. Effect of weight reduction and cardiometabolic risk factor management on symptom burden and severity in patients with atrial fibrillation: a randomized clinical trial[J]. JAMA, 2013, 310(19): 2050-2060.

[11] Pathak R K, Middeldorp M E, Lau D H, et al. Aggressive risk factor reduction study for atrial fibrillation and implications for the outcome of ablation: the ARREST-AF cohort study[J]. J Am Coll Cardiol, 2014, 64(21): 2222-2231.

[12] Heijman J, Muna A P, Veleva T, et al. Atrial Myocyte NLRP3/CaMKII Nexus Forms a Substrate for Postoperative Atrial Fibrillation[J]. Circ Res, 2020, 127(8): 1036-1055.

[13] Ni L, Scott L Jr, Campbell H M, et al. Atrial-Specific Gene Delivery Using an Adeno-Associated Viral Vector[J]. Circ Res, 2019, 124(2): 256-262.

[14] Kraft M, Büscher A, Wiedmann F, et al. Current Drug Treatment Strategies for Atrial Fibrillation and TASK-1 Inhibition as an Emerging Novel Therapy Option[J]. Front Pharmacol, 2021, 12: 638445.

[15] Heijman J, Zhou X, Morotti S, et al. Enhanced Ca^{2+}-Dependent SK-Channel Gating and Membrane Trafficking in Human Atrial Fibrillation[J]. Circ Res, 2023, 132(9): e116-e133.

[16] Yang S, Zhao Z, Zhao N, et al. Blockage of transient receptor potential vanilloid 4 prevents postoperative atrial fibrillation by inhibiting NLRP3-inflammasome in sterile pericarditis mice[J]. Cell Calcium, 2022, 104: 102590.

[17] Zhang Z, He Y, Tuteja D, et al. Functional roles of Cav1.3(alpha1D) calcium channels in atria: insights gained from gene-targeted null mutant mice[J]. Circulation, 2005, 112(13): 1936-1944.

[18] Wang Y, Kang W, Wang X, et al. Functional Role and Mechanism of microRNA-28b in Atrial Myocyte in a Persistent Atrial Fibrillation Rat Model[J]. Med Sci Monit, 2016, 22: 3073-3078.

[19] Franco D, Aranega A, Dominguez J N. Non-coding RNAs and Atrial Fibrillation[J]. Adv Exp Med Biol, 2020, 1229: 311-325.

[20] Goudis C, Daios S, Dimitriadis F, et al. CHARGE-AF: A Useful Score For Atrial Fibrillation Prediction?[J]. Curr Cardiol Rev, 2023, 19(2): e010922208402.

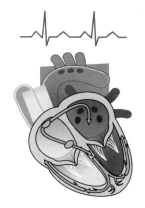

·第五章·

房颤药物治疗的安全与风险管理

第一节　房颤药物治疗中的不良反应与预防

一、药物不良反应的定义和重要性

药物不良反应（adverse drug reaction，简称 ADR）是指在药物使用过程中出现的与用药目的无关的有害反应。其定义最早由美国食品药品监督管理局（FDA）于 1961 年提出，即"在用药期间或停药后出现的与用药目的无关的有害反应"。

药物不良反应的重要性在于其对患者的危害性。药物不良反应可能导致患者出现身体不适、疾病加重，甚至死亡等严重后果，给患者和医生带来很大的困扰和压力。因此，了解药物不良反应的发生机制、预防措施和处理方法是临床实践中非常重要的课题。

在药物不良反应的研究中，目前主要采用流行病学、临床药理学、毒理学等方法。其中：流行病学研究药物不良反应的发生率和严重程度，为制订药物安全标准提供依据；临床药理学和毒理学研究药物不良反应的机制，为药物开发和临床应用提供指导。

药物不良反应的预防措施主要包括合理用药、监测用药、评估用药等。合理用药是指根据患者的病情、年龄、性别、体重、过敏史等因素，选择合适的药物种类、剂量、给药方式等，避免药物滥用和过度使用。监测用药是指对患者用药情况进行密切观察，及时发现和处理药物不良反应。评估用药是指对药物的安全性和有效性进行评估，及时调整用药方案。

药物不良反应的处理方法主要包括药物治疗、支持治疗、预防治疗等。药物治疗是指针对药物不良反应引起的症状，采用相应的药物进行治疗。支持治疗是指在药物治疗的基础上对患者进行支持性治疗，如饮食、运动、心理等。预防治疗是指通过调整饮食、运动、睡眠等生活方式，预防药物不良反应的发生。

药物不良反应是临床实践中不可避免的问题，给患者和医生都带来很大的挑战。因此，了解药物不良反应的发生机制、预防措施和处理方法，对于提高药物的安全性和有效性、保障患者的健康具有重要的意义。

二、房颤治疗的药物不良反应发生率

一项研究对 1995 ~ 2015 年文献报道的 326 例抗心律失常药引起药物不良反应的病例进行统计分析 [经筛选，收集到 312 篇病例报道，共计 326 个病例，男性患者 187 例（57.4%），女性患者 139 例（42.6%）]：发生药物不良反应的患者以 40 岁以上的人群为主；以 40 至 65 岁人群所占比例最高，约 50% 的患者属于该人群；各年龄层中男女比例均存在差异，特别是在 75 岁以上患者中更加显著（69.0% vs 31.0%）[1]。

三、房颤治疗药物的不良反应

（一）不良反应的定义和分类

不良反应是指在用药过程中，药物对机体产生有害影响的现象。这些有害影响可能与药物的药理作用增强、减弱或两者兼而有之。不良反应的发生率较高，对患者的健康和生命安全构成威胁。因此，了解不良反应的定义和分类具有重要意义。

根据不良反应的性质和严重程度，不良反应可以分为多种类型。以下列举了常见的不良反应分类：

（1）轻微不良反应　这类不良反应通常表现为短暂、轻微的症状，如头痛、恶心、皮疹等。在大多数情况下，轻微不良反应无须特殊处理，可以自行恢复。

（2）较严重不良反应　这类不良反应可能对患者的生活质量产生较大影响，如胃肠道反应、肝肾功能损害等。在治疗过程中，需要密切关注患者的病情变化，并采取相应的干预措施。

（3）严重不良反应 这类不良反应可能导致患者死亡或长期健康损害，如过敏反应、药物性肝炎、肾衰竭等。在用药过程中，应严密监测患者的生命体征，如心率、血压、呼吸等，一旦发现异常情况，应及时采取紧急救治措施。

（4）特异质不良反应 这类不良反应如光敏感、药物性皮炎、药物性肝炎等具有明显的遗传、种族或性别特性。在用药过程中，应详细询问患者的家族病史、遗传背景等信息，以降低不良反应的发生风险。

总而言之，房颤治疗药物的不良反应发生率因药物种类和患者个体差异而异。因此，在房颤治疗中，需要根据患者的病情和药物的不良反应选择合适的药物，并定期监测患者的药物不良反应，以保证患者的治疗效果和安全性。同时，还需要进一步研究新型药物，以减少药物的不良反应，提高房颤治疗的疗效和安全性。

（二）常见不良反应及其临床表现

当谈及房颤治疗药物的常见不良反应及其临床表现时，可以综合考虑以下几方面：

（1）心血管系统不良反应 ①心律失常：可能出现心搏过快或过慢的情况，需要密切监测心率。②血压异常：可能出现血压升高或降低，需要及时调整治疗方案。

（2）消化系统不良反应 ①恶心和呕吐：患者可能出现食欲缺乏、呕吐等症状，影响食物和药物吸收。②腹泻：药物对胃肠道的刺激可能导致腹泻，影响患者的生活质量。

（3）中枢神经系统不良反应 ①头晕和头痛：患者可能感到头晕或头痛，影响日常活动。②疲劳和眩晕：药物可能导致患者感到疲劳和眩晕，需要注意休息和安全。

（4）血液系统不良反应 ①凝血功能异常：药物可能导致血液凝血功能异常，增加出血或血栓形成的风险。②血小板减少：可能导致出血倾向，需要密切监测血液指标。

（5）过敏反应 ①皮疹和荨麻疹：有些患者可能对药物成分产生过敏反应，表现为皮疹和荨麻疹。②过敏性休克：在严重情况下，可能出现过敏性休克，需要紧急处理。

总体而言，房颤治疗药物可能导致的不良反应种类繁多，影响患者的生活质量和治疗效果。患者在用药期间应密切关注自身身体状况，如出现任何不适反应应及时向医生咨询，以便调整治疗方案，确保安全有效地控制房颤症状。

（三）不良反应的发生机制及影响因素

（1）抗心律失常药物　①钠通道阻滞剂：例如利多卡因。这类药物通过阻滞心肌细胞的钠通道，延长心肌细胞的去极化期，抑制异常兴奋的发生，从而抑制心律失常；然而，过度的钠通道阻滞可能导致心室传导阻滞或致心律失常。②钾通道阻滞剂：例如胺碘酮。这类药物抑制心肌细胞的钾离子外流，延长心肌细胞的去极化期，从而延长心房和心室的动作电位，抑制心律失常；但过度的钾通道阻滞可能导致 QT 间期延长，增加心律失常的风险。③钙通道阻滞剂：例如地尔硫䓬。这类药物抑制心肌细胞的钙离子内流，减慢心房和心室的去极化速度，从而减慢心率和抑制心律失常；但过度的钙通道阻滞可能导致心率过缓或心房传导阻滞。

（2）抗凝血药物　①维生素 K 拮抗剂：例如华法林。这类药物抑制维生素 K 依赖性凝血因子的合成，减少血液凝结能力，预防血栓形成；然而，由于维生素 K 参与多个凝血因子的合成，不良反应主要表现为出血，特别是消化道出血。②直接抑制凝血因子的药物：例如达比加群。这类药物直接抑制血栓形成所需的凝血因子，例如凝血酶或凝血因子 Xa。它们提供了更直接的抗凝血作用，但也增加了出血的风险。

综上所述，房颤治疗药物的不良反应发生机制包括对心脏电生理学或凝血系统的干预，这些干预可能导致一系列的不良反应，如心律失常、心血管事件或出血等。因此，在使用这些药物时，医生需要权衡其治疗效果与不良反应的风险，并根据患者的个体情况进行个性化的治疗方案制订。

（四）不良反应的严重程度和处理方法

不良反应是指在药物治疗或医疗器械使用过程中出现的不适反应，这些反应可能影响患者的生活质量，甚至危及生命。因此，对不良反应的严重程度和处理方法进行详细的研究是非常必要的。

房颤是一种常见的心律失常，其治疗药物的不良反应的严重程度取决于多种因素。首先，患者的个体情况至关重要。老年患者、存在其他心血管疾病或合并其他疾病的患者可能对药物更为敏感，因此可能更容易出现严重的不良反应。其次，药物剂量和使用方式也会影响不良反应的严重程度。如果患者接受的药物剂量过高，或者药物与其他药物相互作用，都可能增加不良反应的风险。

常见的不良反应包括头痛、恶心、胃肠道不适等，这些反应通常是轻度的，可以通过减少剂量或调整用药时间来缓解。然而，一些严重的不良反应可能会危及患者的生命。例如，某些抗心律失常药物可能导致心律失常加重，增加心搏骤停的风险。而抗凝血药物可能会导致严重的出血事件，特别是在存在其他出血风险因素的情况下。

当面对严重的不良反应时，需要迅速采取行动。这可能包括立即停止药物治疗，给予抗毒素或其他紧急药物治疗，甚至进行手术干预。此外，还应密切监测患者的情况，确保他们得到及时的支持和治疗。

在处理房颤治疗药物的不良反应时，还需要评估患者的整体健康状况和其他潜在的并发症。可能需要与心脏专家、血液专家以及其他医疗团队合作，以制订最佳的治疗方案。最重要的是，需要根据患者的具体情况和严重程度采取个性化的处理方法，以确保患者的安全和治疗效果的最大化。

四、房颤治疗药物不良反应的管理与研究

（一）药物不良反应的评估和监测

当涉及房颤治疗药物的使用时，了解和监测不良反应至关重要，因为这些反应可能影响患者的治疗效果和安全性。医护人员需要密切关注患者的药物反应，及时采取措施，以确保患者能够获得最佳的治疗结果。

首先，医护人员应该对房颤治疗药物的常见不良反应有所了解。不同类型的药物可能引发不同的反应，例如抗凝药物可能会增加出血的风险，而抗心律失常药物则可能导致心律失常等。因此，医护人员需要对每种药物可能引发的不良反应有清晰的认识。

其次，医护人员在治疗过程中应该密切监测患者的反应。这包括定期询问患者是否出现了任何不适症状，如头晕、胸痛、呕吐等，并且需要对患者的生命体征进行定期检查，如测量血压、心率等。通过及时的监测，医护人员可以早期发现不良反应的迹象，并及时采取相应的措施。

在评估不良反应时，医护人员需要考虑不良反应的严重程度和持续时间。一些不良反应可能只是暂时的，可以通过调整药物剂量或采取其他措施来缓解，而另一些则可能需要立即停止药物治疗并采取紧急措施。因此，医护人员需要根据患者的具体情况来评估不良反应的严重程度，并采取相应的处理措施。

在监测不良反应的过程中，医护人员还应该与患者建立良好的沟通和信任关系。患者应该被鼓励随时向医护人员报告任何不适症状，而医护人员也应该及时回应患者的需求，并提供必要的支持和指导。通过积极的沟通，可以更好地了解患者的情况，及时发现和解决潜在的问题。

最后，医护人员还需要对患者进行教育，使其能够自我监测和管理不良反应。患者应该了解如何正确地观察和识别不良反应的迹象，并且知道在出现不良反应时应该采取哪些措施，包括是否需要就医或紧急处理。通过加强患者的自我监测和管理能力，可以提高治疗的安全性和效果。

总的来说，对于房颤治疗药物不良反应的评估和监测是非常重要的。医护人员需要对药物的不良反应有清晰的认识，密切监测患者的反应，并与患者建立良好的沟通和信任关系，以确保患者能够获得最佳的治疗结果。

（二）药物不良反应的预防和处理策略

药物不良反应是药物使用过程中常见的现象，不仅会给患者带来痛苦和不适，还可能对患者的健康产生不良影响。因此，药物不良反应的预防和处理策略是临床实践中非常重要的问题。

1. 药物不良反应的预防策略

主要包括以下几个方面：

（1）个体化治疗方案　根据患者的年龄、性别、病史、生理特征和药物代谢情况等因素，制订个性化的治疗方案。例如，对于房颤患者，考虑到年龄和肾功能等因素，需要调整抗凝治疗的剂量和药物选择。个体化治疗可以减少不良反应的发生率和严重性。

（2）定期监测和评估　定期监测患者的药物疗效和不良反应，及时调整治疗方案。对于房颤患者，定期检查凝血功能、肝肾功能以及药物浓度等指标，可以帮助发现并预防不良反应的发生。

（3）药物相互作用的评估　注意药物之间的相互作用，特别是对于多药联合治疗的患者。例如，房颤患者常需要同时服用抗凝药物、抗心律失常药物和其他辅助治疗药物，需要警惕药物之间的相互作用可能带来的不良反应。

（4）教育患者　对患者进行药物治疗方面的教育，包括正确使用药物、注意药物副作用的表现、如何处理紧急情况等。例如，房颤患者需要了解抗凝药物的使用方法、可能的出血风险以及出现出血时应该采取的措施。

（5）监测不良反应的报告和管理　建立完善的不良反应监测和报告系统，及时发现和管理药物不良反应。对于房颤患者，尤其需要密切监测抗凝药物可能引发的出血等不良反应，并及时采取相应的措施。

（6）药物选择和个体化治疗　基于患者的基因型进行药物选择可以显著提高抗凝治疗的安全性和有效性。例如，*CYP2C9* 和 *VKORC1* 基因的多态性与华法林的剂量反应关系密切相关。个体化的剂量调整能够减少患者的不良事件发生率，同时确保治疗的有效性。

（7）药物监测和调整剂量 对于药物治疗，监测和调整药物剂量至关重要，以确保疗效的最大化和不良反应的最小化。包括抗心律失常药物、抗凝血药物和心率控制药物的监测和剂量调整。

（8）药物相互作用和配伍禁忌的避免 药物相互作用和配伍禁忌对于治疗效果和患者安全至关重要。深入了解这些问题对于提高房颤患者治疗的质量至关重要。

（9）患者教育和管理 对患者进行有效的教育和管理至关重要。在医疗专业人员的引导下，患者可以更深入地认识到药物治疗的关键作用，并且能够妥善处理用药过程中可能遇到的各种问题，这有助于提升治疗效果和保障用药安全。

2. 药物不良反应的处理策略

主要包括以下几个方面：

（1）停药或减量 在出现药物不良反应时，首要考虑的是停止使用或减少药物剂量。特别是对于房颤患者，一些抗心律失常药物如胺碘酮可能导致甲状腺功能异常等不良反应，因此及时调整剂量或停药十分重要，因此需要密切监测患者的甲状腺功能并及时调整治疗方案。

（2）替换药物 如果停药或减量后症状仍然存在，可以考虑更换同类药物或采用替代治疗方案。例如，对于房颤患者，如果某种抗心律失常药物引起不良反应，可以考虑使用其他类别的抗心律失常药物或尝试非药物治疗方法如心脏射频消融术。

（3）支持性治疗 对于某些药物不良反应，如恶心、呕吐或皮肤过敏等症状，可以采取支持性治疗措施来缓解症状。这包括给予抗过敏药物、液体补充、局部皮肤护理等。

（4）药物监测和评估 对于房颤等慢性疾病患者，需要定期监测药物浓度、生化指标和心电图等，以评估药物疗效和不良反应情况，并调整治疗方案。

3. 药物不良反应对患者预后的影响

药物不良反应是指在药物治疗过程中出现的与治疗目的无关的、有害的反应。药物不良反应的类型很多，包括副作用、毒性反应、过敏反应等。

房颤治疗药物的不良反应对患者预后的影响是一个重要而复杂的问题。以下将从不同角度综述这一问题：

（1）心血管不良反应对患者预后的影响 抗心律失常药物如胺碘酮、普罗帕酮等在房颤治疗中广泛应用，但其不良反应可能对患者的心血管系统产生负面影响。例如，胺碘酮可导致甲状腺功能异常、心律失常等。

（2）出血风险与抗凝药物治疗　抗凝治疗在房颤患者中用于预防血栓栓塞事件，但与之伴随的出血风险是一个需要重视的不良反应。华法林是最常用的口服抗凝药物，但其治疗过程需要严密监测，以维持适当的抗凝效果同时减少出血风险。

（3）药物相关的脏器毒性　抗心律失常药物如胺碘酮和普罗帕酮可能对肝脏和肺部产生毒性作用，进而影响患者的生存和生活质量。这些药物的长期使用可能导致肝功能异常、肺纤维化等不良反应。

（4）影响药物依从性的不良反应　不良反应可能会影响患者对药物治疗的依从性，进而影响预后。例如，药物引起的肌肉疼痛、疲劳等不适可能降低患者的生活质量，导致他们更倾向于放弃治疗或减少用药剂量[2]。

房颤治疗药物的不良反应对患者预后的影响是一个多方面的问题，需要医护人员在临床实践中综合考虑，以制订个体化的治疗方案。

第二节　药物相互作用与合理用药建议

一、多药治疗在房颤患者中的常见情况

房颤是一种常见的心律失常，常伴随着心功能不全、心力衰竭等疾病。因此，房颤患者往往需要接受多药治疗。然而，多药治疗也会导致药物相互作用的问题，这会对患者的治疗效果产生影响。

（一）药物相互作用的原因

药物相互作用是指两种或两种以上药物同时使用时，它们之间可能发生的化学反应或生物学效应，从而影响药物的疗效或安全性。在房颤患者中，由于同时使用多种药物的情况较为常见，因此药物相互作用的问题也更加突出。

（二）药物相互作用的表现

药物相互作用可能导致房颤患者的症状加重、疗效降低，甚至产生不良反应。例如，某些药物可能影响房颤患者的心率，导致心律失常加重；某些药物可能与房颤患者已有的药物产生相互作用，导致不良反应的发生。

（三）药物相互作用的影响因素

药物相互作用的影响因素包括患者的健康状况，药物的种类、剂量、给药途径、相互作用的时间等。因此，在房颤患者中，药物相互作用的问题需要综合考虑患者的具体情况，进行个体化的治疗和管理。

（四）药物相互作用的治疗建议

对于房颤患者中的药物相互作用问题，需要进行合理的用药建议。例如：在选择药物时，需要考虑药物的相互作用，避免同时使用可能会产生不良反应的药物；在给药时，需要按照药物的说明书进行，避免剂量过大或过小；在治疗过程中，需要定期监测患者的症状和药物疗效，及时调整药物种类和剂量。

多药治疗在房颤患者中是常见的，但也会导致药物相互作用的问题。因此，在治疗房颤时，需要综合考虑患者的具体情况，进行个体化的治疗和管理，以提高治疗效果，降低药物相互作用的风险。

二、药物相互作用对治疗效果的潜在影响

房颤是一种常见的心律失常，其治疗需要考虑药物相互作用的问题。药物相互作用可能导致治疗效果减弱或增强，甚至引起不良反应。因此，合理用药是房颤治疗的关键。

首先，抗心律失常药物的相互作用可能会影响房颤的治疗效果。例如：某些抗心律失常药物可能增强其他药物的抗心律失常作用，从而增加药物不良反应的风险；相反，某些药物可能会减弱其他药物的抗心律失常作用，从而降低治疗效果。

其次，其他药物的相互作用也可能影响房颤的治疗效果。例如：某些药物可能会增加心脏的负担，从而加重房颤的症状；相反，某些药物可能会降低心脏的负担，从而减轻房颤的症状。

此外，患者的健康状况也可能影响药物相互作用。例如，老年人、肝肾功能不全等患者可能对药物的代谢和清除能力下降，从而增加药物相互作用的风险。

因此，在房颤治疗中，医生需要考虑患者的药物使用情况，并合理调整药物的使用剂量和种类。对于有药物相互作用的患者，医生应该选择对患者影响较小的药物，或者调整药物的使用剂量和种类，以达到最佳的治疗效果。

此外，医生还应该注意药物的相互作用可能会导致的不良反应。例如，某些药物可能会引起头痛、恶心、呕吐等不良反应，而其他药物可能会增加这些不良

反应的风险。因此，在房颤治疗中，医生应该密切监测患者的症状和不良反应，并及时调整药物的使用剂量和种类。

药物相互作用是房颤治疗中需要考虑的重要问题。合理用药可以提高房颤的治疗效果，减少药物相互作用的风险，从而提高患者的治疗满意度和生活质量。

三、房颤治疗的药物相互作用

（一）房颤治疗中常见的药物相互作用

1. 抗心律失常药物与其他药物的相互作用

在房颤的治疗过程中，药物之间的相互作用是一个值得关注的重要问题。这些相互作用可能会导致药物疗效的增强或减少，甚至可能引发一系列的不良反应。为了确保患者的安全与治疗效果，合理的用药策略显得尤为重要。本节将详细论述抗心律失常药物与其他药物的相互作用。

首先，我们需要了解抗心律失常药物的作用机制。这些药物主要是通过抑制心脏的电信号传导来减缓或终止心律失常。在与其他药物相互作用时，这些药物可能会影响抗心律失常药物的作用。

其次，我们需要了解一些常见的抗心律失常药物与其他药物的相互作用。例如，许多药物（如地高辛）在药效学上与索他洛尔相互作用。如果无法避免同时使用Ⅲ类抗心律失常药物和另一种药物，或者没有针对该特定药物相互作用的已发表研究，则应谨慎行事，并应对患者进行密切监测，以避免或最小化与可能的不良药物相互作用相关的风险[3]。

此外，我们还需要了解一些非药物因素对药物相互作用的影响。例如，食物可能会影响抗心律失常药物的生物利用度，在某些特定情况下（乳制品、富含蛋白质的饮食、葡萄柚汁），应仔细考虑这一点。另外，建议患者在使用这些药物治疗时从饮食中去除葡萄柚汁[4]。因此，在服用抗心律失常药物时，需要注意饮食。

最后，我们需要了解如何避免药物相互作用。这需要医生和患者在用药时密切配合，并根据病情和药物相互作用的情况合理用药。此外，患者也需要注意用药的不良反应，并及时向医生报告。

2. 心血管药物与其他药物的相互作用

在房颤的治疗过程中，心血管药物的使用是非常普遍的。这些药物包括抗高血压药、降脂药、抗凝药等。然而，心血管药物与其他药物的相互作用也可能对房颤的治疗效果产生重要影响。

　　首先，抗高血压药物可能会与某些药物产生相互作用，从而影响血压的控制效果。例如，一些非甾体抗炎药可能会减弱抗高血压药物的作用，导致血压升高[5]。因此，房颤患者在使用这些药物时需要特别注意。

　　此外，抗凝药物在房颤的治疗中也是非常重要的。然而，抗凝药物与其他药物的相互作用可能会导致出血等不良反应的风险增加。因此，在使用抗凝药物时，需要密切监测患者的凝血功能，并及时调整药物的使用剂量和种类。

　　为了避免心血管药物与其他药物的相互作用，医生和患者在用药时需要密切配合。医生需要根据患者的具体情况和药物相互作用的情况进行个体化的治疗和管理。同时，患者也需要按照医生的指导进行用药，避免自行调整药物的使用剂量和种类。

　　总之，心血管药物与其他药物的相互作用是房颤治疗中需要考虑的重要问题。医生和患者需要共同努力，根据患者的具体情况和药物相互作用的情况进行个体化的治疗和管理，以提高治疗效果，降低药物相互作用的风险。

3. 抗凝药物与其他药物的相互作用

　　在房颤治疗中，合理用药是非常重要的，因为药物相互作用可能导致不良反应或者降低药效。抗凝药物是一类常用的房颤治疗药物，与其他药物的相互作用尤为重要。下面将详细讨论抗凝药物与其他药物的相互作用，以帮助临床医生在房颤治疗中实现安全、有效的用药。

　　首先，我们需要了解抗凝药物与其他药物的相互作用类型。根据作用机制的不同，抗凝药物与其他药物的相互作用可以分为四类：药物间的协同作用、药物间的拮抗作用、药物间的增强作用和药物间的减弱作用。

　　（1）药物间的协同作用　　协同作用指的是两种或多种药物同时使用时，其效果大于各自单独使用的效果之和，例如肝素与华法林的相互作用。由于肝素和华法林作用于凝血级联的不同点，它们的联合使用可以更有效地阻断凝血过程，从而提供更强的抗凝效果。

　　（2）药物间的拮抗作用　　拮抗作用指的是两种或多种药物同时使用时，导致药物效果减弱或抵消的现象，例如，肝素和血小板糖蛋白Ⅱb/Ⅲa受体拮抗剂（如阿昔单抗、替罗非班）之间的相互作用。当肝素和血小板糖蛋白Ⅱb/Ⅲa受体拮抗剂合用时，可能会产生以下拮抗作用。①出血风险增加：两种药物都具有抗血栓作用，但合用可能会过度抑制凝血过程，增加严重出血的风险。②血小板功能抑制：虽然血小板糖蛋白Ⅱb/Ⅲa受体拮抗剂主要作用于血小板，但与肝素合用可能会过度抑制血小板功能，导致出血倾向。

（3）药物间的增强作用　增强作用指的是两种或多种药物同时使用时，一种药物增强了另一种药物的疗效。例如，口服抗凝药物华法林与口服抗血小板药物如阿司匹林合用时，华法林的抗凝效果会增强。这是因为阿司匹林可以抑制血小板聚集，从而减少血栓形成，使华法林的抗凝作用得到加强。然而，这种增强作用也可能导致出血风险增加，因此在使用时需要谨慎。

（4）药物间的减弱作用　减弱作用指的是一种药物降低了另一种药物的疗效，例如，口服抗凝药物华法林与维生素 K。维生素 K 是华法林作用的直接拮抗剂，因为它是凝血因子合成的必需辅酶。大量摄入富含维生素 K 的食物，如绿叶蔬菜，可以减弱华法林的抗凝效果。

（二）药物相互作用对房颤治疗的影响

1. 降低治疗效果

房颤是一种心律失常，通常需要药物治疗来控制。然而，药物相互作用可能会影响房颤的治疗效果，因此在使用药物时需要谨慎。

首先，一些药物可以降低房颤的治疗效果。例如，某些抗抑郁药物、抗焦虑药物和利尿药等可能会影响房颤的治疗效果。这些药物可能会干扰房颤的治疗，导致房颤无法得到有效控制。

其次，一些药物可能会增加房颤的治疗效果。例如，某些抗凝药物和利尿药等可能会增加房颤的治疗效果。这些药物可能会增强房颤的治疗效果，导致房颤得到更快的控制。

此外，一些药物可能会影响房颤的治疗效果。例如，某些抗生素和抗病毒药物等可能会影响房颤的治疗效果。这些药物可能会干扰房颤的治疗，导致房颤无法得到有效控制。

在房颤的治疗中，合理用药非常重要。患者在使用药物时应该遵循医生的建议，并且应该定期进行检查和监测。此外，患者还应该避免同时使用多种药物，以避免药物相互作用的发生。

2. 增加不良反应风险

在房颤治疗中，药物相互作用是一个重要的问题。一些药物之间的相互作用可能会增加患者的不良反应风险。因此，了解药物相互作用并采取适当的措施是合理用药的关键。

某些药物可能会增加房颤患者的不良反应风险。例如，洋地黄类药物可能会增加房颤的发生率，并且可能会导致心律失常等不良反应。因此，在使用这些药物时，应该密切监测患者的心率和心律变化情况，并采取适当的措施来降低不良反应的风险。

另外，一些药物可能会与房颤治疗药物相互作用，从而增加患者的不良反应风险。例如，口服避孕药可能会与抗心律失常药物相互作用，从而增加患者的不良反应风险。因此，在使用口服避孕药时，应该咨询医生，并采取适当的措施来降低不良反应的风险。

在使用房颤治疗药物时，还应该注意患者的药物过敏史，以避免触发过敏反应，这可能包括皮疹、呼吸困难或更严重的过敏性休克。了解过敏史对于预防潜在的过敏事件至关重要，同时也需要在治疗过程中密切监测患者的反应，以便在出现任何异常症状时能够及时采取措施。此外，患者的过敏信息应当记录在病历中，并在每次用药前进行核实，确保用药安全。

房颤治疗药物的合理使用需要考虑药物相互作用、药物过敏史等因素。在用药过程中，应该密切监测患者的心率和心律，并采取适当的措施来降低不良反应的风险。同时，还应该注意患者的药物过敏史，以确保安全使用。只有这样，才能有效地治疗房颤，并确保患者的安全。

3. 影响药物清除

房颤是一种心律失常，其治疗方法包括药物治疗和非药物治疗。药物治疗是房颤治疗的重要组成部分，其中药物的合理使用和药物相互作用是临床医生需要密切关注的问题。在药物治疗中，药物的清除是一个重要的因素。药物的清除速度受到多种因素的影响，如药物的代谢、排泄等。药物的代谢是指药物在体内经过酶或其他生物化学反应，转化为无活性的代谢产物。药物的代谢速率受到多种因素的影响，如药物的分子结构、代谢酶的活性、药物的剂量和给药时间等。

由于房颤治疗中常用药物的代谢途径和代谢酶的种类不同，它们之间的相互作用也会有所不同。例如：某些药物可以抑制肝脏的代谢酶，从而减慢其他药物的代谢速率；某些药物可以诱导肝脏的代谢酶，从而加快其他药物的代谢速率。

在房颤治疗中，药物的相互作用是一个重要的因素。药物相互作用可能导致药物的清除速度发生变化，从而影响药物的疗效和安全性。因此，临床医生在给药时需要考虑药物之间的相互作用，并根据药物的代谢途径和代谢酶的种类，合理选择药物的剂量和给药时间。

四、合理用药建议

（一）房颤患者的药物选择

1. 考虑患者病史和病情

在选择房颤患者的药物时，医生应充分考虑患者的病史和病情。对于患有心脏疾病、高血压、糖尿病等基础疾病的患者，应根据其具体情况选择合适的药物。例如：对于心脏疾病患者，可以选择对心脏功能影响较小的药物，以避免加重心脏负担；对于糖尿病患者，应避免使用可能影响血糖控制的药物。

2. 考虑药物的疗效和安全性

在选择房颤患者的药物时，医生应综合考虑药物的疗效和安全性，应选择具有明确疗效、安全性较高的药物，避免使用可能导致不良反应的药物；同时，应根据患者的具体情况调整药物剂量，以达到最佳治疗效果并减少不良反应的发生。

3. 考虑患者的经济负担

在选择房颤患者的药物时，医生还应考虑患者的经济负担，应根据患者的经济条件和药物价格，选择合理的药物，避免给患者带来过大的经济压力；同时，应向患者提供详细的用药指导和建议，帮助他们更好地管理和控制疾病，提高生活质量。

4. 评估药物相互作用的风险和收益

在房颤的治疗过程中，对药物相互作用的潜在风险与益处进行全面评估，是确保治疗方案科学性与合理性的核心环节。医生务必详尽了解患者当前正在使用的全部药物信息，以便深入分析药物之间可能存在的相互作用及其可能带来的不良影响。

在评估过程中，医生不仅要关注药物对患者病情的直接影响，还要综合考虑患者的整体健康状况，如病情的严重程度、伴随疾病、年龄等因素，以便更全面地评估药物相互作用的潜在益处与风险。这要求医生具备深厚的医学知识和丰富的临床经验，能够准确判断药物相互作用可能带来的各种影响，从而制订出最适合患者的个性化治疗方案。

同时，医生应时刻保持对最新医学研究成果的关注，不断更新自己的知识体系，以便更好地为患者提供安全、有效的治疗方案。患者应积极配合医生的治疗建议，严格按照医嘱使用药物，及时报告任何不适或疑似药物不良反应，以便医生及时调整治疗方案，确保患者的治疗效果和安全。

总之，在房颤治疗中，对药物相互作用的评估和管理是一项至关重要的任务。医生应以严谨、稳重、理性的态度对待每一个治疗环节，确保治疗方案的科学性和合理性。同时，患者也应积极配合医生的治疗建议，共同维护自身健康。

5.遵循药物治疗的指南和规范

在药物治疗中，遵循药物治疗的指南和规范是非常重要的。指南和规范是根据大量的临床实践和研究得出的，能够为医生提供可靠的参考依据，帮助医生更好地诊断和治疗疾病。因此，在房颤治疗中，医生应该遵循相关的药物治疗的指南和规范，以保证治疗的安全性和有效性。

遵循药物治疗的指南和规范需要医生具备相关的医学知识和技能。医生需要了解不同药物的作用机制、适应证、禁忌证、不良反应等信息，以便正确地评估患者的情况，制订合适的治疗方案。医生还需要掌握药物治疗的规范，如药物的选择、用药时机、用药剂量、用药时间等，以保证治疗的安全性和有效性。

在房颤治疗中，药物治疗的指南和规范包括了很多内容。例如，在药物治疗房颤时，医生应该根据患者的具体情况选择合适的药物，如口服抗凝药物、口服β受体阻滞剂等。此外，医生还需要注意药物的相互作用，避免药物之间的不良反应和相互作用，从而提高治疗的安全性和有效性。

在遵循药物治疗的指南和规范方面，医生还需要注意以下几点：首先，医生应该定期更新自己的医学知识和技能，以了解最新的药物治疗的指南和规范；其次，医生应该根据患者的具体情况制订合适的治疗方案，而不是盲目地遵循指南和规范；最后，医生应该及时监测患者的治疗效果，并根据需要调整治疗方案，以保证治疗的安全性和有效性。

在房颤治疗中，遵循药物治疗的指南和规范是非常重要的。医生需要具备相关的医学知识和技能，根据患者的具体情况制订合适的治疗方案，并注意药物的相互作用，从而提高治疗的安全性和有效性。

（二）监测药物疗效和不良反应

1.定期检查心电图和心率

房颤是一种常见的心律失常，定期检查心电图和心率是非常重要的。

心电图是诊断和监测房颤的重要工具。心电图可以记录心脏电活动，帮助医生了解心脏的电活动情况，确定房颤的类型和程度以及监测药物治疗的效果。在治疗房颤时，心电图的检查频率应该根据患者的病情和医生的建议而定。一般来说，每周至少检查一次心电图是必要的，而病情严重或药物治疗无效的患者可能需要更频繁的检查。

心率的监测也是非常重要的。心率是指心脏每分钟跳动的次数，对于房颤患者来说，心率的监测可以帮助医生了解患者的病情和药物治疗的效果。一般来说，房颤患者的心率应该控制在正常范围内，即 60 ～ 100 次 /min。如果心率过快或过慢，可能会影响药物治疗的效果，甚至导致严重的心律失常。因此，对于房颤患者来说，定期监测心率也是非常重要的。

除了定期检查心电图和心率外，房颤患者还需要注意药物的相互作用。药物治疗是治疗房颤的重要手段，但是药物的相互作用可能会影响药物的疗效，甚至导致严重的不良反应。因此，对于房颤患者来说，合理使用药物是非常重要的。

对于房颤患者来说，常用的药物包括抗心律失常药物、β 受体阻滞剂、利尿药等。这些药物的相互作用可能会导致药效降低或增强，甚至引起不良反应。因此，对于房颤患者来说，合理使用药物是非常重要的。一般来说，患者应该根据医生的建议，合理使用药物，并定期检查药物的疗效和不良反应。

定期检查心电图和心率、合理使用药物是治疗房颤的重要手段。对于房颤患者来说，应该注意药物的相互作用，并定期检查药物的疗效和不良反应。只有这样，才能有效地控制房颤，改善患者的健康状况。

2. 定期评估药物疗效和不良反应

在房颤治疗中，定期评估药物疗效和不良反应是至关重要的。通过这种定期的评估，医生能够及时掌握患者的健康状况及病情进展，从而对治疗方案进行必要的调整，以实现最佳的治疗效果。同时，评估药物疗效和不良反应也有助于医生了解药物的副作用，从而进行合理的用药建议。

首先，定期评估药物疗效是非常重要的。房颤是一种常见的心律失常，常用的治疗方法包括药物治疗、电复律等。药物治疗是房颤治疗的首选，常用的药物包括抗凝药、β 受体拮抗剂等。这些药物的疗效可以通过心电图、心率、心律等指标进行评估。例如，心电图可以显示房颤的频率、节律等，心率可以反映心脏的收缩和舒张情况，心律可以反映心脏传导系统的功能。通过定期评估这些指标，医生可以了解患者的病情变化，调整治疗方案。

其次，定期评估药物不良反应也是非常重要的。药物不良反应是药物治疗中常见的问题，可能会影响患者的治疗效果，甚至危及生命。因此，医生需要定期评估药物不良反应，及时发现并处理不良反应。例如，抗凝药是一种常用的房颤治疗药物，但长期使用可能会导致出血等不良反应。医生需要定期评估患者的出血风险，调整药物剂量，以减少不良反应的发生。

最后，基于药物疗效和不良反应的评估，医生可以给出合理的用药建议。合理的用药建议可以提高治疗效果，减少不良反应的发生。例如，对于房颤患者，医生可以根据患者的病情、出血风险等因素，选择合适的药物剂量和治疗方案。对于已经发生不良反应的患者，医生可以根据不良反应的类型和严重程度，调整药物剂量或更换药物。

3. 根据病情调整药物剂量和治疗方案

在房颤治疗中，病情的变化可能会导致药物治疗效果的变化。因此，医生需要根据患者的病情及时调整药物剂量和治疗方案，以保证治疗的有效性和安全性。

当房颤患者的症状得到控制，心电图和心率等指标保持稳定时，医生可以适当减少药物剂量，以避免药物不良反应的发生。然而，如果患者的病情恶化，如出现频繁的心律失常、心悸、乏力等症状，或者心电图显示房颤的频率和节律出现异常，医生应该及时调整药物剂量，甚至更换药物，以控制病情的发展。

此外，医生还需要注意药物之间的相互作用。有些药物可能会增加房颤的风险，如某些抗精神病药、抗抑郁药等。因此，在使用这些药物时，医生应该评估其对房颤患者的影响，必要时进行药物调整，以避免药物之间的不良相互作用。

总之，在房颤治疗中，定期监测药物疗效和不良反应，并根据病情调整药物剂量和治疗方案，是保证治疗有效性和安全性的重要措施。医生需要具备丰富的医学知识和技能，根据患者的具体情况制订合适的治疗方案，并密切关注患者的病情变化，及时调整治疗方案，以提高房颤的治疗效果。

（三）加强患者教育

1. 了解药物的作用和不良反应

房颤是一种心律失常，常见于老年人。治疗房颤的药物有很多种，每种药物都有其作用和不良反应。因此，了解药物的作用和不良反应对于房颤患者来说非常重要。

首先，了解药物的作用是治疗房颤的关键。目前，常用的房颤治疗药物包括抗心律失常药物、抗凝药物和利尿药等。这些药物的作用不同，需要根据患者的具体情况选择合适的药物。

例如，抗心律失常药物可以抑制心律失常的发生，包括β受体阻滞剂、钙通道阻滞剂和钾通道阻滞剂等。这些药物的不良反应包括降低心率、降低血压、降低血糖和抑制呼吸等。因此，在使用这些药物时，需要监测患者的生命体征和血糖等指标，以避免不良反应的发生。

抗凝药物可以预防血栓的形成，减少房颤患者的心血管事件的发生。常用的抗凝药物包括华法林、肝素和口服抗凝药物等。这些药物的不良反应包括出血、过敏和肝肾功能损害等。因此，在使用这些药物时，需要严格控制药物剂量和用药时间，并定期监测患者的凝血功能和肝肾功能。

利尿药可以减少房颤患者的水肿和高血压等并发症的发生。常用的利尿药包括氢氯噻嗪、呋塞米和布美他尼等。这些药物的不良反应包括低钾血症、低钠血症和低氯血症等。因此，在使用这些药物时，需要监测患者的电解质水平，并适当补充电解质。

了解药物的作用和不良反应后，患者需要在医生的指导下合理使用药物。医生会根据患者的病情、年龄、体重和肝肾功能等因素，选择合适的药物剂量和用药时间，并定期监测患者的生命体征和药物不良反应。患者需要定期复查心电图、血常规和肝肾功能等指标，以评估药物治疗的疗效和不良反应的发生。

2. 遵医嘱用药

在房颤治疗的过程中，遵医嘱用药是非常重要的。房颤是一种常见的心律失常，可能会导致心脏功能受损，甚至引发其他并发症。因此，治疗房颤需要医生的专业指导，患者需要严格按照医生的建议进行治疗。

首先，患者应该认真阅读医生开具的处方，了解药物的名称、剂量、用法、不良反应等信息。在使用药物时，应该严格遵循医生的建议，不要随意增减药物剂量或改变用药时间。如果患者有任何疑问，应及时与医生联系，避免不必要的风险。

其次，患者应该注意药物的相互作用。房颤治疗过程中，患者可能需要同时使用多种药物，如利尿药、抗凝剂、降压药等。这些药物之间可能会发生相互作用，影响药效或增加不良反应的风险。因此，患者在使用多种药物时，应该咨询医生，了解药物之间的相互作用，避免药物的不良反应。

此外，患者还应该注意药物的合理使用。房颤治疗需要长期用药，患者应该按照医生的建议，选择合适的药物种类和剂量，避免药物滥用或过度使用。此外，患者还应该注意药物的保存和携带，确保药物的有效性和安全性。

遵医嘱用药是房颤治疗过程中非常重要的一环。患者应该认真阅读药物处方，注意药物的相互作用和合理使用，确保药物的安全性和有效性。同时，患者还应该定期与医生联系，及时报告药物不良反应，以便医生调整治疗方案。只有这样，才能确保房颤治疗的顺利进行，减少并发症的发生，提高患者的生活质量。

3. 及时报告药物不良反应

房颤是一种常见的心律失常，治疗过程中可能会使用多种药物。这些药物之间可能会发生相互作用，导致不良反应的发生。因此，及时报告药物不良反应对于治疗房颤非常重要。

如果患者在服用药物后出现了不良反应，应该及时向医生报告。医生会根据患者的症状和药物的使用情况，调整药物的剂量或者更换其他药物。如果患者没有及时报告不良反应，医生可能会继续使用同一种药物，导致不良反应加重，甚至危及生命。

在房颤治疗中，药物相互作用的情况比较复杂，可能会导致不良反应的发生。因此，患者和医生都需要密切监测患者的情况，及时发现和处理不良反应。

此外，患者自身在房颤治疗中扮演着重要角色，他们需要积极了解并掌握有关治疗药物的知识，包括药物的作用机制、预期效果以及可能的副作用。尤为重要的是，患者应当认识到不同药物之间可能存在的相互作用，这些相互作用可能会影响药物效果，增加不良反应的风险，甚至导致严重的健康问题。因此，患者应避免在没有医生指导的情况下同时使用可能存在相互作用的药物。通过提高患者对药物相互作用的认识，可以增强他们对治疗的自我管理能力，促进患者与医疗团队之间的沟通，确保治疗的安全性和有效性。此外，患者教育也是提高治疗依从性、预防药物错误使用和提升整体治疗效果的关键环节。

第三节　特殊人群中的风险管理策略

一、房颤治疗的复杂性和个体差异

房颤是一种常见的心律失常，其治疗的复杂性和个体差异性使得药物治疗成为了一个挑战。对于患有房颤的特殊人群，如老年人、心脏病患者、肝肾功能不全患者等，药物治疗的风险管理策略尤为重要。

首先，房颤治疗的复杂性主要表现在其发病机制和治疗方案的多样性。房颤的发生与多种因素有关，如年龄、心血管疾病、代谢紊乱等。因此，治疗方案需要根据患者的具体情况进行个性化制订。此外，药物治疗的选择和应用也需要根据患者的病情、药物相互作用等因素进行综合考虑。

其次，个体差异性也是房颤治疗需要考虑的重要因素。不同患者对药物的反应和耐受性存在差异，如年龄、肝肾功能、体重、过敏史等。因此，药物治疗的风险管理需要充分考虑这些因素，制订合适的治疗方案，并定期监测患者的药物疗效和不良反应。

对于老年人，由于其身体机能下降，药物代谢和排泄能力减弱，药物的不良反应和毒性反应更容易出现。因此，在药物治疗时需要特别注意剂量和药物相互作用的问题。此外，老年人往往伴随有多种基础疾病，如高血压、糖尿病等，这些疾病与房颤的治疗方案也需要进行综合考虑。

对于心脏病患者，药物治疗的选择需要特别谨慎。因为房颤的治疗药物具有抗凝作用，而心脏病患者往往伴有出血风险，因此需要在医生指导下进行药物选择和治疗方案的制订。此外，心脏病患者伴有基础心脏病，如冠心病、心力衰竭等，这些疾病与房颤的治疗方案也需要进行综合考虑。

对于肾功能不全患者，由于肾功能不全会影响药物代谢和排泄，药物的剂量和治疗方案需要进行调整。

二、特殊人群在房颤治疗中的独特需求

特殊人群包括孕妇、哺乳期妇女、儿童、老年人、肝肾功能不全患者等。这些人群在房颤治疗中存在着不同的独特需求，需要针对性地进行药物治疗的风险管理。

孕妇在房颤治疗中需要特别关注。孕妇患有房颤会增加胎儿宫内缺氧的风险，因此需要采取药物治疗。但是，药物治疗的选择需要谨慎，因为某些药物可能会对胎儿造成不良影响。例如，洋地黄类药物可能会导致胎儿心律失常，因此孕妇在服用洋地黄类药物时需要谨慎。

哺乳期妇女在房颤治疗中也需要特别关注。哺乳期妇女在服用某些药物时需要考虑药物对母乳的影响。例如，一些药物可能经由母乳进入婴儿体内，从而引起婴儿的不良药物反应。因此，在房颤治疗中，哺乳期妇女需要根据药物特性选择合适的药物并咨询医生。

儿童在房颤治疗中需要特别关注。儿童在房颤治疗中需要考虑药物的不良反应和安全性。因为儿童的肝脏和肾脏功能尚未完全发育，所以某些药物可能会对儿童造成不良影响。儿童的生理特点要求在房颤治疗中，医生必须谨慎评估药物的剂量，避免过量导致毒性反应。同时，需要定期监测儿童的肝肾功能和血药浓度，确保药物安全有效地发挥作用，保护儿童的健康成长。

老年人是房颤治疗中的一个重要人群。老年人患有房颤会增加心血管疾病的风险，因此需要采取药物治疗。但是老年人对药物的代谢和清除能力下降，容易

导致药物积累和不良反应。因此在房颤治疗中，老年人需要根据药物的特性选择合适的药物，并注意药物的剂量和用药时间。

肝肾功能不全患者在房颤治疗中也需要特别关注。肝肾功能不全患者对药物的代谢和清除能力下降，容易导致药物积蓄和发生不良反应。因此，在心房颤动的治疗过程中，对于肝肾功能受损的患者，医生应依据药物的药代动力学特性来谨慎选择治疗药物，并严格监控药物剂量及给药频率。这种做法有助于确保药物疗效的同时，降低因肝肾代谢能力降低而可能引起的药物累积和不良反应风险。

特殊人群在心房颤动治疗中具有不同的生理和病理特点，因此他们对药物治疗有着独特的需求。这些患者群体对药物的吸收、代谢、分布、排泄可能存在差异，对药物的耐受性和反应也可能与普通成人患者不同。因此，在治疗过程中，医生需要针对性地进行风险管理，包括但不限于仔细选择药物种类、调整剂量、监测药物浓度和疗效，以及密切观察患者的反应和可能出现的不良反应。此外，医生还需要考虑患者的整体健康状况、并发症，以及治疗的长期目标，制订个性化的治疗方案，以确保治疗的安全性和有效性，同时满足特殊人群的具体需求。通过这种细致和周到的管理，可以最大限度地减少治疗风险，提高治疗效果，保障患者的健康和福祉。

三、房颤特殊人群的风险因素

（一）老年人

老年人作为房颤特殊人群，其患房颤的风险因素与年龄相关的生理变化密切相关。这些变化包括心脏结构和功能的改变，以及潜在的伴随疾病，如高血压、动脉硬化和心肌梗死等。下面是一些关于房颤特殊人群老年人的风险因素：

1. 结构性心脏改变

随着年龄增长，心脏的结构和功能会发生变化，如心房扩大和心肌肥厚，这些变化会增加房颤的发生风险。而老年人常伴随多种慢性疾病，如高血压、糖尿病和心血管疾病，这些疾病本身就是房颤的独立危险因素。

2. 电解质失衡

老年人常因肾功能减退而出现电解质紊乱，特别是钠、钾、镁等离子，这些异常对心脏电生理稳定性有直接影响，增加了房颤的风险。某些治疗药物如利尿药和 ACEI 可能会影响电解质平衡。

老年人作为房颤特殊人群，其患房颤的风险因素包括心脏结构改变、合并疾病负担和电解质失衡等。在房颤治疗药物方面，针对老年患者的特点和合并疾病，选择合适的药物治疗可以有效降低房颤的发生风险。

（二）儿童

儿童在房颤药物治疗中也需要特别关注。儿童的身体发育和生理功能尚未完全成熟，药物代谢和排泄能力相对较低，药物在体内的浓度可能较高，增加药物不良反应的风险。因此，在治疗房颤时，应选择对儿童安全无害的药物，避免使用可能对儿童造成损害的药物。同时，应定期监测儿童的生理指标，并根据需要调整药物剂量和给药频率，以确保药物治疗的安全性和有效性。

房颤在儿童中相对较少见，但特殊人群中的儿童也存在一些与房颤相关的风险因素。以下是一些关于房颤特殊人群儿童的风险因素：

1.先天性心脏病

儿童中先天性心脏病是房颤的重要诱因之一。研究发现，儿童患有先天性心脏病的同时患房颤的风险较高。

2.遗传因素

一些遗传性心脏病变也可导致儿童房颤。例如，家族性心房颤动病变可在儿童期发生，增加患房颤的风险。

3.心肌疾病

某些心肌疾病也可能导致儿童房颤的发生，尤其是在心肌结构或功能异常的情况下。对疾病进行早期诊断并采取药物治疗措施可以有效预防并降低房颤的发生率。

房颤特殊人群儿童的风险因素包括先天性心脏病、遗传因素和心肌疾病等。在选择心房颤动治疗药物时，针对儿童患者的生理特点和可能伴随的基础疾病，医生需挑选适宜的药物种类和剂量。这种精准的药物治疗方案旨在有效预防房颤的发作，并对其症状进行有效控制。考虑到儿童的生长发育阶段和药物代谢能力与成人存在显著差异，治疗时需特别注意药物的安全性和潜在的长期影响。通过个体化的药物选择和剂量调整，可以最大限度地减少药物不良反应，同时确保房颤得到有效控制，以维护儿童患者的心脏健康和整体福祉。

（三）肾功能不全患者

肾功能不全患者在房颤药物治疗中需要特别注意。肾功能不全的患者体内药物代谢和排泄能力降低，可能导致药物浓度升高，增加药物不良反应的风险。此外，肾功能不全的患者可能对某些药物的清除能力降低，导致药物在体内积累，增加药物毒性。因此，在选择药物治疗时，应考虑肾功能不全患者的特殊情况，选择对肾功能损害较小或能够通过调整剂量和给药频率来降低药物毒性的药物。同时，定期监测肾功能，以确保药物的安全性和有效性。下面是一些关于肾功能不全患者的风险因素：

1. 慢性肾脏疾病

肾功能不全患者存在较高的房颤发生率。慢性肾脏疾病可导致电解质紊乱和心血管系统的结构与功能改变，增加了房颤的风险。在治疗方面，特定的抗凝血药物如华法林在肾功能不全患者中的使用需要谨慎，因为肾功能不全会影响华法林的代谢和清除，增加出血风险。

2. 血液透析

肾功能不全患者中接受血液透析的人群也面临着较高的房颤发生率。透析过程中的体液和电解质变化、炎症反应以及心血管系统的负荷等因素都可能促进房颤的发生。在治疗方面，对于血液透析患者，选择与透析方案相适应的抗凝血药物至关重要，以平衡抗凝效果和出血风险。

3. 电解质紊乱

肾功能不全患者常伴随电解质紊乱，尤其是高钾血症、低钙血症等情况。这些电解质紊乱可导致心电生理学改变，增加房颤的发生风险。适当控制血清电解质水平可以降低房颤的发生率，但需要注意避免过度纠正，以免引起其他心血管并发症。

肾功能不全患者作为房颤的特殊人群，其房颤发生率较高，主要与慢性肾脏疾病、血液透析和电解质紊乱等因素相关。在治疗上，应该综合考虑肾功能情况，选择适当的抗凝血药物，并注意电解质平衡的维持。

（四）肝功能不全患者

房颤特殊人群药物治疗的风险管理策略中，肝功能不全患者是其中一个重要的特殊人群。肝功能不全患者由于肝脏代谢功能受损，代谢和清除能力下降，容易出现药物蓄积和药物不良反应等问题，因此在房颤患者的药物治疗中，需要特别注意肝功能不全患者的风险管理策略。

肝功能不全患者在房颤药物治疗中的风险主要包括药物代谢和清除能力下降、药物相互作用、药物蓄积和药物不良反应等问题。因此，在药物治疗中需要特别注意以下几个方面：

1. 药物代谢和清除能力下降

肝功能不全的患者由于肝脏的代谢功能受损，导致药物在体内的代谢速率降低，进而可能影响药物的清除速度。这意味着某些药物可能在这些患者体内积累至较高浓度，增加了药物毒性和不良反应的风险。在房颤药物治疗中，需要根据患者的肝功能情况，选择合适的药物剂量和给药间隔，避免药物蓄积和药物不良反应的发生。

2. 药物相互作用

肝功能不全的患者由于肝脏解毒能力降低，不仅药物代谢减慢，还更容易出现药物间的相互作用。这是因为肝脏是许多药物代谢的主要场所，肝功能下降时，某些药物的代谢产物可能无法及时清除，增加了与其他药物竞争代谢途径的可能性。此外，肝功能不全可能影响药物的蛋白结合率，改变药物的游离浓度，从而增加了药物效果的不稳定性或毒性。在房颤药物治疗中，需要根据患者的药物使用情况，避免药物相互作用的发生，确保药物的疗效和安全性。

3. 药物蓄积

肝功能不全的患者由于肝脏的清除能力降低，药物及其代谢产物可能在体内蓄积，导致血药浓度升高，这不仅增加了药物不良反应的风险，还可能引发毒性反应。此外，肝脏对药物的首过效应减弱，意味着某些经肝脏初次代谢的药物，其生物利用度可能增加，进一步增加了药物在体内的活性浓度。因此，在房颤药物治疗中，需要根据患者的药物使用情况，定期检查肝功能，避免进一步损害肝脏。

4. 药物不良反应

肝功能不全的患者由于肝脏的代谢和排泄功能受损，可能无法有效处理药物，增加了药物在体内的停留时间，这不仅可能导致药物不良反应的发生，还可能因为药物累积而加剧这些反应的严重性。此外，肝功能不全可能影响药物的分布和代谢途径，改变药物的活性形式，从而在不适当的时机或部位产生药效，增加了治疗复杂性和风险管理的难度。在房颤的药物治疗过程中，必须对药物的不良反应进行仔细的监测，以便及时发现潜在问题。此外，需要根据患者的具体情况灵活调整药物的剂量和给药频率，以确保药物在发挥疗效的同时，保持安全性。这种细致入微的管理有助于优化治疗效果，降低不良反应的风险，为患者提供最佳的医疗服务。

肝功能不全患者在房颤药物治疗中需要特别注意药物代谢和清除能力下降、药物相互作用、药物蓄积和药物不良反应等问题，根据患者的药物使用情况，选择合适的药物剂量和给药间隔，密切监测药物不良反应的发生，确保药物的疗效和安全性。

（五）孕妇

孕妇在房颤药物治疗方面存在一定的风险，因此，在治疗过程中，需要采取一系列的药物治疗风险管理策略。以下是对房颤特殊人群孕妇药物治疗风险管理策略的详细论述。

1. 孕妇的房颤药物治疗风险

孕妇在妊娠期间，身体会发生很多变化，其中就包括心脏的变化。研究发现，孕妇体内激素水平的变化会影响药物的代谢和排泄，这可能会增加药物在体内的浓度，增加药物对胎儿和母亲产生不良反应的风险。此外，孕妇的心脏病史和药物过敏史也会影响房颤药物治疗的效果和安全性。

2. 孕妇房颤药物治疗的风险管理策略

（1）选择安全有效的药物　孕妇在选择房颤药物治疗时，应选择安全有效的药物。在妊娠期间，药物的选用必须极为慎重，以防药物成分对胎儿造成潜在的不利影响。因此，医生通常会根据患者的病情和药物的药代动力学特点，选择对胎儿影响较小的药物。例如，对于心律失常的治疗，常用的药物包括 β 受体阻滞剂、钾通道阻滞剂等，这些药物在孕妇中的使用较为安全。

（2）监测药物浓度和不良反应　孕妇在服用房颤药物时，需要密切监测药物浓度和不良反应。医生通常会定期检查患者的血药浓度，以确保药物在安全范围内。同时，医生也会密切观察患者的不良反应，如恶心、呕吐、头痛等，及时采取处理措施。

（3）合理调整药物剂量　孕妇在服用房颤药物时，药物剂量需要根据患者的病情和药物的药代动力学特点进行合理调整。例如，对于体重较轻的孕妇，药物剂量可以适当降低。同时，医生还需要根据患者的病情和药物的作用机制，适时调整药物的给药频率和剂量。

（4）手术治疗　对于药物治疗无效或不能耐受药物不良反应的孕妇，可以考虑手术治疗。手术治疗可以迅速恢复心律失常，降低药物不良反应的风险。但是，手术治疗需要进行详细的术前评估，以确保手术的安全性和有效性。

总体而言，孕妇在房颤的药物治疗上面临特别的风险，故在治疗时必须实施一系列风险控制措施，确保母婴安全。医生需要根据患者的病情和药物的药代动力学特点，选择安全有效的药物，密切监测药物浓度和不良反应，合理调整药物剂量，必要时考虑手术治疗。只有这样，才能确保孕妇在房颤药物治疗过程中的安全性和有效性。

（六）哺乳期妇女

哺乳期妇女在房颤药物治疗中需要特别注意药物的安全性和对母乳的影响，因此需要谨慎选择药物并制订合适的药物治疗方案。

哺乳期妇女在房颤药物治疗中的风险主要包括药物对母乳的影响和对婴儿的影响。药物可能会通过母乳传递给婴儿，导致婴儿出现不良反应，如低血糖、低血压、低体温等。此外，药物还可能会影响乳汁分泌，导致乳汁质量下降。

因此，在哺乳期妇女房颤药物治疗中，应尽量避免使用已知对哺乳期妇女有不良影响的药物，如非甾体抗炎药、镇静剂、抗抑郁药等。同时，需要考虑药物的半衰期和代谢方式，选择具有短半衰期和良好代谢方式的药物，以减少药物在母乳中的浓度。

在制订药物治疗方案时，需要与医生充分沟通，根据患者的具体情况制订合适的治疗方案。药物治疗方案应包括药物的种类、剂量、给药频率、疗程等，并应定期监测药物的安全性和对母乳的影响。

（七）其他特殊人群

除了前面提到的人群外，本节还涉及其他特殊人群。这些特殊人群在房颤药物治疗中可能面临额外的风险，因此需要采取相应的风险管理策略。

甲状腺功能异常：甲状腺功能出现异常，尤其是甲状腺功能亢进，通常与房颤的发生及其持续性密切相关。甲状腺激素对心脏的影响包括心率增加、心肌收缩力增加等，这些改变易导致心律失常。在已知甲状腺功能亢进症患者中，房颤患病率为 16% ~ 60%。治疗上，除了针对甲亢本身的治疗外，选择抗心律失常药物时需考虑其在甲亢患者中的药代动力学和临床疗效，以及可能的相互作用。

慢性阻塞性肺疾病（chronic obstructive pulmonary disease，COPD）：COPD患者常伴有慢性低氧血症和肺动脉高压等心血管并发症，这些因素均增加了房颤的风险。在治疗上，需要综合考虑患者的肺部病变和心血管病变，选择合适的抗心律失常药物以及控制 COPD 的治疗方案。

先天性心脏病：先天性心脏病患者由于心脏结构异常，常伴有心房扩大和心房肌纤维化，增加了房颤的易患性。在治疗上，除了考虑抗心律失常药物的使用外，手术干预和介入治疗对于改善心脏结构和功能也至关重要。

糖尿病患者：糖尿病患者是房颤的特殊人群，其风险因素涉及炎症和纤溶系统异常、自律神经功能紊乱以及血管内皮功能障碍。研究表明，炎症因子如 C- 反应蛋白和纤溶酶原激活剂抑制物 -1（plasminogen activator inhibitor-1，PAI-1）在糖尿病患者中显著升高，与房颤发生率呈正相关。治疗上除了控制血糖外，还需考虑抗炎和抗纤溶系统药物的使用。此外，糖尿病患者的自主神经功能异常也与房颤密切相关，可考虑利用调节自主神经功能的药物来减少房颤发生。血管内皮功能障碍在糖尿病患者中普遍存在，与房颤发生率密切相关。改善血管内皮功能的药物如 ACEI 或血管紧张素受体拮抗剂（angiotensin receptor blocker，ARB）也有助于减少房颤的发生。因此，糖尿病患者的房颤风险可通过多种药物治疗得到控制，包括抗炎药物、调节自主神经功能药物和改善血管内皮功能药物。

在选择药物治疗时，应考虑特殊人群的生理和病理特点，选择对特殊人群安全有效的药物，并定期监测特殊人群的生理指标，以确保药物治疗的安全性和有效性。

四、房颤特殊人群的药物治疗

（一）老年人

老年人常伴有多种慢性疾病和多药治疗，房颤的治疗需谨慎考虑其合并症和药物相互作用。抗心律失常药物应选用不良反应较少、无须频繁监测的药物。常用的药物包括 β 受体阻滞剂、钙通道阻滞剂和抗心律失常药物如胺碘酮。然而，老年人肾功能常有不同程度的下降，特别是存在慢性肾病时，需要调整药物剂量。此外，老年人常伴有心功能不全，应避免使用可能加重心力衰竭的药物，如洋地黄类药物。在老年人中使用抗心律失常药物时需注意不良反应，如 β 受体阻滞剂可引起低血压和心动过缓，钙通道阻滞剂可能导致心动过缓和心功能不全[6]。因此，在老年房颤患者中应根据个体情况选择合适的药物治疗，同时密切监测药物的不良反应和心功能状态。

（二）儿童

儿童房颤较为罕见，治疗时需考虑到儿童生长发育的特点和药物的安全性。目前用于儿童房颤的抗心律失常药物较少，一般不主张使用抗心律失常药物作为一线治疗，而是优先考虑电生理治疗如直流电复律。对于需要药物治疗的儿童，常用的药物包括 β 受体阻滞剂和钙通道阻滞剂。β 受体阻滞剂如美托洛尔可用于控制心率，但在儿童中尚缺乏大规模的安全性和有效性研究。钙通道阻滞剂如维拉帕米可用于维持窦性心律，但在儿童中使用时需特别注意可能引起心动过缓和低血压等不良反应。此外，儿童房颤患者常合并先天性心脏病，治疗时需考虑到心脏结构的影响和手术治疗的可能性[7]。因此，儿童房颤的药物治疗需个体化，应在儿科心脏专家的指导下进行。

（三）肝功能不全

肝功能不全影响药物的代谢和清除，增加了药物的毒性和不良反应发生的风险。在肝功能不全患者中使用抗心律失常药物时需谨慎选择，并严密监测药物的血药浓度和不良反应。常用的抗心律失常药物如胺碘酮在肝功能不全患者中的剂量需要调整，因为其主要通过肝脏代谢。另外，胺碘酮可能引起肝功能损害和甲状腺功能异常，因此在肝功能不全患者中使用时需密切监测肝功能和甲状腺功能，并适当调整剂量[8]。因此，在肝功能不全患者中使用抗心律失常药物需谨慎权衡风险和益处，并密切监测患者的肝功能和药物血药浓度。

（四）肾功能不全

肾功能不全患者合并房颤时，药物治疗需根据肾功能情况进行调整，以避免药物积聚和毒性反应。常用的抗心律失常药物如胺碘酮在肾功能不全患者中的剂量需要根据肾小球滤过率（glomerular filtration rate，GFR）进行调整，因为其主要通过肾脏排泄。胺碘酮及其代谢物可在肾功能不全时积聚，增加不良反应的发生风险，特别是甲状腺功能异常和肾功能损害。因此，肾功能不全患者使用胺碘酮时应根据GFR调整剂量，并密切监测甲状腺功能和肾功能[9]。此外，肾功能不全患者常合并电解质紊乱，如高钾血症和高镁血症，使用抗心律失常药物时需谨慎选择，避免加重电解质紊乱。

五、房颤特殊人群的药物治疗风险管理策略

（一）风险评估和监测

房颤特殊人群的药物治疗风险管理策略中的风险评估和监测是至关重要的，以确保治疗的有效性和安全性。以下是关键要点：

1. 个体化风险评估

根据患者的年龄、性别、合并疾病、肝肾功能等因素，评估患者接受抗凝治疗的风险。例如，CHADS2和CHA2DS2-VASc评分体系可用于评估卒中风险。

2. 出血风险评估

利用HAS-BLED评分系统评估患者接受抗凝治疗的出血风险，包括高血压、肝肾功能受损等。

3. 监测抗凝治疗

定期监测国际标准化比值（INR），以确保患者在治疗范围内。对于使用华

法林的患者，INR 控制在 2.0 ～ 3.0，对于新型口服抗凝药物（NOACs）的患者，无须定期监测 INR。

4. 肝肾功能监测

定期监测肝肾功能，特别是对于老年患者和合并肝肾疾病的患者，应调整药物剂量或选择合适的治疗方案。

5. 药物相互作用

注意患者同时使用的其他药物，特别是影响凝血功能的药物，如抗生素、抗血小板药物等，以避免药物相互作用引起的不良反应。

6. 心电图监测

定期进行心电图监测，特别是对于心血管疾病严重、合并其他心律失常的患者，以评估心律失常的发作情况及药物疗效。

综合以上策略，可以有效降低房颤患者接受药物治疗的风险，并提高治疗的安全性和有效性。

（二）药物选择和调整

房颤是一种常见的心律失常，时常伴随着其他心血管疾病，如心力衰竭、冠心病等。因此，药物治疗在房颤的治疗中起着重要的作用。然而，房颤特殊人群由于年龄、身体状况、药物代谢等因素的影响，药物治疗的风险相对较高。因此，在药物选择和调整方面需要更加谨慎。

关于药物选择方面，需要根据患者的具体情况选择合适的药物。对于房颤患者来说，常用的药物包括 β 受体阻滞剂、钙通道阻滞剂、抗凝药物等。然而，这些药物的使用需要根据患者的具体情况进行调整。例如，对于老年患者、肝肾功能不全患者、心力衰竭患者等，需要根据患者的具体情况选择合适的药物，并对其进行适当的剂量调整。此外，对于已经使用其他药物的患者，需要考虑药物相互作用的问题，避免出现不良反应或药物相互作用导致的不良反应。

关于药物调整方面，需要根据患者的病情变化和药物不良反应进行及时的调整。例如，在药物治疗过程中，如果出现不良反应或药物相互作用导致的不良反应，需要及时调整药物种类或剂量，以保证药物治疗的顺利进行。此外，在患者病情变化时，需要根据具体情况进行药物调整。例如，在患者出现心力衰竭时，需要调整药物种类和剂量，以减轻心脏负担，改善心力衰竭症状。

在心房颤动的治疗过程中，医生需要根据患者的个体差异和具体情况，精心挑选合适的药物，并进行细致的剂量调整。这涉及到对患者肝肾功能、并发症、药物相互作用等因素的综合考量。同时，医生必须密切跟踪患者的治疗反应，评估药物疗效与安全性，根据病情变化和耐受性进行及时调整。尤其在房颤的特殊人群中，如老年患者或有特殊疾病史的患者，药物选择和剂量调整需更加谨慎，以降低潜在风险，确保治疗的安全性和有效性。

（三）联合治疗和协同作用

在房颤特殊人群的药物治疗中，联合治疗和协同作用的应用是一个重要的策略。房颤是一种心律失常，常伴随着心脏病的其他并发症，如心力衰竭、冠心病等。因此，房颤特殊人群的药物治疗需要特别注意风险管理。

联合治疗是指同时使用两种或多种药物来治疗房颤。这种方法可以提高治疗效果，减少药物剂量，降低药物不良反应的发生率。例如，对于心衰患者，可以同时使用利尿药和血管紧张素转换酶抑制剂来降低心脏负荷和改善心脏功能。此外，对于心律失常患者，可以使用β受体阻滞剂和抗心律失常药物来控制心率和预防房颤发作。

协同作用是指不同药物之间相互作用，从而增强或减弱药效。例如，β受体阻滞剂和抗心律失常药物的协同作用可以降低房颤的发作频率和持续时间，同时减少药物不良反应的发生率。

此外，联合治疗和协同作用的应用还需要注意药物相互作用的风险。在房颤特殊人群的药物治疗中，一些药物可能会相互作用，从而影响药效或增加药物不良反应的发生率。例如，ACEI 和非甾体抗炎药的联合使用可能会导致低血压和肾功能损害。因此，在使用联合治疗和协同作用时，需要特别注意药物相互作用的风险，并采取相应的措施来降低风险。

在心房颤动的特殊患者群体中，联合治疗策略的应用至关重要，它通过巧妙地结合具有互补作用机制的药物，不仅能够提高治疗效果，还能降低个体药物剂量，进而减少发生不良反应的风险。然而，这种方法也带来了药物相互作用的潜在问题，这要求医生在制订治疗方案时必须细致考虑每位患者的具体情况，谨慎选择药物组合，并采取适当措施来监控和降低这些风险，以确保患者既能获得最佳疗效，又能保障用药安全。

（四）药物治疗的疗效和安全性评估指标

药物治疗的疗效评估指标包括心率和心律的稳定性。在治疗房颤时，心率的控制是非常重要的，因为心率过快或过慢都可能导致心脏功能受损。因此，心率的稳定性和心律的规则性是治疗房颤的重要指标。

安全性评估指标包括药物的不良反应和药物相互作用。在治疗房颤时，药物的选择和使用必须非常谨慎，因为一些药物可能会引起严重的不良反应，如肝损伤、肾功能损害、中枢神经系统抑制等。此外，某些药物之间可能会发生相互作用，导致不良反应的发生。因此，在使用药物治疗房颤时，必须仔细评估药物的安全性，以避免不良反应的发生。

在治疗房颤时，药物治疗的有效性和安全性评估指标是非常重要的。只有通过评估这些指标，我们才能确定药物治疗是否有效，是否安全，以及是否适合特定的人群。因此，在使用药物治疗房颤时，必须认真考虑这些指标，以确保治疗的有效性和安全性。

（五）临床实践经验

房颤是一种常见的室性心律失常，通常表现为心跳不规律、心率较快、心音强弱不一等。对于特殊人群，如老年人、心脏病患者等，房颤的治疗和药物治疗具有一定的风险。因此，在临床实践中，医生需要针对这些人群制订合适的药物治疗策略，以降低药物风险并提高治疗效果。

首先，对于老年人，需要谨慎地制订药物治疗的策略。老年人往往存在多种慢性疾病，如高血压、糖尿病等，这些疾病会影响药物代谢和药效，增加药物不良反应的风险。此外，老年人对药物的敏感性较高，容易出现药物相互作用，导致药物不良反应的发生。因此，在治疗房颤时，医生需要根据老年人的病情和药物代谢情况，选择合适的药物剂量和给药方式，并密切监测药物不良反应的发生。

其次，对于心脏病患者，药物治疗需要考虑心血管病风险。心脏病患者往往存在心脏结构和功能异常，如冠心病、心力衰竭等，这些疾病会增加心血管事件的风险。因此，在治疗房颤时，医生需要选择对心血管系统影响较小的药物，并注意监测药物对心血管系统的影响，以降低心血管事件的发生。

此外，对于妊娠期妇女，药物治疗需要考虑胎儿的安全。妊娠期妇女是特殊人群，药物治疗需要谨慎。在治疗房颤时，医生需要选择对胎儿影响较小的药物，并注意监测药物对胎儿的影响，以降低胎儿损伤的风险。

最后，对于儿童，药物治疗需要考虑药物的安全性和有效性。儿童的心脏和代谢系统尚未完全发育，对药物的敏感性较高，容易出现药物不良反应。因此，在治疗房颤时，医生需要选择对儿童安全、有效的药物，并注意监测药物对儿童的影响，以提高治疗效果。

在治疗心房颤动的过程中，医生必须特别关注不同患者群体的特定健康状况和药物代谢能力。针对特殊群体，医生需制订个性化的药物治疗计划，这可能涉及药物种类的选择、剂量的调整以及给药频率的优化。通过这种方式，医生能够最大限度地减少药物相关的不良反应，同时确保治疗的有效性。此外，医生还应密切监测患者的治疗反应，及时调整治疗方案，以应对患者状况的变化，确保治疗的安全性和有效性。这种精细化的治疗策略有助于提高患者的治疗依从性，改善治疗效果，最终提升患者的生活质量。

（六）房颤特殊人群治疗的调整

对于老年人，房颤药物治疗的风险需要特别关注。老年人身体功能逐渐减退，药物代谢和排泄能力下降，药物不良反应的发生率也相对较高。因此，在治疗房颤时，需要选择药物剂量较小、代谢速度较慢、不良反应较小的药物。此外，还需要根据老年人的具体情况，制订合理的用药方案，避免药物的过度使用和药物相互作用的发生。

对于心力衰竭患者，房颤药物治疗的风险也需要特别关注。心力衰竭患者身体功能下降，心脏功能减退。因此，在治疗心力衰竭合并房颤时，应根据患者的身体情况选择合适的药物。

对于冠心病患者，房颤药物治疗的风险也需要特别关注。冠心病患者心脏负担较大，药物代谢和排泄能力下降，药物不良反应的发生率也相对较高。因此，选用药物时需十分注意，需在医生的指导下使用普萘洛尔、维拉帕米等，密切关注不良反应。

房颤特殊人群药物治疗的风险管理策略需要特别关注。在治疗房颤时，需要根据特殊人群的病情和身体状况，选择药物剂量较小、代谢速度较慢、不良反应较小的药物，制订合理的用药方案，避免药物的过度使用和药物相互作用的发生。

参考文献

[1] 王玉红，孙明，张玉真，等.抗心律失常药不良反应的文献分析[J].中国循证心血管医学杂志，2016,8(03): 355-357.

[2] Williams E S, Viswanathan M N. Current and emerging antiarrhythmic drug therapy for ventricular tachycardia[J]. Cardiol Ther, 2013, 2(1): 27-46.

[3] Yamreudeewong W, DeBisschop M, Martin L G, et al. Potentially significant drug interactions of

class Ⅲ antiarrhythmic drugs[J]. Drug Saf, 2003, 26(6): 421-438.

[4] Jáuregui-Garrido B, Jáuregui-Lobera I. Interactions between antiarrhythmic drugs and food[J]. Nutr Hosp, 2012, 27(5): 1399-1407.

[5] Floor-Schreudering A, De Smet P A, Buurma H, et al. NSAID-antihypertensive drug interactions: which outpatients are at risk for a rise in systolic blood pressure?[J]. Eur J Prev Cardiol, 2015, 22(1): 91-99.

[6] Schäfer A, Flierl U, Berliner D, Bauersachs J. Anticoagulants for Stroke Prevention in Atrial Fibrillation in Elderly Patients[J]. Cardiovasc Drugs Ther, 2020, 34(4): 555-568.

[7] Radford D J, Izukawa T. Atrial fibrillation in children[J]. Pediatrics, 1977, 59(2): 250-256.

[8] You H S, Yoon J H, Cho S B, et al. Amiodarone-Induced Multi-Systemic Toxicity Involving the Liver, Lungs, Thyroid, and Eyes: A Case Report[J]. Front Cardiovasc Med, 2022, 9: 839441.

[9] Pintavorn P, Cook W J. Progressive renal insufficiency associated with amiodarone-induced phospholipidosis[J]. Kidney Int, 2008, 74(10): 1354-1357.

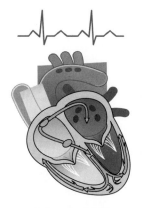

· 第六章 ·

房颤综合治疗与药物联合应用

第一节 房颤综合治疗的意义与实践

一、房颤的高发与危害

心房颤动是最常见的持续性心律失常，影响 2% ～ 4% 的成年人口，预计在未来几十年内随着大流行的比例而增加[1]。尤其在中国，随着老龄化和生活方式变化，房颤患者数量正逐年增加。房颤与高血压、冠心病、心力衰竭、不良生活习惯、年龄增长、糖尿病、肥胖、心脏手术、药物不良反应和精神压力等多种因素有关。预防房颤需改善生活方式、控制慢性疾病、定期进行心脏检查和心理调适。房颤不仅增加脑卒中风险、引起心力衰竭，还严重影响患者的生活质量。因此，认识房颤的危害对于采取预防措施、降低发病率和提升患者生活质量至关重要。

二、房颤综合治疗策略全解析

（一）房颤综合治疗的定义

房颤综合治疗是指针对房颤这一常见的心律失常，采用多学科、多手段的综合治疗方式，内容包括预防卒中、通过节律和（或）室率控制改善症状、控制心血管危险因素、治疗合并症，以及为患者提供自我管理、生活方式改变、社会心理等方面的支持。

房颤，作为一种常见的心律失常，其特征是心跳不规则和心率波动。有数据显示，目前我国房颤患者人数已接近 2000万[2]。这一数字表明，房颤在我国的发病率较高，且随着人口老龄化的加剧，预计未来几年内患者人数还将继续增加。这种病症不仅会损害心脏功能，增加心力衰竭和血栓栓塞等并发症的风险，还可能对患者的情绪和心理健康造成影响，引发焦虑和抑郁等心理问题。

房颤综合治疗的目的是在治疗疾病的同时，减少并发症的发生，提高患者的生活质量。在实施房颤综合治疗时，医疗团队会考虑包括药物治疗、电生理干预、生活方式调整以及心理支持等在内的多种治疗方式。药物治疗可能包括使用抗心律失常药物，如 β 受体阻滞剂和钙通道阻滞剂，这些药物有助于控制心率、维持正常心律，并减少房颤的发作。

在房颤综合治疗中，药物治疗是基础，但并非唯一手段。电生理治疗作为治疗房颤的有效方法，具有创伤小、效果好等优点。电生理治疗，尤其是导管消融术，通过精确定位和消除引起房颤的心脏异常电信号，旨在降低房颤复发率，为患者提供长期的疗效。然而，并非所有患者都适合接受电生理治疗，因此，在进行电生理治疗前，医生会根据患者的具体情况，综合考虑药物治疗、非药物治疗等因素，制订合适的治疗方案。

就非药物治疗方面，生活方式的调整，如戒烟、限酒、健康饮食、体重管理和定期锻炼，已被证明可以降低房颤发作的风险，并改善患者的整体健康状况。此外，心理干预，包括压力管理和心理治疗，有助于患者应对与房颤相关的焦虑和抑郁情绪。

房颤综合治疗的最终目标是实现对症状的有效控制，减少急性和长期并发症，提高患者的生活满意度，并尽可能地恢复其正常的日常活动能力。通过这种全面的方法，患者能够得到更全面的关怀，从而在生理和心理上都获得更好的治疗效果。

（二）房颤综合治疗的特点

房颤作为一种普遍的心律失常，对患者的日常生活质量构成了重大影响。传统治疗方法，尽管在控制症状方面发挥作用，却存在不足之处：药物治疗主要缓解症状而非根治疾病；而电转复治疗虽能迅速纠正心律，却伴随着潜在的风险和不良反应。鉴于这些局限性，综合治疗策略应运而生，成为应对房颤的重要治疗手段。这种策略通过整合多种治疗方法，旨在提供更全面、更有效的治疗方案，以改善患者的治疗效果和生活质量。

房颤综合治疗的特点在于其多学科综合管理，通过个性化的治疗方案，结合药物治疗、电生理干预、生活方式调整和心理支持等多种手段，旨在有效控制症状、减少并发症风险、提高治疗效果及患者的生活质量，同时降低单一治疗方法可能带来的局限性和不良反应。

（三）房颤综合治疗的必要性

房颤综合治疗针对这一多因素引起的慢性心律失常，通过个性化治疗，结合药物治疗、电复律、导管消融等手段，有效管理并发症，降低卒中风险，改善患者生活质量，并促进多学科协作和患者自我管理，旨在长期控制病情、减少医疗资源消耗和提高治疗依从性。

药物治疗是房颤综合治疗策略的核心部分，包括心室率控制药物（如 β 受体阻滞剂、洋地黄类药物和非二氢吡啶类钙通道阻滞剂）、节律控制药物（如胺碘酮和普罗帕酮），以及预防血栓栓塞并发症的抗凝治疗药物（包括传统的华法林和新型口服抗凝药如达比加群酯、利伐沙班、阿哌沙班和艾多沙班）。此外，根据患者合并症的不同，可能还需联合使用抗血小板药物、利尿药、ACEI 等其他药物，以实现个体化治疗和改善患者整体预后。整个药物治疗过程应在医生指导下进行，确保安全性和有效性。

电复律是一种通过向心脏施加电击来终止房颤并尝试恢复心脏正常节律的治疗手段。这种方法可以迅速恢复窦性心律，尤其适用于血流动力学不稳定的房颤患者。然而，电复律并非没有风险，可能的不良反应和并发症包括短暂的心律失常、心肌损伤、心包炎、脑卒中等。在决定是否进行电复律时，医生会综合考虑患者的整体状况、房颤的持续时间、症状的严重程度，以及是否有可逆的诱因等因素。此外，电复律前后通常需要给予适当的抗凝治疗，以降低血栓形成和栓塞事件的风险。电复律应在专业医疗人员监督下进行，并在操作前后进行严密的心电监测和必要的医疗支持。

导管消融是一种微创介入手术，用于治疗房颤，通过导管进入心脏并消融异常电生理组织来恢复正常心律。这种方法具有创伤小、效果好、并发症少的优点，尤其适合药物治疗无效或不耐受的患者。然而，导管消融操作复杂，费用较高，且适应证有限，需要专业医疗团队执行。因此，是否采用导管消融应根据患者的具体病情、治疗反应、经济状况和整体健康状况综合评估决定。

综合治疗由多学科团队根据患者病情制订个性化方案，目标是控制症状、减少并发症、提高生活质量。每种治疗方法都有局限性，需根据患者具体情况和治疗反应做出决策。

（四）房颤综合治疗与单一治疗方法的对比

房颤的单一药物治疗存在局限性，可能无法全面控制症状和并发症，带来不良反应和耐受性问题，增加死亡率风险，涉及较高治疗成本，影响患者依从性，并可能与其他药物发生不良相互作用。此外，当单一药物治疗失败时，可能需要更复杂的治疗方案，且对某些特定人群如孕妇或肾功能不全患者可能不适用。因此，房颤治疗需综合考虑药物治疗、生活方式改变、定期监测和适时的介入手术，以实现更有效的疾病管理。有研究表明，左心耳（left atrial appendage，LAA）闭塞与肺静脉隔离（pulmonary vein isolation，PVI）的结合可能代表了心房颤动的综合治疗方法，可以控制症状，同时降低脑卒中的风险和慢性抗凝治疗的需要[3]。

房颤综合治疗相比单一治疗方法具有以下优势：

（1）更全面　综合治疗不仅关注症状缓解，还针对房颤的多种潜在原因和患者的整体健康状况。

（2）个性化方案　根据患者的病情、病史、生活方式等个体差异，制订个性化的治疗方案。

（3）多学科团队合作　涉及心血管科、心脏电生理科、神经科等多学科专家的协作，提供更全面的治疗支持。

（4）降低副作用风险　通过平衡不同治疗手段，可能减少单一药物剂量，从而降低副作用和并发症的风险。

（5）改善患者预后　综合治疗有助于降低房颤的复发率和减少如脑卒中、心力衰竭等严重并发症，改善长期预后。

（6）提高生活质量　通过有效控制症状，减少住院和急诊次数，提升患者的日常生活质量。

（7）经济性　长期看，综合治疗通过减少并发症和再住院率，可能更具成本效益。

（8）患者教育和自我管理　加强对患者的教育，提高其自我管理能力，增加治疗的依从性和效果。

（9）治疗策略的灵活性　根据患者的治疗反应和病情变化，灵活调整治疗方案。

（10）预防与治疗并重　不仅治疗现有症状，也注重预防房颤的进展和相关并发症的发生。

综合治疗的这些优势有助于为房颤患者提供更有效、更安全的治疗选择，实现更好的治疗效果和生活质量。

三、房颤综合治疗的基本原则

（一）心率控制与节律控制的平衡

心率控制和节律控制是房颤综合治疗中的两个关键策略。心率控制通常通过使用 β 受体阻滞剂、钙通道阻滞剂或洋地黄类药物等药物治疗来维持患者的心率在适宜范围内，以防止心率异常引起的症状。节律控制则通过电复律或导管消融等方法尝试恢复并维持患者的窦性心律，以减少心脏重构和长期并发症的风险。医生会根据患者的具体情况、症状严重程度、合并症及个人偏好，综合考虑心率控制和节律控制的策略，以达到最佳的治疗效果。

然而，心率控制与节律控制在房颤治疗中需要谨慎平衡。如果心率控制过于严格，可能会导致心排血量降低，引起头晕、乏力等症状，影响患者的活动耐受性和生活质量。而节律控制尝试如果过于频繁，可能会增加血栓形成、心脏损伤等并发症的风险。因此，实现心率控制与节律控制之间的恰当平衡，考虑到患者的个体差异和治疗反应，是房颤综合治疗中的一项重要任务。个体化治疗计划的制订和定期评估，包括药物治疗方案的调整、生活方式建议以及必要时的介入治疗，对于优化治疗效果至关重要。

在整个治疗过程中，医生需要动态平衡心率控制和节律控制的目标，并根据患者的治疗反应和病情变化进行调整。这种综合治疗方法，结合多学科团队的专业意见、患者教育、长期监测和评估，不仅能够改善患者的症状，还能减少并发症的风险，最终提高患者的整体治疗效果和生活质量。

（二）药物治疗与非药物治疗的结合应用

房颤的综合治疗需要心血管病学、心电生理学、神经科学、心理学和康复医学等多学科团队的协同合作。这种合作模式整合了各学科的优势，提高了治疗的效果和质量。心血管病学专家负责全面评估患者病情，确定治疗方案和目标，指导药物治疗和手术治疗。心电生理学专家通过心电图和电生理检查评估患者的电生理状态，为治疗提供指导。神经科学专家排除其他神经系统疾病的影响，并评估患者的认知功能和心理状态。康复医学专家通过康复治疗帮助患者恢复身体功能，提高生活质量。

多学科团队的协同合作促进了信息共享和协同决策，心血管病学和心电生理学专家共同制订最优的药物治疗方案，调整剂量和方案以提高治疗效果。在必要时，团队会考虑手术治疗，心血管病学专家和心电生理学专家共同确定手术指征和方案，并根据手术效果进行调整。

此外，多学科团队的合作还体现在为患者制订个性化的药物治疗方案，以及在必要时提供最优的手术方案。心理学专家的参与有助于评估和管理患者的心理状态，这对改善治疗效果至关重要。通过这种综合治疗方法，患者的治疗计划更加精确，治疗效果和生活质量得到显著提升。

四、房颤综合治疗的方法与技术

（一）药物综合治疗

1. 药物综合治疗在房颤治疗中的作用

药物综合治疗是房颤治疗的重要组成部分，其作用主要表现在以下几个方面：

（1）心室率控制　使用β受体阻滞剂、非二氢吡啶类钙通道阻滞剂或洋地黄类药物等，有效控制房颤患者的心室率，改善症状和生活质量。

（2）节律控制　通过抗心律失常药物如胺碘酮、普罗帕酮等，尝试恢复并维持窦性心律，减少房颤对心脏结构和功能的影响。

（3）抗凝治疗　房颤患者存在较高的脑卒中风险，因此，使用华法林、达比加群酯、利伐沙班、阿哌沙班和艾多沙班等药物进行抗凝治疗，降低血栓栓塞事件的发生。

（4）预防和治疗并发症　药物综合治疗有助于预防和治疗房颤可能引起的心力衰竭、心肌梗死等并发症。

（5）个体化治疗　根据患者的具体情况和治疗反应，调整药物种类和剂量，实现个体化治疗。

（6）长期管理　房颤是一种慢性疾病，需要长期药物治疗和定期评估，以确保持续的病情控制。

（7）与其他治疗手段的协同　药物治疗可与电复律、导管消融等其他治疗手段相结合，为患者提供更全面的治疗方案。

（8）改善预后　通过有效的药物治疗，可以改善患者的长期预后，降低死亡率和住院率。

2. 药物综合治疗在房颤治疗中的应用

药物综合治疗在房颤治疗中的应用主要包括以下几个方面：

（1）抗心律失常药物　包括β受体阻滞剂、非二氢吡啶类钙通道阻滞剂和Ⅲ类抗心律失常药物（如胺碘酮），这些药物可以有效地控制心室率和尝试恢复窦性心律。

（2）抗凝药物　包括维生素 K 拮抗剂（如华法林）和新型口服抗凝药（如阿哌沙班、达比加群），用于预防血栓形成和减少血栓栓塞事件。

（3）利尿药　用于减轻因心力衰竭引起的充血症状，改善心脏负荷。

（4）ACEI/ARB　用于降低血压、减少心脏负荷、改善心脏功能，尤其在有高血压和心力衰竭的患者中。

药物综合治疗在房颤治疗中发挥着重要作用，通过控制心律失常、预防血栓形成、改善心脏功能等途径，为房颤患者提供有效的治疗方案。在实际应用中，药物综合治疗需要根据患者的具体情况，制订合适的个体化治疗方案，以达到最佳的治疗效果。

（二）非药物综合治疗

非药物综合治疗在房颤的综合治疗中扮演着重要角色。这包括生活方式的改变，如饮食调整、适量运动、睡眠管理和压力减轻。饮食上，推荐低盐、高纤维的食物；运动上，推荐轻度至中度的有氧运动；睡眠上，强调规律作息和睡眠质量。此外，心理支持和压力管理对于改善患者的心态和整体福祉至关重要。

非药物综合治疗在房颤的综合治疗中具有重要的意义。通过生活方式的改变和物理治疗措施，可以有效地控制房颤的症状，降低心脏病的风险。一项ACTIVE-AF 随机对照试验探究了运动和身体活动干预对有症状心房颤动患者的心房颤动负担和症状的疗效，结果显示，参与 6 个月的基于运动的干预可减少心律失常复发并改善房颤患者的症状严重程度[4]。因此，在治疗房颤时，应该综合考虑药物治疗和非药物综合治疗，以达到最佳的治疗效果。

1. 导管消融技术

（1）导管消融技术的重要性和应用范围　导管消融技术是房颤治疗中的一种重要手段，以其安全性、有效性和较小的创伤而著称。该技术涉及通过导管将消融电极送入心脏，利用射频能量、冷冻能量或高能聚焦超声消融或破坏引起房颤的异常电生理组织。导管消融已广泛应用于治疗阵发性、持续性和长期持续性房颤，并作为药物治疗效果不佳或不适宜药物治疗的患者的选择[5]。

（2）导管消融技术的适应证和目标　导管消融技术是用于治疗多种类型房颤的介入性治疗方法，包括阵发性房颤、持续性房颤，以及在某些情况下的心房颤动合并心室率过快。它通过导管将消融电极送入心脏，消融引起房颤的异常电生理组织。该技术通常用于那些药物治疗无效或不耐受的患者。导管消融技术不是用于预防房颤的发生，而是作为一种治疗策略，旨在减少房颤的发作和相关的心脏问题。在考虑导管消融时，医生会评估患者的具体情况，包括房颤的类型、症状的严重程度，以及患者对药物治疗的反应。

（3）导管消融技术的优势和风险 导管消融技术具有创伤小、恢复快等优势。与传统药物治疗相比，对于特定患者群体，导管消融可能具有更高的成功率，能够有效地消除或破坏引起房颤的异常电生理组织，从而减少房颤的复发和持续时间。然而，导管消融技术并非没有风险，可能的并发症包括血管损伤、心脏穿孔、心脏压塞和心律失常等。在考虑导管消融时，医生会综合评估患者的病情、治疗历史和个人偏好，以确保治疗的安全性和有效性。

（4）导管消融技术的局限性和决策考量 导管消融技术存在一些局限性，包括对特殊设备和专业技能的需求，以及手术过程中可能出现的风险。因此，在考虑使用导管消融技术时，需要综合考虑患者的具体病情、医生的专业经验以及医疗设备的条件，以确保治疗的安全性和有效性。导管消融技术通常作为一线或二线治疗选择。在决定治疗方案时，医生会评估患者的状况和治疗需求，以及可能的替代方案。

2. 外科手术治疗

房颤是一种常见的持续性心律失常，表现为不规则的心率和心电图上的颤动波形。它可能导致心脏功能下降、血栓形成和脑卒中等严重并发症，显著影响患者的生活质量和预后。因此，房颤的综合治疗至关重要，包括药物治疗、外科手术、电复律、导管消融以及生活方式的调整。医生会综合考虑患者的整体健康状况、房颤类型、症状严重程度和治疗偏好，以制订个性化的治疗计划。

外科手术治疗房颤的主要目的是通过切断异常传导通路，恢复窦房结的正常节律。手术方法包括传统的迷宫手术和心房颤动射频消融术。迷宫手术通过切开或消融心房组织来阻断异常电信号，而射频消融术则利用射频能量进行精确消融。选择手术方法需要根据患者的具体情况进行。

迷走神经切断术通过切断心脏迷走神经的传入纤维来抑制心房异常电活动。这种手术具有创伤小、出血少、恢复快的优点，但术后可能需要心电监测以及时发现并治疗可能出现的房室传导阻滞等并发症[6]。

起搏器植入用于治疗心动过缓和心脏再同步化治疗，在房颤患者中可能用于治疗与房颤相关的心动过缓或改善房颤合并心力衰竭的心脏功能[7]。尽管起搏器植入具有操作简便、创伤相对较小的优点，但患者需要面对长期电池更换和起搏器维护的问题。

心房颤动射频消融术是一种微创手术，通过导管将射频能量传递到心脏内的异常电生理组织[8]。这种方法具有创伤小、恢复快、并发症少等优点，是许多药物治疗无效或不耐受的房颤患者的首选治疗方法。然而，可能需要多次手术来达到治疗效果，这对患者来说可能是一个挑战。

外科手术治疗是房颤综合治疗策略中的一个重要手段。选择手术方法时，患者的具体情况、房颤的类型、症状的严重程度以及对其他治疗方法的反应都是重要的考虑因素。患者需要与医生充分沟通，了解各种手术方法的潜在好处和风险，以及它们如何适应患者的个人健康状况和治疗目标。

3. 生活方式干预

房颤是一种常见的心律失常，会导致多种不良影响，如心悸、胸闷、气促、头晕等。因此，对房颤的综合治疗非常重要，目的是控制症状、减少并发症的风险，并提高患者的生活质量。在房颤的治疗方案中，生活方式干预扮演着非常有效的辅助角色。

生活方式干预是通过改变日常生活习惯来预防或控制疾病的方法。对于房颤患者而言，这种干预是管理病情的重要组成部分。通过调整饮食、增加适量运动、保持良好的睡眠和减少压力，患者可以更好地控制病情并改善生活质量。

首先，控制体重是房颤患者生活方式干预的重要措施之一。患者应当通过饮食控制和适量运动来维持健康的体重，限制高热量、高脂肪和高糖分食物的摄入，增加蔬菜、水果和粗粮等低热量、高纤维食物的摄入量。建议每天至少进行30min 的有氧运动。

其次，避免过度劳累是房颤患者生活方式干预中的一个关键措施。这包括避免长时间工作、学习或剧烈运动，以减少心脏的负荷并降低房颤复发的风险。患者应当定期改变姿势，避免长时间站立、坐着或躺着不动。通过经常站起来走动并进行适当的休息，可以帮助减轻心脏负担。虽然推荐增加运动量，但患者应选择适度的体育活动，避免过度劳累，以维持心脏健康并减少房颤发作的可能性。此外，保持良好的心态对于降低房颤复发的风险至关重要。患者应努力避免过度的焦虑和抑郁等不良情绪，并通过参与社交活动、旅游、阅读等积极的方式来放松心情。

生活方式干预是房颤患者综合治疗的重要组成部分。通过控制体重、避免过度劳累、保持良好心态等措施，患者可以有效降低血压、血糖和血脂等心血管风险因素，减少心血管事件的发生，从而降低房颤复发的风险。

五、房颤综合治疗在不同患者群体中的应用

房颤综合治疗是一种全方位、个体化的治疗方法，它考虑了每位患者的健康状况、生活方式和个人偏好。治疗目标是通过多种治疗手段降低房颤的复发率、改善症状，并提高患者的生活质量。

对于老年房颤患者，综合治疗的主要目标是降低并发症的发生率。这一目标尤为重要，因为老年患者常常面临更高的并发症风险。老年房颤患者往往伴随多种基础疾病，如高血压、糖尿病、冠心病等。这些疾病的存在使得治疗变得更加复杂，需要在治疗房颤的同时，综合考虑这些基础疾病的治疗和控制。鉴于老年房颤患者可能存在认知障碍和身体功能下降的问题，治疗方案需要根据患者的具体情况来制订[9]。个体化治疗考虑了患者的整体健康状况、年龄相关的变化以及患者的个人需求。

对于心功能不全的房颤患者，房颤综合治疗的主要目标是降低心衰的发生率。这一目标是通过综合管理来实现，旨在改善患者的心脏功能和整体预后。心功能不全的房颤患者常常面临心脏负荷过重的问题。治疗时，医生会考虑采取措施减轻心脏负荷，包括控制液体摄入和使用利尿药，这些方法有助于减少体液积聚，改善心衰症状。除了减轻心脏负荷之外，还需要考虑使用药物来改善心脏功能[10]。

房颤患者若合并其他基础疾病，治疗时需综合管理房颤及相关疾病，减少整体健康风险。对于肾脏疾病患者，可能使用 ACEI 或 ARB 保护肾脏功能；对于肝脏疾病患者，可能使用保肝药物并避免肝脏负担加重的药物。

房颤综合治疗在不同患者群体中的应用是根据患者具体情况制订的个体化治疗方案，考虑基础疾病和治疗目标的差异，确保治疗的安全性和有效性。

六、房颤综合治疗的意义

（一）提高患者生活质量

房颤会导致心率不规则、心排血量减少和心律失常等症状，严重影响患者的生活质量。因此，房颤的综合治疗对于改善患者的生活状况意义重大。

综合治疗，包括药物治疗、电生理治疗和外科手术等手段，可以有效地控制房颤的发生和发展。药物治疗有助于控制心率和减少心律失常的发生，而电生理治疗如导管消融和外科手术则可以直接治疗房颤，减少症状，从而提高患者的生

活质量。

通过综合治疗，不仅可以控制房颤的症状，还可以减少这些症状对患者日常生活的影响，使患者能够更好地进行日常活动，享受更高的生活质量。

综合治疗通过有效控制房颤的发生和发展，减少症状的发生，可以提高患者的治疗满意度。高治疗满意度有助于增强患者的信心和积极参与治疗的意愿，这对患者的康复过程是十分有益的。

因此，综合治疗是治疗房颤的重要手段，应该得到广泛的推广和应用，以帮助更多患者改善症状，提高生活质量。

（二）降低并发症发生率

房颤作为临床上极为常见的心律失常病症，其发作往往会给患者的生活质量及健康状况带来极为严重的负面影响。房颤极易引发一系列并发症，其中以心力衰竭与血栓栓塞尤为突出。心力衰竭会致使患者出现呼吸困难以及身体水肿等症状，而房颤发病时，患者通常会有心悸之感，或明显察觉到心跳紊乱。不仅如此，房颤还会显著提升血栓形成的风险，一旦血栓脱落，便极有可能引发脑卒中、下肢深静脉血栓等严重后果，对患者的生命健康构成巨大威胁。值得注意的是，房颤患者由于血液在心房内的滞留，会使得心肌梗死的风险有所增加；尽管心肌梗死的主要诱因是冠状动脉疾病，但房颤在其中的影响也不可忽视，这也进一步凸显了房颤病症的复杂性与严重性，警示着临床治疗与患者日常防护的重要性与紧迫性。

降低并发症发生率在房颤综合治疗中的重要性体现在以下几个方面：

1.改善患者生活质量

降低并发症发生率能够有效改善患者的生活质量。患者可以避免因心力衰竭、心律失常、血栓栓塞等并发症导致的各种症状，提高生活质量。

2.减少医疗成本

降低并发症发生率能够有效减少医疗成本。并发症可能导致患者住院时间延长，增加医疗费用。降低并发症发生率可以减少患者的住院时间，降低医疗成本。

3.延长患者生存期

降低并发症发生率能够延长患者生存期。并发症可能导致患者死亡，降低并发症发生率，延长患者的生存期。

4.提高医生满意度

降低并发症发生率能够提高医生满意度。医生在治疗房颤时，可能会因为并发症的发生而感到焦虑和沮丧。降低并发症发生率可以提高医生的满意度，提高治疗效果。

通过综合治疗，可以有效降低房颤并发症的发生率，这不仅提高了患者的生活质量，减少了医疗成本，延长了患者的生存期，还提高了医生的满意度。因此，在房颤综合治疗中，我们应重视降低并发症发生率，以提高治疗效果。

（三）提高治愈率

房颤是一种常见的心律失常，可能导致心脏功能下降和严重并发症，如血栓形成和脑卒中。因此，综合治疗房颤具有重要意义，其中提高治愈率是治疗的一个关键目标。

提高治愈率的策略包括药物治疗和植入型心脏起搏器。药物治疗通常涉及口服抗心律失常药物，这些药物通过调节心率和抑制心律失常来治疗房颤。植入型心脏起搏器通过电刺激维持正常心律，是另一种治疗手段。

除了药物治疗，电生理治疗也是提高治愈率的有效手段。电生理治疗是通过导管介入，对心脏进行电刺激，以维持正常的心律和治疗房颤。电生理治疗，如导管消融术和导管射频消融术，通过导管介入对心脏进行电刺激，消除异常心律，是提高治愈率的有效手段。

此外，房颤的综合治疗还包括生活方式的改善和手术治疗。房颤综合治疗还包括生活方式的改善，例如避免过度劳累、保持良好的饮食和睡眠习惯。这些措施有助于降低房颤的发生率和发作的频率及严重程度。手术治疗，如心脏瓣膜置换术和冠状动脉旁路移植术，可以改善心脏结构和功能，减少房颤的发生和复发。

提高治愈率是房颤综合治疗的一个重要目标。只有通过综合考虑药物治疗、电生理治疗、生活方式改善和手术治疗等多种手段，才能有效控制房颤及其并发症的发生率，提高患者的生活质量。

（四）减轻医疗资源压力

在现代医疗体系中，房颤的综合治疗已成为医学界的关注焦点。房颤不仅严重影响患者的身体健康，还对医疗资源造成压力。因此，提高房颤的综合治疗效果，同时减轻医疗资源压力，是医生们面临的紧迫问题。房颤的综合治疗对于控制患者症状、预防并发症和提高生活质量至关重要。通过制订合理的治疗方案，不仅可以改善患者的状况，还可以有效利用医疗资源，减轻整体医疗系统的压力。

在房颤综合治疗中，减轻医疗资源压力是一个重要任务。在制订治疗方案时，医生必须全面评估并综合考虑多个关键因素，以确保治疗计划的合理性和有效性。我们必须注意医疗资源的合理利用，确保治疗的高效性，避免资源的不必要浪费。

具体来说，我们可以通过以下几个方面来减轻医疗资源的压力：

首先，提高治疗效果是减轻医疗资源压力的关键。通过优化治疗方案，医生能够综合考虑患者的具体病情、身体状况和预期治疗效果，制订个性化的治疗计划。这种方法不仅可以提升治疗效果，还能减少不必要的医疗资源浪费，提高整体医疗资源的使用效率。

其次，加强病情监测对于控制患者症状至关重要。实时监测患者的病情变化，使医生能够及时调整治疗方案，快速识别治疗效果和患者对治疗的反应。这种主动的监测和调整机制有助于确保治疗方案始终符合患者的当前需要，减少资源浪费。

此外，提高医生的专业素质对于提升治疗效果至关重要。作为治疗房颤的中坚力量，医生的专业能力直接影响治疗的质量和效率。因此，加强医生的专业培训是提升医疗服务质量的关键措施。通过持续的教育和培训，医生能够掌握最新的医疗知识和技术，提高诊疗技能。这不仅能提升治疗效果，还能减少因治疗不当导致的医疗资源浪费，提高医疗服务的整体效率。

最后，为确保医疗实践与最新医学研究同步，我们将定期审查并更新临床实践指南，以反映最新的医学发现和治疗方法。与专业医疗机构和研究组织紧密合作，迅速整合新兴的治疗策略和临床试验成果。利用电子平台和印刷材料，确保更新后的指南能够迅速且广泛地分发给所有相关医疗人员。这将提高医疗服务的质量和效率，确保患者能够获得最新、最有效的治疗。

七、房颤综合治疗的挑战与展望

（一）房颤综合治疗面临的问题与挑战

1. 药物治疗的限制

药物治疗虽然可以控制房颤的症状和心室率，但通常需要长期甚至终身用药，且存在一定的不良反应和药物相互作用问题。

2. 非药物治疗的适应证和风险

非药物治疗如导管消融和电复律等手段虽然可以作为药物治疗的补充，但它们具有特定的适应证，且可能伴随手术风险和复发率。

3. 抗凝治疗的复杂性

房颤患者需要长期抗凝治疗以预防卒中，但抗凝治疗需要仔细评估患者的出血风险，并进行个体化管理。

4. 患者管理和依从性问题

房颤患者可能需要长期跟踪和管理，包括定期监测和调整治疗方案，这对患者的依从性提出了挑战。

5. 多学科协作的挑战

房颤的综合治疗需要心血管科、心脏电生理科、神经科等多个学科的医生和专业人员的合作，实现有效的多学科协作可能存在沟通和协调上的难题。

6. 新兴治疗方法的接受度和应用

随着射频消融导管等创新治疗方法的发展，如何快速将这些新技术应用于临床实践，并获得医疗人员和患者的广泛接受，是一个重要的问题。

7. 医疗资源的分配

房颤作为一种慢性疾病，对医疗资源的需求较大，如何在有限的资源下为患者提供最佳治疗，是医疗系统需要考虑的问题。

8. 患者教育和自我管理

房颤患者需要对疾病有充分的了解，并掌握自我管理的技能，这要求医疗团队提供有效的患者教育和支持。

9. 指南和规范的更新

随着医学研究的不断进展，房颤的诊断和治疗指南需要定期更新以反映最新的研究成果，这对医疗专业人员的继续教育和知识更新提出了要求。

10. 经济负担

房颤的治疗可能涉及昂贵的药物和手术，对患者和医疗系统造成经济压力。

解决这些问题和挑战需要医疗专业人员、患者、医疗政策制定者以及研究机构之间的密切合作，共同推动房颤治疗的进步和创新。

（二）房颤综合治疗的未来发展方向

房颤是临床上的常见病症，其综合治疗的意义和实践已经得到了广泛的认可。在未来的发展中，房颤的综合治疗将面临更多的挑战和机遇。

1. 药物治疗的发展

药物治疗作为房颤治疗的主要手段之一，未来将随着药物研发的深入，迎来新型抗心律失常药物。这些新药物预计将提供更好的疗效和更低的不良反应，从而为患者提供更多的治疗选择。

2. 电生理治疗的发展

电生理治疗，包括导管消融术和导管射频消融术，是治疗房颤的关键方法。预计随着技术的不断进步，这些治疗手段将得到更广泛的应用，并可能成为治疗房颤的主要方法。

3. 射频消融术的发展

射频消融术以其微创、高效和不良反应少的特点，成为治疗房颤的重要选择。未来，射频消融术的持续创新将带来新型设备，旨在提升治疗效果和降低并发症风险。

4. 综合治疗的个性化和远程医疗

房颤的综合治疗未来将更加注重个体化治疗，根据患者的具体情况制订个性化的治疗方案。同时，随着远程医疗技术的发展，预计将实现更多在线诊断和治疗服务，为患者提供更便捷、高效的治疗方式。

综合治疗的未来发展方向将朝着个体化、精准化、高效化、安全化的方向发展，以更好地满足患者的治疗需求，并提高治疗效果和患者生活质量。

第二节　房颤药物联合治疗的优势与选择

一、房颤治疗的演变

房颤是一种常见的心律失常，房颤治疗演变包括从单一药物治疗到多学科综合管理的转变，以及从经验性治疗到基于证据的个体化治疗。

（一）抗心律失常药物的发展

抗心律失常药物的发展历史是医学领域中一个引人注目的话题。随着时间的推移，这些药物经历了漫长的发展过程，从最初的发现到今天的广泛应用，见证了医学科学的进步和技术的革新。

1. 钠通道阻滞剂

钠通道阻滞剂作为抗心律失常药物的先驱，起源于20世纪中叶。最早的钠通道阻滞剂之一——奎尼丁，在20世纪50年代首次合成并用于临床试验。此后，如利多卡因等药物的开发，为治疗提供了更多选择。尽管早期药物存在不良反应和疗效限制，它们为后续研究奠定了基础。

20 世纪 70 年代至 80 年代，钠通道的研究取得了显著进展，科学家们揭示了钠通道的结构和功能，这为新药设计提供了理论基础。在这一时期，类似利多卡因的药物，例如氟卡尼，因其更好的选择性和耐受性，被开发并广泛应用于临床。

21 世纪以来，钠通道阻滞剂的研究重点转向个体化治疗。利用分子生物学和遗传学技术，科学家们探索心律失常的遗传基础，以开发更有针对性的药物。同时，药物不良反应和安全性成为研究的关键方向，研究者们致力于降低药物治疗风险，提高治疗效果。

2. 钾通道阻滞剂

钾通道阻滞剂的历史起始于 20 世纪 70 年代，早期研究集中在对钾通道的理解上。奎尼丁是最早被发现具有钾通道阻滞作用的药物之一，但其不良反应限制了其临床应用。随后，氟卡尼等药物的开发为心律失常治疗提供了新的选择。

在 20 世纪 80 年代至 90 年代，钾通道阻滞剂的研究取得了显著进展。科学家们深入研究了钾通道的结构和功能，揭示了其在心肌细胞复极过程中的重要作用。这一时期，胺碘酮等新型钾通道阻滞剂因其更好的选择性和安全性，成为临床上的首选药物之一。

进入 21 世纪，钾通道阻滞剂的研究开始注重个体化治疗。这一转变主要得益于基因组学和药代动力学的应用，它们使研究人员能够根据个体的遗传特征和药物代谢能力来优化治疗方案。

3. 钙通道阻滞剂

钙通道阻滞剂的历史起源于 20 世纪 60 年代。维拉帕米作为最早的钙通道阻滞剂之一，于 1962 年首次合成，并在 70 年代开始广泛应用于临床，主要用于治疗高血压和心律失常。

随着地尔硫䓬、硝苯地平等药物的问世，钙通道阻滞剂的药物种类得到了丰富，为不同的心血管疾病提供了更多的治疗选择。20 世纪 80 年代至 90 年代，钙通道阻滞剂的研究进入了快速发展阶段。科学家们深入研究了钙通道的结构和功能，以及其在心血管系统中的作用机制，促进了新型钙通道阻滞剂的开发。

近年来，钙通道阻滞剂的研究重点转向个体化治疗和提高药物安全性。科学家们致力于开发更具选择性和安全性的药物，以降低不良反应和治疗风险。

4. β 受体阻滞剂

β 受体阻滞剂的历史起源于 20 世纪中期。1958 年，药剂师 James W. Black 提出了 β 受体阻滞剂的概念，并进行了深入研究，目的是寻找一种减少心脏收缩力的药物，用于治疗高血压和心绞痛。

1962 年，James W. Black 及其团队成功合成了第一种 β 受体阻滞剂——普萘洛尔（propranolol）。普萘洛尔通过阻断 β 受体降低心率和血压，成为第一个临床上应用的 β 受体阻滞剂。

随着对 β 受体阻滞剂作用机制的理解加深，研究人员开发了更具选择性的药物。第二代 β 受体阻滞剂，如阿替洛尔（atenolol）和美托洛尔（metoprolol），具有更强的 $β_1$ 选择性，减少了对 $β_2$ 受体的阻滞，从而降低了不良反应。

β 受体阻滞剂在临床上的应用得到了广泛认可，尤其在治疗心律失常方面显示出显著疗效。它们不仅用于控制心率和预防心律失常发作，也用于心肌梗死后的康复、心力衰竭和其他心血管疾病的治疗。

β 受体阻滞剂的使用可能会伴随不良反应，如乏力、低血压和心动过缓等。由于个体对 β 受体阻滞剂的耐受性存在差异，临床上需要进行个体化调整。

β 受体阻滞剂的发展历程体现了医学科学的进步和创新，为心血管疾病治疗带来了重大突破。尽管存在不良反应和安全性问题，β 受体阻滞剂仍然广泛应用于临床实践，并持续受到研究人员的关注，以提高其安全性和疗效。

（二）射频消融术的兴起

随着心电生理学的发展，射频消融术（radiofrequency ablation，RFA）作为一种微创介入治疗方法，已逐渐应用于房颤治疗。RFA 通过导管将能量传递到异常电活动的区域，破坏心房肌细胞，消除异常电信号，以恢复窦律。与药物治疗相比，射频消融术具有创伤较小、治疗成功率较高以及较低的复发率等优点。然而，治疗效果因人而异，可能需要多次手术才能达到理想效果。RFA 治疗房颤的疗效受到多种因素的影响，包括导管定位的准确性、心房肌组织的可塑性、患者的具体病情、手术操作者的经验和技术水平等。

（三）导管消融术的进展

导管消融术（catheter ablation，CA）是一种微创介入治疗方法，用于治疗房颤，尤其是对药物治疗无效或不能耐受药物不良反应的患者。CA 通过导管传递射频能量（radiofrequency ablation，RFA），精确消融心房中的异常电活动区域。

房颤治疗的演变反映了心电生理学和临床实践的不断进步。早期治疗中，抗心律失常药物发挥了重要作用，但它们的局限性限制了应用范围。导管消融术作为房颤治疗的主流方法，具有更高的成功率和更少的不良反应。

导管消融术的治疗效果受到多种因素的影响，包括导管技术、心房肌组织的可塑性、患者的具体病情、手术操作者的经验和技术水平等。未来研究应继续探讨如何提高导管消融术的疗效和安全性，为房颤患者提供更有效的治疗手段。

（四）联合治疗在心脏病领域的崭新视角

联合治疗是一种在心脏病领域中备受关注的新型治疗方法，它结合了药物治疗、介入治疗和外科手术等多种治疗手段，以针对心脏病的多种病因进行治疗。在心脏病领域，联合治疗可以分为多种类型，例如药物治疗、介入治疗和外科手术。其中，药物治疗在联合治疗中扮演着基础角色，不仅包括传统的降脂、降压、降糖药物，也涵盖了新型抗血小板药物和抗凝药物。这些药物可以单独使用或与其他治疗手段结合，以实现对心脏病患者全面的治疗效果。

介入治疗，如冠状动脉支架植入术和心脏起搏器植入术，提供了一种微创的治疗选择。外科手术则在需要更为彻底解决心脏结构问题时发挥作用。两者在联合治疗中相互补充，共同为患者提供个性化的治疗方案。

随着医学技术的发展，新兴的治疗方法如心脏再生医学、心脏设备的创新等，也在联合治疗中占有一席之地。这些技术为心脏病患者提供了更多的治疗选择。联合治疗能够针对心脏病的复杂病因和患者的具体情况，提供更为精准和全面的治疗方案。它能够显著降低心脏病的发作风险，减少复发，同时提高治疗效果和患者的生活质量。

联合治疗在实施过程中也面临挑战，包括如何确定最佳的治疗组合、如何平衡不同治疗方法之间的风险与收益，以及如何确保患者对治疗的依从性等。

未来的联合治疗将继续朝着个性化、精准化发展，利用生物标志物、基因检测和患者的生活方式等信息，为患者定制最合适的治疗方案。同时，随着医疗技术的进步，新的治疗手段将不断被纳入联合治疗的框架中。

二、单一药物治疗的挑战

（一）药物耐受性和递减效应

药物耐受性和递减效应是药物研究中的重要问题，特别是在临床治疗中显得尤其重要。药物耐受性指的是患者长期服用某种药物后，身体对药物的反应减弱，需要增加剂量才能达到相同的治疗效果。耐受性可能由基因因素、疾病进展或药物的长期使用引起。递减效应（diminishing effect）或称疗效递减，指的是随着时间推移，药物的疗效逐渐降低。这可能是由于疾病本身的进展，或患者对药物产生了生理或心理上的耐受性。

药物耐受性是药物治疗中常见的现象，研究已经取得了许多进展。药物耐受性的产生与多种因素有关，包括药物对人体的神经系统和内分泌系统的影响。药物可能通过影响神经系统发挥作用。例如，长期使用某些药物可能导致神经元兴奋性的变化。这种改变可能是由于药物对神经递质水平的影响，或者是由于神经细胞对持续药物刺激的适应性反应。内分泌系统也受到药物的影响。一些药物可能通过影响内分泌激素的水平来发挥作用。例如，长期使用某些药物可能导致激素水平的变化，这种变化可能减少药物的疗效。

为了有效应对药物耐受性这一复杂挑战，医疗和科研领域正在采取多维度的策略。首先，通过实施药物假日策略，即在医生指导下有计划地暂时停用药物，以期望减少因长期连续用药导致的身体对药物的适应性。其次，医疗专业人员会根据患者的具体情况，调整药物剂量或治疗方案，以寻求最佳的疗效和最小的不良反应。此外，联合用药方法被广泛探索，这种方法通过结合作用机制不同的药物，旨在提高治疗效果，同时降低单一药物产生耐受性的风险。在新药开发方面，科研人员正致力于设计和测试新的药物分子，以及开发新型药物组合，这些新型药物或组合可能具有更低的耐受性风险，或能在不产生耐受性的情况下提供更好的疗效。个性化医疗和精准医疗也是应对药物耐受性的关键方向。通过深入分析患者的基因组、代谢特征和生活方式，医疗专业人员可以为患者定制个性化的治疗方案，选择最有可能有效且耐受性风险最低的药物。此外，随着对药物耐受性分子机制研究的深入，未来可能出现针对这些机制的靶向治疗策略，从而为患者提供更为精准的治疗选择。最后，教育和提高患者对药物耐受性的认识也是重要的一环。通过增强患者对药物治疗长期管理的理解，可以提高患者的依从性，减少不适当停药或自行调整药物剂量的行为，这些行为可能会加剧药物耐受性的发展。

药物递减效应的研究已经取得了许多进展。研究人员已经发现，药物递减效应的产生与药物在体内的代谢和消除密切相关。例如，一些药物可以影响人体的肝脏和肾脏功能，这些器官负责药物的代谢和排泄。当这些器官的功能发生变化时，药物的正常代谢和消除过程可能会受到影响，进而改变药物在体内的浓度，影响疗效。此外，药物还可以影响人体的肠道菌群。肠道菌群在药物代谢中扮演着重要角色，一些药物可能改变肠道菌群的组成或功能，进而影响药物的代谢和消除，最终影响药物的疗效。

（二）个体化反应的复杂多变

在当前的生物学研究中，个体化反应是一个备受关注的主题。它涉及生物体在特定条件下对内外部环境的反应，这些反应的复杂性和多变性使得这一领域的研究充满了挑战和机遇。下面将详细讨论个体化反应的复杂多变性，并结合相关的研究进行论述。

个体化反应的复杂多变，具有高度的个体差异，可能来源于基因、环境、年龄等多种因素。首先，个体化反应受到多种基因和分子机制的调控。例如，基因表达调控和信号转导通路等在个体化反应中起着重要作用。这些基因和分子机制的相互作用导致了调控过程的复杂性。其次，个体化反应受到环境因素的显著影响，包括温度、光照和营养物质等。环境因素的变化可能导致生物体对同一刺激产生不同的反应，增加了个体化反应的多变性。此外，生物体的内在因素，如年龄、性别和生理状态，也对个体化反应有重要影响。这些因素使得个体化反应在不同的生命周期阶段表现出不同的特点。

研究者们在个体化反应的复杂多变性方面已经取得了重要进展。特别是在基因表达调控方面，研究发现某些关键基因对个体化反应起着至关重要的作用。这些基因通过调控基因的表达，进而影响生物体的反应特性。此外，信号转导通路的研究为理解个体化反应提供了重要线索。例如，Wnt/β-catenin、MAPK 等重要信号通路在生物体的个体化反应中扮演关键角色，它们参与调节生物体对不同刺激的响应。

尽管已取得了一定的进展，个体化反应的复杂多变性依然是一个极具挑战性的研究领域。个体化反应的研究对象非常广泛，它涉及生物体的多个系统，包括神经系统、内分泌系统、免疫系统等。这些系统之间的相互作用增加了研究的难度。其次，个体化反应的调控机制仍然不完全清楚，表明需要进一步的研究来深入理解这些机制。此外，个体化反应在实际应用中的重要性日益凸显。在医学、生态学等领域，深入理解个体化反应的复杂多变性对于推动这些领域的发展具有重大影响。

（三）长期单药治疗的风险与局限性

在当前的医学实践中，长期单药治疗被广泛应用于各种疾病的治疗。然而，这种治疗方式也存在一些风险和局限性，需要引起我们的关注。下面将详细论述长期单药治疗的风险与局限性。

首先，长期单药治疗可能会导致耐药性的产生。由于病原体或肿瘤细胞对药物的逐渐适应，长期使用同一种药物可能会导致其对药物的反应减弱或消失，从而产生耐药性。耐药性的产生会使得治疗效果降低，甚至导致疾病的复发或转移。

其次，长期单药治疗也可能会导致药物不良反应的产生。由于药物的选择性较低，长期使用同一种药物可能会导致其对机体各个器官的不良反应增强，从而影响机体的正常功能。例如，长期使用免疫抑制剂可能会导致感染和恶性肿瘤的风险增加，长期使用激素类药物可能会导致骨质疏松和代谢紊乱等。

最后，长期单药治疗也可能会导致药物依赖性的产生。由于药物的长期使用，机体可能会对药物产生依赖性，从而导致患者在停药后出现戒断症状。例如，长期使用阿片类药物可能会导致患者在停药后出现疼痛、焦虑和失眠等症状，长期使用苯二氮䓬类药物可能会导致患者在停药后出现震颤、出汗和失眠等症状。

三、房颤药物联合治疗的优势

（一）增加疗效

在当前的医学研究中，药物疗法一直被视为治疗疾病的重要手段。然而，在实际应用中，药物治疗的效果往往受到很多因素的影响，如药物的吸收、分布、代谢和排泄等。因此，如何提高药物的疗效，成为了一个亟待解决的问题，而药物联合治疗相比单一药物治疗，在增加疗效方面具有明显的优势。以下将从多个角度详细阐述药物联合治疗在增加疗效方面的优势：

1. 多靶点作用

房颤是一种多因素、多靶点的心律失常疾病。单一药物可能只能干预其中的一个或几个靶点，难以全面调控心律。而药物联合治疗则可以同时作用于多个靶点，比如钠通道、钙通道、β受体等，从而更全面地调控心律，提高治疗效果。

2. 协同效应

药物联合治疗不同药物之间可能存在协同增效的效果。各种药物可能通过不同的机制作用于心脏，相互之间可以协同作用，产生比单一药物更强的治疗效果。例如，一种药物可以通过抑制心脏兴奋性来控制心率，而另一种药物可以通过延长房室传导时间来减少房颤的发作次数，二者结合使用可以发挥更强的疗效。

3. 补充不足

有些药物可能在某些患者身上效果不佳，或者存在耐药性的问题。通过联合使用不同机制的药物，可以互相补充，弥补单一药物的不足，提高治疗的成功率。例如，某些患者可能对某种药物产生了耐药性，但通过联合使用其他药物，可以绕过这一问题，使治疗效果得以提高。

4. 个体化治疗

每个患者的病情和生理状况都有所不同，对药物的反应也会有差异。采用药物联合治疗可以更好地实现个体化治疗，根据患者的具体情况选择最合适的药物组合，从而达到更好的治疗效果。这种个体化治疗可以更精准地调整药物剂量和选择，提高治疗的针对性和有效性。

5. 预防耐药性

房颤患者长期使用单一药物治疗容易产生耐药性，导致治疗效果减弱甚至失效。而药物联合治疗可以降低耐药性的发生率，因为不同药物通过不同的机制作用于心脏，患者不易产生对所有药物的耐药性，从而保持治疗的长期有效性。

综上所述，药物联合治疗房颤在增加疗效方面具有明显的优势。通过多靶点作用、协同效应、补充不足、个体化治疗和预防耐药性等机制，药物联合治疗可以更全面、更有效地控制房颤的发作，提高患者的生活质量和预后。因此，在临床实践中，药物联合治疗已成为治疗房颤的重要策略之一。

（二）减少副作用

1. 降低单一药物剂量

通过联合使用不同药物，可以降低每种药物的单独剂量。单一药物的剂量减少，相应地，具有潜在不良反应的风险也会随之降低。因此，联合药物治疗有利于降低不良反应发生的可能性。

2. 互补作用

不同药物之间可能存在互补临床作用，能够相互增强或补充彼此的药效。通过联合用药，可以在更广泛的治疗机制上发挥作用，提高治疗效果，从而减少单一药物大剂量可能带来的不良反应。

3. 减少耐药性风险

药物联合治疗可以减少患者对单一药物产生的耐药性风险。通过同时作用于不同的生物途径，减少心律失常的发生，可能减少因耐药性而需要增加药物剂量而增加的不良反应风险。

4. 综合治疗效果

结合不同类型的药物，可以同时影响心律失常的不同方面，如控制心律、减少心房内血栓形成等。综合治疗效果有助于全面控制患者的疾病，减少不良反应的发生。

5. 个性化治疗

根据患者的具体病情和情况，医生可以制订个性化的药物联合治疗方案。考虑患者的全面状况，包括药物过敏史、合并疾病等，避免使用患者不适合的药物，从而减少不良反应。

总而言之，药物联合治疗在减少不良反应方面的优势在于可以通过降低单一药物剂量、互补作用、减少耐药性风险、综合治疗效果以及个性化治疗这些方面，从而最大限度地减少不良反应的发生，提高治疗的安全性和有效性。然而，患者在接受联合药物治疗时仍需密切关注医生的指导和监督，以确保治疗的良好效果。

（三）预防耐药性

长期使用单一药物可能导致耐药性的发展，这在治疗过程中是一个重要的问题。耐药性发生后，药物的疗效会降低，甚至完全失效，使得疾病难以控制。而联合治疗可以降低这种风险，其优势主要体现在以下几个方面：

1. 多机制干预

联合治疗通过不同机制的药物共同作用，可以同时针对疾病多个环节，减少单一药物对疾病环节的过度依赖，从而降低耐药性的发展。

2. 减少药物剂量

通过联合使用不同药物，可以减少每种药物的剂量，这不仅有助于减少不良反应，还可以降低因高剂量使用单一药物而增加的耐药性风险。

3. 动态调整治疗方案

在联合治疗中，医生可以根据患者的反应和疾病进展，动态调整治疗方案，包括药物种类和剂量，这种灵活性有助于及时应对耐药性的发展。

4. 个体化治疗策略

联合治疗允许医生根据患者的具体情况制订个性化的治疗策略，这有助于更精确地控制疾病，同时减少因不适当使用药物而产生的耐药性。

5. 预防性药物轮换

在某些情况下，通过周期性地更换不同作用机制的药物，可以作为一种预防耐药性的策略，保持药物的长期有效性。

通过上述措施，联合治疗在预防耐药性方面显示出其独特的优势，有助于提高长期治疗的成功率和患者的生活质量。然而，实施联合治疗策略时，医生需要仔细考虑药物间的相互作用，并密切监测患者的反应，以确保治疗的安全性和有效性。

（四）经济性

1. 减少住院次数

通过更有效地控制疾病，联合治疗可以减少患者因病情恶化而需要住院治疗的次数。住院治疗通常成本较高，因此，减少住院次数可以显著降低整体医疗费用。

2. 降低并发症治疗成本

有效的联合治疗可以降低患者发生并发症的风险，从而减少治疗并发症所需的额外费用。这些并发症可能包括心脏病、脑卒中等严重疾病，它们的治疗成本往往非常高昂。

3. 提高工作效率

联合治疗通过改善患者的健康状况，可以提高患者的工作效率和生活质量。这不仅对患者个人有益，对社会经济也有积极影响，因为健康的劳动力可以更有效地参与社会生产。

4. 减少长期医疗资源消耗

长期而言，联合治疗通过更有效地控制疾病，减少了对持续医疗资源的需求，包括频繁的门诊随访、药物调整和监测等，从而降低了医疗系统的总体负担。

5. 预防性健康投资

将联合治疗视为一种预防性健康投资，虽然初期可能需要较高的投入，但随着时间的推移，通过减少疾病复发和严重并发症的发生，可以为患者和社会节省大量的医疗费用。

综上所述，虽然联合治疗在短期内可能会增加药物成本，但其长期的成本效益是显而易见的。通过减少住院次数、降低并发症治疗成本、提高工作效率、减少长期医疗资源消耗以及作为一种预防性健康投资，联合治疗在经济性方面具有显著的优势。然而，为了实现这些潜在的经济利益，需要对联合治疗的成本效益进行仔细的评估和监测。

四、房颤药物联合治疗的常见方案

（一）胺碘酮与 β 受体阻滞剂的联合治疗

胺碘酮和 β 受体阻滞剂的联合治疗是一种在心脏疾病治疗中广泛应用的方法。这种治疗方法的主要目的是降低心律失常的发生率，同时减少胺碘酮的毒副作用[11]。

胺碘酮是一种抗心律失常药物，具有广谱抗心律失常的作用，可以抑制多种类型的心律失常。然而，胺碘酮的不良反应发生率较高，如肝脏损害、甲状腺功能减退、低血压等。因此，胺碘酮和 β 受体阻滞剂联合治疗可以减少胺碘酮的毒副作用，提高治疗效果。

β 受体阻滞剂是一类常用的抗心律失常药物，具有抑制心脏的作用，可以减少心脏的负荷和氧耗，从而降低心律失常的发生率。β 受体阻滞剂的常见不良反应包括头晕、口干、恶心等。

在联合胺碘酮和 β 受体阻滞剂治疗时，通常会选择 β 受体阻滞剂作为基础治疗，胺碘酮作为辅助治疗。这是因为 β 受体阻滞剂具有更广泛的抗心律失常作用，可以更好地控制心律失常的发生，同时减少胺碘酮不良事件的发生，而胺碘酮可以降低心律失常的发生率。

胺碘酮和 β 受体阻滞剂联合治疗的疗效已经得到了广泛的认可。研究表明，联合治疗可以降低心律失常的发生率，降低患者服用胺碘酮产生的不良事件的发生率。联合治疗也存在一些问题，如药物相互作用、药物耐受性等。因此，在临床应用中需要谨慎选择药物组合，并定期监测患者的药物代谢和不良反应。

（二）伊布利特与 β 受体阻滞剂的联合治疗

伊布利特（ibutilide）与 β 受体阻滞剂的联合治疗是一种在心血管领域中广泛应用的治疗方法。这种联合治疗方式主要是通过同时使用伊布利特和 β 受体阻滞剂来达到更好的治疗效果[12]。

伊布利特是一种Ⅲ类抗心律失常药物，主要通过延长心肌细胞的复极时间，从而增加心肌细胞动作电位的时程和有效不应期，达到抗心律失常的效果。它已成为治疗新近发生的心房颤动和心房扑动的首选转复药物。β 受体阻滞剂主要通过阻断 β 肾上腺素能受体，降低交感神经活性，减少心肌收缩力和心率，从而达到降低心肌耗氧量、改善心肌缺血、减少心律失常发生的目的。在房颤和房扑的治疗中，β 受体阻滞剂常用于控制心室率，减轻患者症状。

伊布利特与 β 受体阻滞剂联合治疗时，两者可能产生协同作用，进一步增强抗心律失常的效果。伊布利特通过延长心肌细胞的复极时间，而 β 受体阻滞剂通过降低心率和心肌收缩力，共同作用于心脏电生理活动，有助于更好地控制房颤和房扑。

在临床应用中，伊布利特与 β 受体阻滞剂联合应用时，应密切监测患者的生命体征和心电图变化，以确保安全。尽管在临床试验中，联合用药对伊布利特的安全性和有效性没有产生明显的不良影响，但仍需注意可能增加的药物总体效应。

伊布利特与β受体阻滞剂的联合治疗适用于那些单独使用一种药物效果不佳或需要更强抗心律失常效果的患者。特别是对于那些近期发作的房颤或房扑患者，联合用药可能有助于更快地将心律逆转为窦性心律。

在使用伊布利特与β受体阻滞剂联合治疗时，应注意避免与其他可能延长QT间期的药物同时使用，以降低尖端扭转型室速等严重不良反应的风险。此外，对于存在严重心脏传导阻滞、心功能不全或左室射血分数较低的患者，应谨慎使用伊布利特。

（三）伊布利特与钙通道阻滞剂的联合治疗

伊布利特属于第Ⅲ类抗心律失常药物，它通过延长心肌细胞的动作电位和心房及心室的不应期来发挥作用。伊布利特在纳摩尔浓度水平主要通过激活缓慢内向电流（主要是钠电流）使复极延迟，而不是阻断外向钾电流。钙通道阻滞剂通过抑制心肌细胞膜上的L型钙通道来发挥作用，阻止心脏收缩时对钙离子的摄取和释放，降低冠状动脉内血流阻力，改善心功能状态，减少心律失常的发生[13]。

伊布利特主要用于治疗新近发生的心房颤动和心房扑动。钙通道阻滞剂则更广泛地应用于高血压、心绞痛等心血管疾病的治疗。在心房扑动（房扑）的治疗中，钙通道阻滞剂可用于控制心室率，而伊布利特则可用于转复房扑。

近年来，关于伊布利特与钙通道阻滞剂联合治疗的研究取得了显著进展。在临床上，同时使用钙通道阻滞剂不会改变伊布利特治疗心房或室性心律失常的心电图效果或疗效。

在使用伊布利特与钙通道阻滞剂联合治疗时，必须明确患者的具体适应证，如是否需要转复的房颤或房扑，以及是否存在高血压、心绞痛等合并症。需关注两种药物之间可能存在的相互作用，尤其是钙通道阻滞剂可能影响心脏传导系统，增加心律失常风险。在治疗过程中，应密切监测患者的心电图变化、血压、心率等指标，并根据患者的反应和治疗效果及时调整药物剂量或治疗方案。钙通道阻滞剂在某些情况下也可能引起低血压等不良反应，因此在使用前需仔细评估患者的风险。

伊布利特与钙通道阻滞剂的联合治疗在心律失常的治疗中可能具有协同作用，但需要在医生的指导下进行，并严格掌握适应证和禁忌证，以确保用药的安全性和有效性。

五、房颤药物联合治疗的选择原则

（一）患者病情评估

在房颤的药物治疗中，患者病情评估是一个至关重要的环节。通过对患者病情的详细评估，医生可以更好地了解患者的病情，为患者制订出更有效的治疗方案。下面，我们将详细讨论患者病情评估的内容和方法。

首先，我们需要了解患者的病史。病史是患者病情评估的重要依据，包括患者的年龄、性别、既往病史、用药史等。通过对患者的病史进行详细询问和记录，医生可以了解患者的健康状况。

其次，我们需要对患者的体格进行评估。体格评估是患者病情评估的重要方法，包括患者的体温、脉搏、呼吸、血压等。通过对患者的体格进行评估，医生可以了解患者的生命体征。

此外，我们还需要对患者的实验室检查结果进行评估。实验室检查是患者病情评估的重要方法，包括患者的血常规、尿常规、肝功能、肾功能等。通过对患者的实验室检查结果进行评估，医生可以了解患者的生化指标。

最后，我们还需要对患者的症状进行评估。症状是患者病情评估的重要指标，包括患者的胸痛、咳嗽、咳痰、呼吸困难等。通过对患者的症状进行评估，医生可以了解患者的临床表现。

（二）药物相互作用与安全性评估

药物相互作用是指两种或多种药物在体内相互作用，可能导致不良反应或降低药物疗效。安全性评估是指在药物治疗过程中对患者的安全性进行评估。

首先，我们需要了解房颤药物的作用机制。房颤是一种心律失常，其主要特征是心房不规则收缩。房颤药物主要通过抑制心房肌细胞中的离子通道来减缓心房收缩，从而降低心室率。目前，常用的房颤药物包括β受体阻滞剂、钙通道阻滞剂、钾通道阻滞剂等。

然而，这些药物在联合治疗时，可能会出现药物相互作用。例如，β受体阻滞剂与钙通道阻滞剂同时使用时，可能会导致血压下降，增加患者发生低血压的风险。因此，在选择房颤药物联合治疗时，需要考虑药物相互作用的可能性，并采取相应的措施来降低风险。

在药物相互作用与安全性评估中，安全性评估是至关重要的。安全性评估需要对患者进行密切监测，以确保药物的安全使用。这包括对患者的心率、血压、血钾水平等生命体征的监测，以及对可能的不良反应进行监测。

此外，安全性评估还需要考虑药物的长期使用效果。长期使用药物可能会导致耐受性增加，从而降低药物的疗效。因此，在选择药物联合治疗时，还需要考虑药物的长期使用效果。

（三）联合治疗方案的优化与调整

联合治疗方案的优化与调整是房颤药物联合治疗的重要环节，这一过程需要根据患者的具体情况、病情变化、药物不良反应等因素进行。优化与调整的目的是提高治疗效果，减少不良反应，提高患者的依从性。

首先，优化与调整联合治疗方案需要考虑患者的病情。不同的患者病情不同，需要根据患者的具体情况进行优化与调整。例如：对于病情较轻的患者，可以采用较少的药物联合治疗；对于病情较重的患者，可以采用更多的药物联合治疗。此外，还需要考虑患者的药物耐受性，避免药物的过度使用导致不良反应。

其次，优化与调整联合治疗方案需要考虑药物的相互作用。药物之间可能存在相互作用，如增强或减弱作用、增加或减少不良反应等。因此，在优化与调整联合治疗方案时，需要考虑药物之间的相互作用，避免药物的不良反应。

此外，优化与调整联合治疗方案还需要考虑患者的依从性。患者依从性是治疗成功的关键因素之一。因此，在优化与调整联合治疗方案时，需要考虑患者的依从性，避免患者因药物使用不当而导致治疗失败。

最后，还需要考虑药物的价格和供应情况。药物的价格和供应情况可能会影响治疗方案的优化与调整。因此，在优化与调整联合治疗方案时，需要考虑这一部分以确保治疗方案的可行性。

（四）遵循指南和最佳实践

在制订房颤药物联合治疗方案时，医生应遵循最新的临床指南和科学研究证据。这些指南和证据为临床实践提供了科学依据，帮助医生做出更加明智的治疗决策。

首先，临床指南通常由专业组织根据广泛的文献回顾和专家共识制订，反映了当前最佳的治疗方法和实践。医生应定期查阅更新的临床指南，确保治疗方案与最新的医学进展保持一致。

其次，科学研究证据是评估治疗方案有效性的基石。医生应考虑包括随机对照试验、队列研究、病例对照研究等在内的高质量研究结果，以支持治疗选择。

此外，医生在应用临床指南和科学证据时，需要结合患者的具体情况进行个性化调整。虽然指南提供了一般性建议，但患者的个体差异可能要求对标准治疗方案进行适当修改。同时，医生应关注新兴的治疗方法和药物，这些新进展可能尚未纳入最新指南，但在某些情况下可能为患者提供更多的治疗选择。

最后，医生在遵循临床指南和科学证据的同时，也应鼓励患者参与治疗决策过程。通过共享决策，医生和患者可以共同确定最符合患者需求和偏好的治疗方案。

通过结合临床指南、科学证据以及患者的个体情况，医生可以为房颤患者制订出科学、有效且个性化的药物联合治疗方案。

（五）药物联合治疗的有效性与局限性

房颤综合治疗包括抗凝、心室率控制或节律管理，以及合并疾病的治疗。房颤治疗的基础措施是控制房颤合并的快速心室率，可在一定程度上改善症状或血流动力学异常。

在转复窦性节律方面，新近发生的房颤（持续时间≤7天）且血流动力学稳定，优先药物复律，推荐在发作48h内抗凝后进行；若超过48h，需排除心房血栓或抗凝3周后进行复律。在维持窦律方面，目的在于降低房颤负荷、改善症状。若单一药物治疗效果不佳，需考虑更换药物或进行导管消融。

药物联合治疗在房颤治疗中的应用越来越广泛，因为它可以提高疗效并降低不良事件的发生率。药物联合治疗的有效性在于，多种药物的协同作用可以产生更好的抗心律失常效果。例如，β受体阻滞剂和抗心律失常药物的联合治疗，可以减少房颤的复发率并降低心律失常的死亡率。

然而，药物联合治疗也存在一些局限性。首先，多种药物联合可能产生复杂的药物相互作用，增加不良反应的发生率，如低血压、心动过缓、QT间期延长等；其次，联合治疗可能会增加患者的治疗成本，因为患者需要服用多种药物；此外，患者需同时服用多种药物，增加了用药错误和遗漏的风险，也增加了治疗监测的难度。

因此，在选择药物联合治疗时，临床医生需要仔细考虑治疗方案的有效性和局限性，以及患者的具体情况。对于部分患者，单药治疗可能是最佳的治疗方案。

六、房颤药物联合治疗的前景与挑战

（一）药物联合治疗的临床应用前景

在临床中，药物联合治疗通常指联用两种或两种以上的药物治疗一种或多种疾病。随着医疗技术的发展和医学知识的丰富，临床医生越来越意识到单药治疗往往不能满足患者治疗的需求，药物联用成为了一种重要的治疗手段。在房颤的治疗中，药物联合治疗的应用前景尤其突出。

首先，药物联合治疗可以提高疗效。在房颤的治疗中，单药往往不能完全控制患者的病情，而联合用药可以有效地控制病情，提高治疗效果。

其次，药物联合治疗可以减少副作用。在单药治疗中，可能出现的副作用如恶心、呕吐、腹泻等，可以通过药物联用减少其发生，提高患者的耐受性。

此外，药物联合治疗还可以提高患者的依从性。联合用药可以减少患者的服药次数，简化治疗方案，从而提高患者的依从性。

尽管药物联合治疗在房颤治疗中具有广阔的应用前景，但它也带来了一些挑战。例如，药物相互作用可能增加不良反应的风险，需要仔细地选择和监测。此外，联合治疗可能增加患者的经济负担，需要考虑成本效益比。临床医生在应用药物联合治疗时，需要平衡这些优势与挑战，为患者制订最合适的治疗方案。

（二）药物联合治疗的研究现状与不足

药物联合治疗的研究现状方面，目前已经有大量的文献报道了各种药物联合治疗的疗效和安全性。研究表明：将胺碘酮和苯妥英钠联合使用可以提高房颤的治疗效果，降低复发率；将氯沙坦和氨氯地平联合使用可以降低房颤的复发率，减少心律失常的发生。此外，一些新型的药物联合治疗方案也在不断涌现，如将达比加群和华法林联合使用，可以提高抗凝治疗的效果。

在临床实践中，药物联合治疗的研究现状也存在一些不足。目前还没有完全明确联合治疗的药物种类和剂量，以及联合治疗的最佳方案。此外，药物联合治疗可能会增加药物的相互作用，导致不良反应的发生，这也是需要关注的问题。

药物联合治疗的不足方面，由于联合治疗的药物种类和剂量还没有完全明确，因此联合治疗可能会增加不良反应的发生。此外，由于联合治疗的不确定性，可能会增加治疗时间和药物成本，这也是需要关注的问题。

（三）未来研究方向与挑战

房颤药物联合治疗是一个备受关注的领域，研究者们不断探索各种组合方案以提高治疗效果并减少患者的不良反应。以下是未来研究方向和挑战的一些概述：

1. 药物组合的优化

研究人员对不同药物组合的效果进行了广泛的研究，以找到最佳的联合治疗方案。未来的研究将继续探索不同药物的组合方式，以最大程度地提高治疗效果。

2. 个体化治疗

随着基因组学和精准医疗的发展，研究人员开始将个体基因型和药物反应相关联，以实现个体化的房颤治疗。未来的研究将进一步探索这一领域，以确定最适合每个患者的治疗方案，实现精准用药。

3. 新型药物的研发

研究人员还在积极研发新型药物，以改善房颤的治疗效果并减少不良反应。未来的研究将继续评估这些新型药物在联合治疗中的作用和优势。

4. 治疗方案的个体化监测

研究人员正在探索各种监测技术，以个体化地监测房颤患者的治疗反应和疾病进展。未来的研究将继续改进这些监测技术，并将其与药物治疗相结合，以实现更有效的个体化治疗。

这些研究领域的进展不仅有望提高房颤患者的治疗效果，还将有助于改善患者的整体生活质量。

第三节 房颤药物联合应用的风险与疗效评估

一、药物联合应用作为房颤综合治疗的关键组成部分

房颤是一种普遍的临床心律失常，它不仅可能导致心脏功能受损，还显著增加了卒中、心力衰竭等严重并发症的风险。鉴于这些风险，对房颤的综合治疗显得尤为重要。在这一治疗策略中，药物联合应用扮演着至关重要的角色。通过结合不同机制的药物，我们能够更有效地管理心律，控制心室率，同时降低单药治疗可能带来的副作用和提高患者的依从性。此外，药物联合治疗还有助于预防和管理与房颤共存的其他疾病，如高血压和冠心病，从而为患者提供更为全面的治疗方案。

（一）药物联合应用在房颤治疗中的作用

药物联合应用在房颤治疗中的作用主要包括以下几个方面：

1. 协同作用

不同药物的作用机制不同，联合应用可以达到协同作用，增强治疗效果。例如：β受体阻滞剂可以降低心率和心排血量，减轻心脏负担；而钙通道阻滞剂可以扩张冠状动脉，增加心肌氧供，降低心肌耗氧量；两者联合应用可以达到更好

的心血管保护效果。

2. 减少不良反应

单药治疗可能带来较大的不良反应，而联合应用可以减少这些不良反应的发生。例如，某些抗心律失常药物可能引起甲状腺功能减退、骨髓抑制等不良反应，联合应用其他药物可能减少这些不良反应。

3. 提高治疗效果和改善预后

联合应用不仅可以提高房颤的治疗效果，例如通过 β 受体阻滞剂联合钙通道阻滞剂治疗降低房颤发作的频率和持续时间，还能改善患者的生活质量和预后。研究发现，药物联合治疗可以降低心力衰竭的发生率和死亡率。

（二）药物联合应用在房颤治疗中的应用

目前，常用的药物联合应用方案包括以下几种：

（1）β 受体阻滞剂联合钙通道阻滞剂　这种联合可以降低心率和血压，减轻心脏负担，并通过血管扩张作用改善心脏的血流动力学。

（2）β 受体阻滞剂联合抗心律失常药物　这种方案通过降低心率和抑制心律失常的发生，提供心血管保护。

（3）钙通道阻滞剂联合抗心律失常药物　这种方案可能适用于特定的患者群体，需要根据患者的具体情况进行评估。

药物联合应用是房颤综合治疗的关键组成部分，它通过协同作用提高治疗效果，减少不良反应，并有助于改善患者的长期预后。随着对药物作用机制理解的深入和新药物的开发，预计药物联合应用将在房颤治疗中发挥更大的作用。

（三）联合应用房颤药物的意义

近年来，房颤已成为全球范围内心血管疾病导致死亡的主要原因之一。为了有效缓解患者症状并预防严重并发症，临床医生不断探索新的治疗策略，其中联合应用房颤药物备受瞩目。

联合应用房颤药物指的是同时采用多种药物以综合治疗房颤。这些药物，如抗凝药物、β 受体阻滞剂、钙通道阻滞剂等，尽管作用机制各异，但均旨在降低房颤的复发率和患者死亡率。这种联合治疗通过药物间的协同作用，显著提升了治疗效果，并有效减少了不良事件的发生。

鉴于房颤的慢性特性，患者往往需要长期治疗。单药治疗往往效果有限，且易导致病情复发。相比之下，联合应用多种药物能够更有效地控制房颤，显著降低复发率。已有研究证实，联合使用抗凝药物与 β 受体阻滞剂在降低房颤复发率方面表现出色。

此外，房颤与多种严重心脏疾病及卒中风险紧密相关。联合用药策略不仅有助于控制房颤本身，还能显著降低患者的死亡率。特别是抗凝药物与钙通道阻滞剂的联合应用，在这方面展现出了显著的优势。

值得注意的是，联合用药还能通过药物间的相互作用减少单一药物的不良反应。例如，抗凝药物与β受体阻滞剂的联合使用有助于减轻抗凝药物可能引起的出血等不良反应。

展望未来，深入探索联合应用房颤药物的最佳方案将是提升治疗效果、减少不良反应的关键。这将为房颤患者带来更加安全、有效的治疗选择，进一步改善他们的生活质量。

二、房颤药物联合应用的风险评估

（一）药物相互作用的风险

1. 药物相互作用可能导致抗心律失常药物浓度变化

抗心律失常药物是治疗房颤的关键，但其血浆浓度可能受其他药物影响而发生变化，导致药物效果增强或减弱，影响治疗效果。例如，与普罗帕酮或胺碘酮联合应用的药物可能通过影响肝脏代谢酶系统而增加这些药物的血浆浓度，从而增加毒性或不良反应的风险[14]。因此，需仔细评估药物相互作用，确保安全有效。

2. 抗凝药物与其他药物的相互作用可能增加出血风险

抗凝剂在房颤患者中应用普遍，目的是预防血栓和降低中风的风险。然而，它们与某些其他药物（如抗血小板药物、非甾体抗炎药）的联合使用可能会提高出血并发症的风险[15]。需谨慎评估其他药物的使用，以减少出血并确保治疗效果。

3. 药物相互作用可能导致心律失常的恶化

某些药物相互作用可能导致心律失常恶化，影响房颤治疗。例如，抗精神病药物（如氯氮平、氯丙嗪）与抗心律失常药物联合使用可能增加QT间期，引发心律失常[16]。因此，在联合用药时需特别注意潜在的心律失常风险。

4. 药物相互作用可能影响抗凝药物的稳定性和效果

房颤患者常需联合应用抗凝药物，但药物相互作用可能影响其稳定性和效果。例如，利奈唑胺或环丙沙星可能影响华法林的代谢，导致浓度变化，增加出血或血栓形成风险。此外，植物药物或营养补充剂也可能与抗凝药物相互作用。因此，需密切监测凝血功能，调整治疗方案以应对潜在风险。

（二）影响生活质量的风险

房颤药物联合应用可能对患者的生活质量产生负面影响。首先，一些药物可能导致不良反应，如胃肠道不适、头痛、失眠等，这些症状可能影响患者的日常活动和社交功能。

药物剂量调整或更换药物可能需要患者频繁就医，增加其时间和精力上的负担。联合使用多种药物也可能增加用药复杂性，患者需要记忆多种药物的名称、剂量和服用时间，这可能会增加用药错误的风险。

此外，多种药物的联合使用可能增加药物相互作用的风险，进一步增加用药复杂性和管理难度。医生和药师需要向患者提供详细的药物使用说明，包括药物的名称、剂量、使用时间、注意事项等，并定期进行随访和监测，确保患者正确、安全地使用药物。

在选择药物联合应用方案时，医生需要权衡治疗效果和药物不良反应，尽量选择对患者生活质量影响较小的药物组合。

（三）经济负担的风险

房颤药物联合应用可能增加患者的经济负担。一些房颤药物价格较高，联合使用多种药物可能导致医疗费用显著增加。这对于经济条件较差的患者来说，可能成为他们接受治疗的障碍。在选择药物联合应用方案时，医生需要考虑患者的经济承受能力，尽量选择成本效益较高的药物组合。这样做可以帮助减轻患者的经济压力，确保他们能够获得必要的治疗。此外，政府和社会应采取措施，提高房颤治疗的可及性和可负担性。这可能包括提供经济援助、医疗保险支持或降低特定药物的价格，从而为更多患者提供优质的医疗服务。

三、房颤药物联合应用的效果评估

（一）房颤的复律

房颤的复律受到多种因素的影响，如患者年龄、性别、基础疾病、心率、心功能、药物种类和剂量等。现有研究表明，药物复律和导管消融是提高房颤复律的有效方法。其中，药物复律主要包括口服抗心律失常药物、胺碘酮静脉注射等。导管消融作为治疗房颤的有效方法，具有创伤小、成功率高和复发率低等优点。

药物复律和导管消融等方法在提高房颤复律方面具有明显优势。然而，为进一步提高房颤复律的成功率，未来研究可关注以下几个方面：

1. 优化药物治疗策略

研究者可以探索不同药物组合的疗效，以及药物剂量和治疗持续时间的最优方案。通过临床试验和药物基因组学研究，可以识别出对特定药物反应更好的患者群体，实现个性化药物治疗。

2. 发展新型导管消融技术

随着技术的进步，未来的导管消融技术可以更加精准地定位消融靶点，减少对周围组织的损伤。同时，研究可以集中在开发更安全、更有效的能量源，如冷冻球囊消融或激光消融，以降低并发症风险。

3. 深入研究影响房颤复律的因素

包括生物标志物的发现、心脏结构和功能的变化，以及患者的生活方式和合并症等。了解这些因素如何影响房颤的复律过程，可以帮助医生更好地预测治疗效果和制订治疗计划。

4. 患者生活方式的干预

研究显示，体重管理、规律的体育活动、戒烟和限酒等生活方式的改变，对于房颤患者的治疗效果有积极影响。未来的研究可以探讨如何将这些干预措施整合到房颤的综合治疗中。

5. 心脏再同步化治疗（CRT）和其他器械治疗

对于部分房颤患者，心脏再同步化治疗可能有助于改善心脏功能和提高复律成功率。研究可以探索这些器械治疗在房颤管理中的作用和最佳适应证。

6. 利用人工智能和大数据

人工智能和大数据分析可以辅助医生在房颤治疗中做出更精准的决策。通过分析大量的患者数据，可以预测药物反应和导管消融的成功率，以及患者复发和并发症的风险。

7. 患者教育和自我管理

加强对患者的教育，提高他们对疾病和治疗的理解，可以帮助患者更好地参与自我管理，从而提高治疗依从性和成功率。

（二）房颤的维持率

房颤的维持率受到多种因素的影响，包括患者年龄、性别、基础心脏疾病、房颤类型、药物治疗等。研究表明，年龄增长与房颤维持率的增加有关，而女性患者可能比男性更容易维持房颤。基础心脏疾病如冠心病、心力衰竭等也会影响房颤的维持率。

　　研究房颤维持率的方法包括回顾性和前瞻性队列研究。这些研究揭示了基础心脏疾病和药物治疗对房颤维持率的重要影响。

　　药物治疗是房颤治疗中最常用的方法之一，这些药物可以帮助控制房颤的发生，但在某些情况下也可能与房颤维持率的增加有关。因此，个体化治疗对于实现最佳治疗效果至关重要。

（三）生活质量的改善

　　患者生活质量的改善是一个跨学科的研究主题，涉及医学、心理学、社会学等多个领域。生活质量的提升不仅能带来身体和心理健康的增进，还能改善社会关系，甚至可能促进经济状况的提高。在这些方面中，心理健康是极为关键的一个维度。研究指出，生活质量的提高可以显著增强个体的心理健康，对整体生活质量产生正面影响。

　　生活质量的改善对心理健康的积极作用可能通过多个途径实现。例如，随着生活条件的改善，个体能够获得更多资源和支持，这有助于缓解压力和焦虑，增强个人的自尊和幸福感。同时，生活质量的提高还能促进社交互动和人际关系的建立，为个体提供更强的社会支持网络，提升情感满足感。

　　在房颤治疗中，药物联合治疗策略旨在通过不同药物机制的互补，实现更优的抗心律失常效果。这种治疗方式不仅追求疗效的最大化，也注重减少不良反应和副作用，进而改善患者的整体生活质量和心理健康状态。

参考文献

[1] Hindricks G, Potpara T, Dagres N, et al. 2020 ESC Guidelines for the diagnosis and management of atrial fibrillation developed in collaboration with the European Association for Cardio-Thoracic Surgery (EACTS): The Task Force for the diagnosis and management of atrial fibrillation of the European Society of Cardiology (ESC) Developed with the special contribution of the European Heart Rhythm Association (EHRA) of the ESC[J]. Eur Heart J, 2021, 42(5): 373-498.

[2] Shi S, Tang Y, Zhao Q, et al. Prevalence and risk of atrial fibrillation in China: A national cross-sectional epidemiological study[J]. Lancet Reg Health West Pac, 2022, 23: 100439.

[3] Romanov A, Pokushalov E, Artemenko S, et al. Does left atrial appendage closure improve the success of pulmonary vein isolation? Results of a randomized clinical trial[J]. J Interv Card Electrophysiol, 2015, 44(1): 9-16.

[4] Elliott A D, Verdicchio C V, Mahajan R, et al. An Exercise and Physical Activity Program in Patients With Atrial Fibrillation: The ACTIVE-AF Randomized Controlled Trial[J]. JACC Clin Electrophysiol, 2023, 9(4): 455-465.

[5] Jais P, Sanders P, Hsu L F, et al. Catheter ablation for atrial fibrillation[J]. Heart, 2005, 91(1): 7-9.

[6] Chang H Y, Lo L W, Chou Y H, et al. Effect of vagotomy on the activity of cardiac autonomic ganglia: Insight from left atrial high density frequency mapping[J]. Int J Cardiol, 2016, 220: 435-439.

[7] Wu Y, Xu H, Tu X, et al. Review of the epidemiology, pathogenesis and prevention of atrial fibrillation after pacemaker implantation[J]. Adv Clin Exp Med, 2023, 32(6): 707-718.

[8] Kuck K H, Brugada J, Fürnkranz A, et al. Cryoballoon or Radiofrequency Ablation for Paroxysmal Atrial Fibrillation[J]. N Engl J Med, 2016, 374(23): 2235-2245.

[9] Díez-Villanueva P, Alfonso F. Atrial fibrillation in the elderly[J]. J Geriatr Cardiol, 2019, 16(1): 49-53.

[10] Gopinathannair R, Chen LY, Chung MK, et al. Managing Atrial Fibrillation in Patients With Heart Failure and Reduced Ejection Fraction: A Scientific Statement From the American Heart Association[J]. Circ Arrhythm Electrophysiol, 2021, 14(6): HAE0000000000000078.

[11] Mujović N, Dobrev D, Marinković M, et al. The role of amiodarone in contemporary management of complex cardiac arrhythmias[J]. Pharmacol Res, 2020, 151: 104521.

[12] Fragakis N, Bikias A, Delithanasis I, et al. Acute beta-adrenoceptor blockade improves efficacy of ibutilide in conversion of atrial fibrillation with a rapid ventricular rate[J]. Europace, 2009, 11(1): 70-74.

[13] Wood M A, Gilligan D M, Brown-Mahoney C, et al. Clinical and electrophysiologic effects of calcium channel blockers in patients receiving ibutilide[J]. Am Heart J, 2002, 143(1): 176-180.

[14] Marcus F I. Drug interactions with amiodarone[J]. Am Heart J, 1983, 106(4 Pt 2): 924-930.

[15] Mar PL, Gopinathannair R, Gengler B E, et al. Drug Interactions Affecting Oral Anticoagulant Use[J]. Circ Arrhythm Electrophysiol, 2022, 15(6): e007956.

[16] Siwek M, Woroń J, Gorostowicz A, et al. Adverse effects of interactions between antipsychotics and medications used in the treatment of cardiovascular disorders[J]. Pharmacol Rep, 2020, 72(2): 350-359.

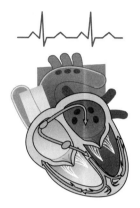

· 第七章 ·

房颤药物精准治疗的临床实践

第一节 临床实践中的成功案例与经验分享

一、房颤治疗的背景与挑战

我国大规模流行病学调查显示，2004 年 30 ~ 85 岁人群中房颤患病率为 0.61%[1]。在中国南方，2015 年至 2017 年，35 岁以上参与者的房颤患病率为 1.46%[2]。2017 年 9 月至 2019 年 3 月在中国东北地区进行的一项横断面研究发现，40 岁以上受试者的房颤总体患病率为 1.1%[3]。一项具有全国代表性的研究发现，2014 年 10 月至 2015 年 11 月，房颤的标准化患病率为 2.3%[4]；另一项全国性的横断面流行病学研究发现，心房颤动的患病率为 2.3%（95% CI 1.7% ~ 2.8%），并随着年龄的增长而增加。年龄标准化心房颤动患病率总体为 1.6%（95% CI 1.6% ~ 1.7%），男性、女性、城市和农村地区的年龄标准化 AF 患病率分别为 1.7%（1.6% ~ 1.8%）、1.4%（1.3% ~ 1.5%）、1.6%（95%CI 1.5% ~ 1.7%）和 1.7%（1.6% ~ 1.9%）[5]。这些研究均显示了心房颤动在我国高发的现状。另外，房颤患者面临较高的死亡风险，其风险约为无房颤患者的 1.3 ~ 2.4 倍[6]。这种风险的增加可能与血栓栓塞、心衰风险的上升，以及共患疾病的协同作用密切相关。

房颤的治疗面临着诸多挑战。首先，房颤的心电生理机制复杂，目前尚无完全明确的解释，这给治疗策略的制订带来了困难。其次，现有的治疗手段有限，药物治疗虽然在一定程度上能够控制症状和预防并发症，但其有效性和安全性仍有待进一步提高。此外，传统外科手术治疗虽然在某些情况下是必要的，但其创伤性大、并发症风险高，限制了其在临床上的广泛应用。随着人口老龄化的加剧，房颤患者的数量不断增加，这不仅给医疗系统带来了更大的压力，也对房颤的预防、治疗和管理提出了更高的要求。因此，需要不断探索新的治疗方法，提高现有治疗的精准性和患者依从性，以应对房颤治疗的挑战。

为了应对房颤治疗的挑战，我国心血管病专家在精准治疗方面进行了不懈的努力。在过去的几年里，房颤治疗取得了显著的进展，为患者提供了更多的治疗选择。导管消融术已成为房颤治疗中的主要方法之一。

导管消融术是一种非药物治疗手段，通过导管介入心脏，利用局部加热破坏异常放电的组织，实现治疗房颤的目的。这种技术与传统外科手术相比，具有创伤小、并发症少、恢复快等优势。随着导管消融技术的持续发展和优化，其在房颤治疗中的应用日益广泛，为患者提供了一种有效的治疗选择。

然而，尽管导管消融术在房颤治疗中取得了显著的疗效，但仍有许多问题需要解决。心房食管瘘是房颤导管消融术最严重的并发症之一，主要发生在术后数日至 2 个月内。其发生率在最新的大规模研究 POTTER-AF 中显示为 0.025%，其中射频消融为 0.038%，冷冻球囊为 0.0015%[7]。

心房食管瘘的临床表现多样，最常见的包括感染相关症状（如寒战、高热、心内赘生物）及栓塞症状（如心肌梗死、脑卒中等）。此外，患者还可能出现吞咽疼痛、胸痛、咯血等症状。一旦出现这些症状，应高度警惕心房食管瘘的可能性，并立即行左心房增强 CT 检查，同时请有相关诊疗经验的专家参与医疗决策。

确诊心房食管瘘后，需尽快采取治疗措施，包括外科手术或内镜下治疗（如食管支架等）。研究表明，外科手术治疗后的死亡率为 51.9%，内镜下治疗的死亡率为 56.5%，而药物治疗的死亡率高达 89.5%[7]。因此，早期确诊和及时治疗对于改善预后至关重要。

在高度怀疑食管瘘的情况下，应避免进行食管镜检查，以免加重病情。然而，如果无发热及栓塞症状，且怀疑食管瘘的可能性较低，可谨慎应用食管镜检查。若检查发现食管局部有严重损伤或糜烂、渗出改变，应立即采取半卧位、禁食水、肠外营养、静脉应用抑酸剂及抗生素等治疗措施。治疗一周后，如症状明显缓解，可复查食管镜以评估病情。

导管消融术作为房颤治疗中的一种非药物治疗方法，为患者提供了新的治疗选择。尽管导管消融术为房颤治疗带来了希望，但仍存在一些问题需要我们继续探索和研究。这包括如何进一步提高手术的成功率，降低并发症风险，以及如何优化手术策略，减轻患者的医疗负担。这些问题的解决需要心血管领域的专家们进行更深入的研究和临床实践。

二、药物精准治疗的概念与意义

随着医学科技的进步，精准医学已成为现代医学发展的趋势。精准医学强调个体化、精准、高效，旨在通过精确诊断和个性化治疗，提高医疗效果，降低医疗成本，为患者提供更好的医疗服务。在房颤精准治疗的临床实践中，药物精准治疗的概念与意义尤为显著。

药物精准治疗是一种以个体化、精准、高效为目标的治疗方法。它根据患者的遗传信息、生理指标、病理变化等，制订出最适合患者的药物治疗方案。在房颤的精准治疗中，药物精准治疗具有重要的意义。

（1）提高治疗效果　药物精准治疗可以根据患者的具体情况，选择最适合的药物和剂量，从而提高治疗效果。在房颤治疗中，这意味着选择最合适的抗心律失常药物，如β受体阻滞剂、钙通道阻滞剂等，以期达到更好的治疗效果。

（2）降低不良反应　通过精准选择药物和剂量，药物精准治疗可以减少因药物过量或不足导致的不良反应，降低患者的痛苦，并提高治疗的安全性。

（3）个性化治疗　药物精准治疗强调根据患者的遗传信息、生理指标、病理变化等制订个性化治疗方案，这有助于提高医疗效果，同时降低医疗成本，为患者提供更优质的医疗服务。

（4）适应证广泛　药物精准治疗不仅适用于疾病治疗，也有助于预防疾病复发和改善患者的生活质量。在房颤治疗中，它不仅可以治疗当前症状，还可以预防房颤复发，提升患者的生活体验。

（5）提高治疗依从性　当治疗方案更加个性化且不良反应减少时，患者更可能遵循医嘱，从而提高治疗的整体依从性。

（6）促进新药开发　精准治疗的理念推动了对疾病机制更深层次的理解，有助于开发针对性更强的新药物，为房颤治疗提供更多选择。

（7）实现资源优化配置　通过精准识别患者对不同治疗的反应，医疗资源可以更有效地分配给最有可能受益的患者群体。

通过药物精准治疗，房颤治疗不仅可以提高治疗效果和降低副作用，还能实现个性化治疗，并适用于疾病管理的多个方面，为患者提供更全面的医疗服务。未来的研究和临床实践将继续探索精准治疗的新领域，以进一步提升治疗效果和患者生活质量。

三、房颤药物精准治疗的概述

（一）房颤药物精准治疗的概念和原理

近年来，随着医疗技术的进步，房颤的药物治疗也取得了显著的进展。房颤药物精准治疗建立在精准医学的基础上，是指根据患者的具体病情和个体差异，选择最合适的药物进行治疗，以提高疗效并减少不良反应。

精准医学是一种个体化医疗模式，它利用基因组学、蛋白质组学、代谢组学等组学技术，对疾病进行深入的诊断和治疗。在房颤治疗中，这种医学模式的应用使医生能够更精确地识别患者的病情特点，从而提供个性化的药物治疗方案。

房颤药物精准治疗的核心在于药物基因组学，该学科研究药物与个体基因之间的作用关系。通过分析患者的基因型，医生可以预测药物的代谢速率和可能的疗效，以及患者对药物的敏感性和不良反应风险。例如，特定基因型的个体可能对某些药物有更佳的反应或更低的不良反应发生率。

除了药物基因组学，房颤药物精准治疗还涉及代谢组学和蛋白质组学等其他组学技术。这些技术能够提供关于患者代谢状态和蛋白质表达水平的详细信息，有助于医生全面评估患者的病理生理状态，进一步指导药物选择和治疗方案的制订。

房颤药物精准治疗的实施，不仅增加了治疗选择的多样性，还提高了治疗的针对性和有效性。随着精准医学的不断发展，预计未来房颤的治疗将更加个性化，能够更好地满足不同患者的需求，改善治疗效果和患者生活质量。

（二）房颤药物精准治疗的原因

房颤的主要特征是心房以不规则的方式跳动，这导致心脏泵血功能减弱，并增加血栓形成和脑卒中风险。随着人口老龄化和慢性疾病患病率的上升，房颤已成为全球范围内日益严重的公共卫生问题。

在房颤的管理中，药物治疗是一种重要的手段。精准治疗根据患者的个体特征和病理生理机制，为患者提供个性化的治疗方案。以下是房颤药物精准治疗的几个关键原因：

1. 药物疗效的差异性

不同患者的个体特征、病因和生理状况导致对同一药物的疗效存在显著差异。例如，抗凝治疗的选择需考虑患者年龄、肾功能、出血风险等。

2. 药物代谢差异的影响

个体的药物代谢能力差异影响药物的疗效和不良反应。个体化的治疗方案可以根据患者的代谢特点调整药物剂量，优化治疗效果。

3. 基因型与药物反应关联性的研究

基因组学和药物基因组学的发展揭示了基因型与特定药物疗效及不良反应之间的密切关系。基因型检测有助于预测患者对特定药物的反应，为个体化治疗提供依据。

4. 药物联合治疗的优势

药物联合治疗策略能够针对患者的病情特点和药物代谢特点，设计个性化的治疗方案，提高治疗效果，减少不良反应。

房颤药物精准治疗能够根据患者的个体特征和病理生理机制设计个性化的治疗方案，提高治疗效果，减少不良反应。尽管精准治疗面临基因检测成本、技术限制和药物相互作用复杂性等挑战，但随着科技进步和研究深入，房颤药物精准治疗有望在未来发挥更加重要的作用。

四、房颤药物精准治疗的临床实践

（一）精准治疗的策略和方法

1. 患者特征和病情的评估

在房颤精准治疗的临床实践中，对患者特征和病情的详细评估是至关重要的第一步。这包括患者的基本信息（如年龄、性别）、个人史和家族史、症状和体征以及心电图分析等。

年龄和性别：医生需考虑这些因素如何影响房颤的发生和治疗。年老和绝经期后的女性患者可能有更高的房颤风险，这将影响治疗方案的选择。

个人史和家族史：了解患者的既往心脏疾病、代谢性疾病以及家族中的心律失常史对评估房颤风险和定制治疗方案至关重要。

症状和体征：全面评估患者的生命体征和临床症状，如呼吸频率、心率、血压，是否存在胸闷或气促等，为诊断和治疗提供重要信息。

心电图分析：心电图是诊断房颤的关键工具，医生需要分析 P 波、QRS 波的变化及心律失常类型，以了解患者的心电生理状态。

精准治疗的策略和方法要求医生不仅要关注患者的当前症状和体征，还要综合考虑其生理、遗传和环境因素，以及对药物的个体反应差异。通过这种全面评估，医生能够为每位患者设计出最合适的治疗方案，提高治疗效果，减少不良反应，并改善患者的生活质量。

2. 药物选择和治疗方案的制订

随着人口老龄化，房颤的发病率逐渐上升。房颤的传统治疗方法包括抗凝治疗、抗心律失常药物和心房射频消融手术。个体化医疗的发展推动了房颤药物精准治疗策略的重视。精准治疗策略需要考虑患者的年龄、性别、心血管疾病史、合并疾病等个体化特征。

在药物选择方面，例如对于房颤合并心力衰竭的患者，某些抗心律失常药物可能改善心功能和心衰症状。同时，考虑患者的药物代谢情况和药物反应基因型，确保药物的有效性和安全性。

治疗方案的制订需根据患者病情和治疗反应进行调整。对于难治性房颤患者，可能需要联合用药或考虑电生理检查和射频消融手术。同时，针对患者的合并疾病，综合考虑药物选择和剂量调整。

3. 监测和调整治疗方案的策略

监测和调整治疗方案是房颤精准治疗中的关键环节。通过监测生物标志物、药物浓度和心律情况，结合临床症状和反应，评估治疗效果，并提供个性化的药物治疗方案。

（1）监测方面

生物标志物监测：对于使用华法林等抗凝药物的患者，定期监测抗凝血指标如 INR 尤为重要，以确保抗凝效果既不过度也不会不足，从而预防出血或血栓形成的风险。

药物浓度监测：针对具有狭窄治疗范围的药物，如某些抗心律失常药物，定期进行血药浓度监测是至关重要的。这使医生能够更精确地为每位患者量身定制治疗方案。通过考虑患者的个体差异等，医生可以对药物剂量进行微调，以优化疗效并降低不良反应的发生率。此外，患者的参与和理解对于提高治疗的整体效果至关重要，因为它有助于确保患者遵循医嘱，及时向医生反馈治疗效果和任何不适，从而使医生能够快速做出必要的调整。这种医患之间的协作和沟通，加上患者对治疗过程的积极参与，共同促进了治疗的个性化和精准化，为患者提供了更为安全和有效的治疗体验。

心律监测：运用心电图、Holter 监测（动态心电图监测）等现代医疗技术，对患者的心律进行持续或定期的监测，能够及时发现心律失常的变化，包括房颤的发作、持续时间、频率以及是否伴有其他类型的心律失常等。这对于评估治疗效果、调整治疗方案以及预防并发症具有重要意义。

（2）调整方面

① 基于生物标志物调整剂量：监测并依据 INR 值调整抗凝药物剂量，如华法林，以维持其在目标治疗范围内，防止出血或血栓形成。对于抗心律失常药物，根据药物浓度监测结果调整剂量，确保药物在有效且安全的治疗窗内。

② 个体化调整：综合考虑患者的年龄、性别、体重、肝肾功能、合并疾病及遗传背景等个体因素，制订并实施个性化的治疗方案。根据患者的临床反应、药物耐受性及治疗效果，灵活调整药物种类、剂量及给药方式，以最大限度地发挥药物治疗效果并减少不良反应。

③ 使用新技术辅助调整：引入心律监测技术（如心电图、Holter 监测）、可穿戴设备、传感器技术等，实现对患者心脏状况的实时监测和数据分析。利用这些新技术提供的数据，医生可以更准确地评估治疗效果，及时发现并处理心律失常事件，从而更加精准地调整药物治疗方案。

④ 综合评估与调整：定期（如每月或每季度）组织多学科团队（包括心脏病专家、药师、护士等）进行综合评估，讨论患者的治疗效果、药物不良反应及生活质量等。根据评估结果，综合考虑患者的整体健康状况和治疗目标，对药物治疗方案进行必要的调整和优化。

⑤ 患者教育与参与：加强患者对房颤及其治疗方案的了解，提高其对药物治疗的依从性和自我管理能力。鼓励患者积极反馈治疗过程中的任何不适或变化，以便医生及时调整治疗方案。

（二）药物的安全性和不良反应

房颤的治疗方法包括药物治疗和电生理治疗等。药物治疗是房颤精准治疗的临床实践中的主要治疗手段之一，包括口服和注射药物。药物治疗能有效控制房颤发作，减少症状和并发症。然而，药物治疗也存在一些问题，如不良反应、耐药性、药物相互作用等。药物安全性的比较分析在这一过程中至关重要。

用于治疗房颤的药物具有不同的机制和适应证，需根据患者具体情况选择。在安全性方面，这些药物可能带来肝脏损害、低血压、心动过缓、支气管痉挛等不良反应。在药物治疗中，医生需密切关注患者症状和体征，及时调整药物剂量和治疗方案。

电生理治疗，如导管消融和植入型心脏复律器，提供了药物治疗之外的选择。导管消融通过导管进入心脏，利用热能或电能破坏异常起搏点。植入型心脏复律器是一种可植入设备，通过电击恢复心脏节律。这些方法虽成功率高，安全性好，但风险和并发症如出血、感染、心律失常等也不容忽视。治疗前需严格评估，术后需密切监测。

在房颤治疗中，药物治疗和电生理治疗各有优势，但选择应基于患者具体情况。治疗过程中，医生需密切关注患者症状和体征变化，及时调整治疗方案。同时，加强对患者的健康教育，提高其自我管理能力和治疗依从性，以提升治疗效果，减少并发症。

五、房颤药物精准治疗的挑战和展望

（一）精准治疗面临的主要挑战

精准医学作为现代医学的主流趋势，已在房颤治疗中取得显著进展。然而，精准治疗在临床应用中仍面临挑战。

首先，精准治疗依赖于大量高质量的临床数据。房颤的复杂发病机制涉及遗传、环境、生活方式等多个因素。当前临床数据质量不一，存在偏差或缺失，这对治疗方案的选择和调整构成挑战。

其次，房颤的诊断和治疗需要先进的医疗设备和技术，如心电图、心脏超声、磁共振等。这些设备成本高昂，且操作需专业技能，对基层医疗机构和医生构成挑战。

此外，房颤治疗需要心血管病学、内科学、药学等多学科的协作。目前，我国多学科协作机制尚不完善，影响治疗效果。

最后，房颤的发病机制和治疗方法仍在不断发展中。持续的研究和创新对于提高治疗效果和改善患者生活质量至关重要。我国在房颤研究和创新方面存在不足，这需要我们共同努力。

为实现房颤的精准治疗，需加强多学科协作，提高临床数据质量，增强医疗设备和技术的支持，并推动持续的研究与创新。

（二）未来研究方向和应用前景

随着医学技术的不断进步和健康需求的增长，房颤的精准治疗已成为研究热点。本章节介绍了房颤精准治疗的临床成功案例和经验，为未来研究提供了实践基础和思路。未来的研究和应用前景广阔，需要我们持续探索和深入研究。

未来的研究方向包括：

（1）探索新的治疗手段　当前房颤治疗手段包括药物治疗、电生理治疗和外科手术等，但存在局限性。未来研究应探索如基因治疗、细胞疗法等新手段，以提高疗效和安全性。

（2）开发新药物和治疗方法　尽管药物治疗是主要手段，但现有药物选择有限。研究应致力于开发新药物和治疗方法，如新型口服抗凝药物和利尿药，以提高疗效和减少不良反应。

（3）深入研究发病机制　房颤的发病机制尚未完全明了，这限制了治疗和预防策略的发展。深入研究发病机制有助于发现更有效的治疗和预防方法。

未来的应用前景包括：

（1）推广早期诊断和治疗　早期诊断和治疗对提高疗效和预防房颤至关重要。未来应推广敏感性和特异性高的诊断方法，以提高治疗的及时性和有效性。

（2）加强预防和控制　房颤可导致多种并发症，加强预防和控制措施，如生活方式干预和定期筛查，有助于降低并发症发生率。

第二节　房颤的临床管理与治疗指南概览

一、房颤的临床特点与治疗挑战

房颤的发病机制是多因素的，涉及年龄增长、心血管疾病（如高血压、瓣膜性心脏病、冠心病、先天性心脏病、心肌病）、非心血管疾病（包括内分泌疾病、呼吸系统疾病、自身免疫性疾病、肿瘤）、不健康的生活方式（如超重/肥胖、饮酒、吸烟、体力活动不当）、遗传因素以及心理因素。此外，严重疾病状态和外科手术也是房颤发生的潜在风险因素。这些因素的相互作用和累积效应可能导致房颤的易感性增加，促进其发生和维持。

（一）房颤的临床特点

1. 发病率

房颤是成年人中最常见的心律失常之一，全球患病率约为 6000 万例，造成 > 80 万伤残调整生命年[8]。

2. 临床表现

房颤的临床表现多样，受患者年龄、病程、基础心脏病等因素的影响。常见症状包括心悸、胸闷、气促和乏力。

3. 并发症

房颤可能导致心力衰竭、脑卒中等严重并发症，这些并发症对患者的生活质量和预后有显著影响。

4. 复发性

房颤具有较高的复发率，患者需要长期接受治疗以维持心律稳定。

（二）房颤的治疗挑战

1. 治疗目标的多样性

房颤的治疗目标是维持心律稳定和降低并发症风险，但目前缺乏统一的治疗标准。

2. 药物治疗的个体差异

常用的药物治疗包括抗心律失常药物、β受体阻滞剂、钙通道阻滞剂等，但治疗效果因人而异，且长期使用可能伴随不良反应。

3. 非药物治疗的风险

非药物治疗如电复律和导管消融，虽然有效，但存在风险和局限性，例如电复律可能引起的心脏损伤和导管消融的复发问题。

4. 治疗方案的个性化

治疗方案的选择和调整需要综合考虑患者的具体病情、病史、药物耐受性等，但目前尚缺乏明确的治疗指南。

房颤的临床特点和治疗挑战是医学研究的重点。治疗过程中，医生需要根据患者的具体情况制订个性化的治疗方案，并密切监测病情变化，以减少并发症风险，提升患者生活质量。

二、临床治疗指南的背景和重要性

（一）临床治疗指南的定义与作用

临床治疗指南是基于最佳证据的文件，经过严格评估，旨在指导临床实践。它们由医疗专家和研究团队编写，帮助医生和患者在特定疾病的诊断和治疗中做出明智选择。

（二）临床治疗指南的历史背景

临床治疗指南的起源可追溯至 20 世纪 60 年代，当时 FDA 开始制订药品审批标准。由于临床研究的局限性，新药应用受限，促使医生和研究人员制订指南以提高药物有效性和安全性。

（三）临床治疗指南的当前重要性

随着医学知识的增长，临床治疗指南的重要性日益增加。它们不仅指导医生和患者了解疾病和治疗方法，还为药物研发提供方向，推动开发更有效、更安全的药物。

（四）临床治疗指南的制订过程

制订过程严格，包括对现有证据的评估、指南的反复修改和完善，以及定期审查和更新，确保指南的准确性、可靠性和适用性。

临床治疗指南对药物开发和临床治疗领域至关重要，它们不仅提高了诊断和治疗的指导性，还促进了药物有效性和安全性的提升，是该领域的重要研究方向。

三、临床治疗指南对房颤药物治疗的建议

（一）房颤治疗药物的推荐用法和剂量

临床治疗指南强调，治疗房颤的药物选择和用法应根据患者的具体情况（如年龄、肾功能、出血风险等）进行个性化调整。此外，治疗过程中应密切监测药物的疗效和安全性，必要时进行剂量调整或更换治疗方案。

根据临床治疗指南，目前常用的抗心律失常药物包括 β 受体阻滞剂、钙通道阻滞剂和钾通道阻滞剂等，而抗凝药物包括华法林、达比加群、利伐沙班和阿哌沙班等。

对于抗心律失常药物的推荐用法和剂量，不同药物有不同的使用方法和剂量。例如，β 受体阻滞剂如美托洛尔和比索洛尔，通常需要口服。酒石酸美托洛尔静脉 2.5 ～ 5mg 推注，5min 后可重复给药，推荐静脉最大剂量 20mg。口服 12.5 ～ 100mg，每日 2 次。比索洛尔 2.5 ～ 10mg，每日 1 次。具体剂量需根据患者病情和医生建议调整。钙通道阻滞剂如地尔硫草和硝苯地平，通常需要口服。地尔硫草每次 30 ～ 90mg，普通制剂 3 ～ 4 次 /d，缓释片 1 次 /d；硝苯地平通常 30 ～ 60mg/d。根据患者的病情和耐受性进行调整。多通道阻滞剂如胺碘酮和索他洛尔。氨碘酮通常需要口服或静脉注射，口服前 2 ～ 4 周 400 ～ 600mg/d，此后改为 100 ～ 400mg/d 维持，第 1 个 24h 内静脉注射给予 1000mg。索他洛尔口服 80 ～ 160mg/ 次、2 次 /d。根据患者的病情和耐受性进行调整。

对于抗凝药物的推荐用法和剂量：华法林是一种口服抗凝药物，通常需要每天口服一次，剂量为第 1 ～ 3 日 3 ～ 4mg，此后 2.5 ～ 5.0mg/d 维持剂量，具体剂量需根据患者的病情和凝血功能进行调整；阿哌沙班是一种非维生素 K 拮抗

口服抗凝药，通常为每日 10mg。根据患者的病情和凝血功能进行调整。

根据临床治疗指南，房颤治疗药物的推荐用法和剂量是十分重要的。不同的药物因其作用机制和药效特点，需要采用不同的使用方法和剂量，且必须根据患者的具体病情、年龄、体重、肝肾功能以及药物耐受性等因素进行个体化调整。患者在使用任何药物前应咨询专业医生或药师，并严格遵循医嘱，以确保用药的安全性和有效性。

（二）房颤指南的国内外的历史与进展

房颤是一种常见的心律失常疾病，它极大地降低了患者的日常生活质量，并对其整体健康构成了严重威胁。随着医学的发展和房颤研究的深入，国内外对于房颤的临床治疗指南也在不断更新和完善。

1. 国内房颤指南的历史与进展

早期阶段：早期的房颤治疗主要依赖于药物，国内的房颤指南也主要关注药物治疗的方法和剂量。随着临床实践的积累，逐渐认识到房颤治疗的复杂性，开始探索非药物治疗方法。

非药物治疗的引入：射频消融、电复律等非药物治疗方法的出现，使得国内的房颤指南开始将这些方法纳入治疗策略中。但由于技术和设备的限制，这些方法的应用仍然有限。

综合治疗策略的提出：近年来，随着对房颤机制的深入研究和临床实践的不断积累，国内的房颤指南开始强调综合治疗策略的重要性。这一策略综合考虑了药物治疗、非药物治疗和生活方式调整等多个方面，旨在为患者提供全面的治疗方案。

2. 国外房颤指南的历史与进展

药物与非药物治疗并重：国外的房颤指南在早期就同时关注了药物治疗和非药物治疗方法。随着研究的深入，这些指南不断更新和完善，为临床实践提供了有力的指导。

新型抗凝药物的引入：新型抗凝药物（NOACs）的出现，为房颤患者的抗凝治疗提供了更多的选择。国外的房颤指南及时更新，将这些新型药物纳入治疗策略中。

个体化治疗策略的强调：随着对房颤患者个体差异的认识加深，国外的房颤指南开始强调个体化治疗策略的重要性。这一策略根据患者的具体病情、年龄、合并症等因素制订个性化的治疗方案，以提高治疗效果和患者的生活质量。

3. 总结与展望

房颤的临床治疗指南在国内外都在不断更新和完善中。随着新型药物和技术的发展以及临床实践的积累，未来的房颤指南将更加关注个体化治疗策略和综合治疗方法的应用。同时，随着对房颤发病机制研究的深入，未来的治疗策略可能会更加精准和有效。我们期待未来的房颤指南能够为医生和患者提供更加全面、精准和有效的治疗指导。

第三节　患者管理中的重点与关注

一、房颤对患者健康的影响

房颤对患者健康的影响是一个广泛而复杂的话题。房颤可以导致心脏功能下降、血流动力学异常和心律失常，进而影响患者的整体健康。

房颤首先可以导致心脏功能下降。由于房颤时心率通常不规律且较快，心脏泵血功能可能下降。长期房颤可能导致心肌缺血和缺氧，影响心脏的收缩和舒张功能。

其次，房颤可以引起血流动力学异常。心室收缩和舒张的时间及强度变化可能导致心室收缩不充分和心室充盈不足，降低心排血量。此外，房颤还可能引起心房内血栓形成，增加动脉栓塞的风险，进一步影响血流。

最后，房颤本身是一种心律失常，可能导致患者感到不适和生活质量下降。它还可能诱发其他心律失常，如室性心动过速或心室颤动，这些情况可能对患者的生命安全构成威胁。

房颤对患者健康的影响是多方面的，包括心脏功能、血流动力学和心律失常等，都可能对患者健康造成影响。因此，房颤患者的及时诊断和治疗至关重要，以减轻其对健康的影响。

二、房颤患者的管理现状

房颤的发病率随年龄增长而上升，对患者的生活质量和健康产生显著的负面影响。因此，房颤患者的有效管理成为一个日益重要的研究课题。目前，房颤患者的管理现状主要体现在以下几个方面：

（一）诊断和治疗的现状

随着医疗技术的发展，房颤的诊断方法变得更加多样化和精确。心电图

（ECG）、动态心电图（Holter 监测）和植入式心脏监测器等技术的应用，为房颤的早期诊断提供了可能。

体表心电图：房颤典型心电图表现包括：①P 波消失，代之以不规则的、频率 350 ～ 600 次 /min 的颤动波（f 波）；②R-R 间期绝对不等。判读房颤患者心电图时还应注意有无心肌缺血、心肌肥厚、预激综合征、电解质紊乱、肺栓塞等征象，并评估心率、QRS 波时限、QT 间期等指标。

动态心电图和其他长程心电监测手段：有助于诊断无症状房颤、评估房颤负荷和了解房颤时心室率等情况。

心电贴、心电手表等家庭用可穿戴设备：具有用于房颤诊断、负荷评价和筛查的广泛前景。

胸部 X 线检查：用于评估心脏形态、大小和肺部疾病等，也可用于监测服用胺碘酮的患者的肺部状况。

经胸超声心动图：为房颤常规检查，可提供是否存在结构性心脏病、心房大小以及心室和瓣膜的结构、功能等信息。

随着循证医学证据的不断积累，新技术和理念如可穿戴设备、远程医疗和人工智能技术的应用，正在为房颤管理带来重大变革。这些进展为房颤诊断和治疗指南的制订提供了坚实的依据。

在治疗方面，药物治疗是房颤的主要手段。此外，手术治疗，如房颤消融术和心脏起搏器植入，也是治疗房颤的有效方法。由于房颤治疗效果和安全性存在争议，需要进一步研究来优化治疗方案。

（二）患者管理现状

房颤患者的管理是一个全面的过程，涉及教育、自我管理能力的提升以及多种治疗手段。

教育对于房颤患者至关重要，它帮助患者了解疾病知识、治疗过程及可能的不良反应，从而更好地参与治疗决策。

药物治疗是房颤的主要治疗手段，但需要关注其不良反应和耐药性问题，这些问题的解决依赖于持续的研究。

手术治疗如房颤消融术和心脏起搏器植入，以及非药物治疗，包括心电监测、生活方式和心理干预，都对患者的长期疗效和安全性具有重要影响，需进一步研究。

房颤患者的症状和生活质量可以通过以下工具进行评估。①欧洲五维度健康量表（EQ-5D）和 36 条目简明健康量表（SF-36）：适用于多种疾病的通用生活质量评估。房颤患者生活质量量表（AFEQT）：专为房颤患者设计的生活质量评估工具。② EHRA 量表：评估房颤症状的严重程度。

房颤患者的精神心理状态，包括焦虑和抑郁，可以通过以下量表进行评估：①患者健康问卷（PHQ-9）；②广泛性焦虑障碍量表（GAD-7）。

房颤患者可能存在认知障碍，可以通过以下筛查量表进行评估：①简易精神状态评价量表（MMSE）；②蒙特利尔认知评估量表（MOCA）。

（三）抗凝治疗的重要性

由于房颤患者存在较高的血栓形成风险，抗凝治疗成为房颤管理中不可或缺的一部分。新型口服抗凝药物（NOACs）的引入为患者提供了更多的治疗选择。

（四）跨学科团队合作

房颤患者的管理需要心脏病学、神经学、老年医学等多个学科的专家协作，形成综合治疗团队，以提供全面的治疗方案和持续的跟踪管理。

（五）房颤患者的疾病负担和预后

房颤患者的疾病负担和预后是重要的研究课题。疾病负担涵盖了医疗费用、生活质量等方面的影响，而预后则涉及患者的生存率和复发率等因素。研究表明，房颤患者的疾病负担和预后受多种因素影响，包括年龄、合并症、治疗方式等。为了降低疾病负担和改善预后，需要进一步研究以优化治疗方案。

房颤患者的管理是一个复杂而重要的领域。当前的治疗手段，包括药物治疗、手术治疗和非药物治疗，都需要持续研究以提高疗效和安全性。同时，深入研究疾病负担和预后对于改善患者的生存质量至关重要。

三、房颤患者管理的重点

（一）房颤的诊断

当单导联心电图（ECG）（≥ 30s）或 12 导联心电图（≥ 10s）显示 P 波消失，重新出现振幅、形态和持续时间均不规则的颤动波（f 波），以及绝对不规则的 R-R 间期时，即可诊断为房颤。

房颤的分类及定义详见表 2-2-3。

（二）房颤的治疗方法

1.药物治疗

房颤的药物治疗是患者管理的关键部分，目标是控制心率、维持窦性心律、预防血栓栓塞等并发症。

（1）抗心律失常药物 如 β 受体阻滞剂（美托洛尔）、钙通道阻滞剂（维拉帕米）、胺碘酮等，用于控制心室率或维持窦性心律。

（2）抗凝治疗 口服抗凝药物如华法林、达比加群、利伐沙班等，预防脑卒中和栓塞事件。

（3）抗炎治疗 例如二甲双胍，可能通过降低炎症水平改善治疗效果。

（4）个性化治疗 考虑患者个体差异，制订并定期调整药物治疗方案。

综上所述，房颤患者管理中药物治疗的重点包括抗心律失常药物、抗凝治疗、抗炎治疗以及个性化治疗方案制订。在制订治疗方案时应充分考虑患者的特点，并依据最新的指南和研究成果进行调整。

2. 非药物治疗

房颤患者管理中的非药物治疗是重要的一环，包括射频消融、心房封堵术、心房起搏器植入（atrial pacemaker implantation）等介入措施，以及房颤患者的生活方式调整和康复管理。这些措施在帮助房颤患者控制病情、提高生活质量和预防并发症方面发挥着关键作用。

（1）射频消融术 通过导管热损伤房颤发生部位，恢复心脏节律，适用于药物治疗无效或不耐受的患者。消融术后需教育患者识别并发症，并通过心电图或动态心电图评估症状复发。

（2）心房封堵术（left atrial appendage occlusion） 植入封堵装置阻断心房附壁血栓形成，适用于不能长期使用抗凝药物的患者，降低脑卒中风险。

（3）心房起搏器植入 调控心脏节律和速率，适用于特定类型的房颤患者，如心室率失控患者。

（4）生活方式调整和康复管理 合理饮食、适度运动、戒烟限酒、保持健康体重，以及定期康复管理和心理支持，对房颤患者至关重要。

（三）房颤的预防与控制

1. 预防策略

（1）脑卒中和栓塞事件的预防 抗凝治疗是关键，根据 CHA_2DS_2-VASc 评分评估，对有卒中风险的患者进行长期预防。

（2）心血管并发症的预防 控制血压、血脂和糖尿病等危险因素，定期监测心功能和心电图，预防心肌梗死和心力衰竭。

（3）房颤相关并发症的预防 通过抗凝、心率控制和维持窦性心律等措施，降低血栓栓塞、心房扩大和心房颤动持续时间延长的风险。

（4）生活方式调整 适度运动、戒烟限酒、健康饮食和控制体重，有助于控制房颤并改善心血管健康。

（5）康复管理 参与房颤康复课程、接受心理支持和定期复诊，有助于患者更好地管理病情，降低复发率。

综上所述，房颤患者管理中的预防策略包括脑卒中和栓塞事件的预防、心肌梗死和心力衰竭的预防、房颤相关并发症的预防、生活方式调整和康复管理等多方面措施。综合采取这些预防策略可以有效降低房颤患者的并发症风险，提高生活质量。

2. 控制措施

房颤患者的管理中，控制房颤是至关重要的，目的是降低心室率、恢复窦性心律，并减少发作的频率与持续时间。

（1）心率控制 β受体阻滞剂（如美托洛尔）和钙通道阻滞剂（如地尔硫䓬）用于控制心室率，尤其适用于老年或心功能不全的患者。

（2）恢复窦性心律 抗心律失常药物（如胺碘酮、普罗帕酮）和射频消融术是尝试恢复窦性心律的有效手段，尤其适合对心率控制反应不佳的患者。

（3）避免触发因子 房颤患者应避免过度饮酒、过量咖啡因摄入、情绪激动及高盐高脂饮食等可能诱发房颤的因素。

（4）个性化治疗 治疗方案应根据患者的具体情况（如年龄、病史、心功能）定制，并为复发性或难治性房颤患者考虑更综合的治疗策略。

（5）定期监测 定期监测心率、心律和心功能等指标对于评估治疗效果和调整治疗方案至关重要。

综上所述，房颤患者管理中的房颤控制的重点包括心率控制、恢复窦性心律、避免触发因子、个性化治疗和定期监测。通过综合多方面的措施，可以有效控制房颤，提高患者的生活质量和预后。

四、房颤患者管理的关注点

（一）房颤患者的生活质量

房颤是一种随年龄增长而患病率上升的疾病，严重影响老年人的生活质量，并增加卒中、心力衰竭等并发症的风险。生活质量（quality of life，简称 QoL）是个体对自身生理、心理、社会功能和生活满意度的主观评价。

1. 生理方面

房颤影响心功能，表现为心排血量降低、心律失常等，影响运动能力，可能加重焦虑和抑郁情绪，并增加心血管事件风险。

2. 心理方面

房颤患者常面临恐惧、焦虑、抑郁等心理问题，这些问题降低治疗依从性，增加心理压力，影响生活质量。

3. 社会功能方面

房颤患者在疾病过程中可能面临诸多社会功能受损，如活动能力下降、工作能力减弱、社交能力降低等。这些社会功能受损可能导致患者社会地位下降、生活质量下降。此外，患者可能因为疾病而产生经济压力，如医疗费用、丧失工作收入等，进一步影响患者的生活质量。

4. 生活满意度方面

生活满意度是个体对自己生活状况的主观评价。房颤患者在疾病过程中可能因生理、心理、社会功能的损害而感到不满意。疾病进展和并发症的担忧也可能增加心理压力，进一步降低生活满意度。房颤患者的生活质量受到生理、心理、社会功能和生活满意度等多重因素的影响。因此，综合干预措施，包括疾病管理、心理支持、社会参与等，对于提升患者的生活质量至关重要。

（二）房颤患者的并发症

1. 脑卒中

房颤患者由于心房颤动导致心房内血流减慢，容易形成血栓。若血栓脱落并阻塞脑血管，将引发脑卒中。房颤患者患脑卒中的风险较非房颤患者显著增加，特别是在年长者和有其他危险因素的患者中。研究证实，房颤是脑卒中的独立危险因素，且以缺血性脑卒中最为常见。房颤患者发生脑卒中的风险是非房颤患者的 5 倍以上[9]。因此，预防房颤患者合并脑卒中具有重要意义。抗凝治疗是降低房颤患者脑卒中发生率并改善预后的有效手段。它是房颤患者管理中的一个关键关注点。

2. 心力衰竭

房颤会影响心室的充盈，导致心脏泵血功能下降。长期存在的房颤可能导致心房扩大和心室结构改变，从而增加心力衰竭的风险。心力衰竭的症状包括气促、乏力和水肿，严重时可能显著影响患者的生命质量和预后。研究表明，房颤是心力衰竭的一个独立危险因素，房颤患者并发心力衰竭的风险显著增加。心力衰竭的发生不仅会加重患者的症状，还可能导致再住院率和死亡率的上升[10]。因此，对房颤患者进行早期识别和有效管理心力衰竭至关重要。这包括积极控制心率、监测病情变化，并实施合理的药物治疗策略。

3. 房颤患者的心理问题

（1）焦虑 焦虑是房颤患者常见的心理问题之一。房颤的不可预测性和症状的突发性可能导致患者感到焦虑。担心心律失常发作、疾病恶化以及可能的并发症会增加患者焦虑的程度。研究显示，成人心房颤动患者焦虑的患病率为14.5%[11]，而且焦虑症状可能会对患者心血管事件的预后产生不良影响。因此，评估并及时干预房颤患者的焦虑情况是重要的。

（2）抑郁 房颤患者也常常出现抑郁情绪。长期的疾病困扰、药物治疗的不良反应、社会功能的受损以及生活质量的下降都可能导致患者感到沮丧和失落。抑郁可能影响患者对治疗的依从性，并增加心血管事件的风险。研究表明，房颤患者中抑郁症状的存在率较高，抑郁与患者的生活质量和预后密切相关[12]。因此，及时发现并干预房颤患者的抑郁情况是重要的。

（3）睡眠障碍 房颤患者可能因心律失常的不规律性、治疗药物的不良反应而出现睡眠障碍。睡眠问题会影响患者的生活品质和康复进程。一些研究显示，房颤患者中失眠和其他睡眠障碍的发生率较高，甚至可能与患者的心血管事件风险有关[13]。因此，有效管理房颤患者的睡眠问题对于改善患者的生活质量和治疗效果至关重要。

五、房颤患者管理：药物治疗、非药物治疗与社会支持的综合策略

（一）房颤患者的药物选择与用药指导

房颤患者在发作时心率极不规则，容易引发血栓形成、脑卒中等并发症。药物治疗是房颤患者治疗的重要手段，选择合适的药物和用药指导对患者的预后具有重要意义。

房颤患者的药物治疗主要包括抗心律失常药物和抗凝药物。抗心律失常药物分为几类，其中包括：Ⅰ类药物，如奎尼丁、普鲁卡因胺等，用于转复心律或维持窦性心律。Ⅲ类药物，如普罗帕酮、美托洛尔等，通过延长动作电位持续时间发挥作用。Ⅳ类药物，如胺碘酮，具有多种电生理效应。抗凝药物，如华法林、达比加群、利伐沙班等（注意：肝素通常是作为抗凝治疗的初始短期选择，而非长期使用的口服抗凝药），主要作用是预防血栓形成和脑卒中。

房颤患者的药物选择需要考虑多个因素，包括患者病情、药物作用机制、不良反应、相互作用等。轻度房颤患者可能首选口服抗心律失常药物，而中重度患者可能需要抗凝药物，有时还需联合用药。

此外，房颤患者的用药指导也非常重要。患者在用药过程中应遵循医嘱，按时按量服药，不要随意增减药物剂量或停药。同时，患者应定期复查心电图、心率、血压等指标，以便及时调整药物剂量和治疗方案。此外，患者还应避免使用可能诱发房颤的药物，如奎尼丁、普鲁卡因胺等。

房颤患者的药物选择和用药指导是一个涉及多方面因素的复杂决策过程，需要综合考虑患者病情、患者个体差异、药物等各方面因素。合适的药物选择和用药指导对患者的预后至关重要。

（二）房颤患者的非药物治疗方法

在房颤的非药物治疗中，存在手术风险与并发症的可能性。尽管射频消融和心房封堵术等治疗方法对房颤患者的有效性已被广泛认可，但手术本身仍存在一定风险。手术可能导致心腔穿孔、出血、栓塞等严重并发症，从而增加患者术后不良事件的风险。

此外，即使接受了射频消融或心房封堵术，部分房颤患者仍可能出现复发或难以维持稳定的窦性心律，需要进一步治疗。

为了应对这些挑战，医疗机构和医生需要持续改进介入手术技术，提高手术的安全性和成功率。手术者的经验和技术熟练程度直接关系到射频消融手术的有效性和并发症率。

随着医学科技的不断发展，新技术如冷冻消融和球囊封堵术等被用于房颤的治疗。这些新技术相较于传统射频消融具有更低的并发症风险和更好的治疗效果。研究表明，冷冻消融技术在房颤治疗中显示出较高的成功率和较低的复发率。

另外，根据患者的具体情况和病情特点制订个性化治疗方案是关键。心电生理检测可以帮助确定房颤病灶的位置和类型，从而有助于选择最适合的治疗方式。个体化治疗方案将有助于提高治疗效果并降低复发率。

对于接受非药物治疗的房颤患者，持续的心电监测和临床随访至关重要。通过定期的心电图检查和体征观察，可以及时发现和处理房颤复发现象，从而减少患者的风险并提高治疗效果。

总的来说，房颤患者的非药物治疗方法在挑战中不断进步和改进。持续的临床研究和技术创新将为房颤患者提供更安全、更有效的治疗选择。

（三）房颤患者的社会支持与康复

房颤严重影响患者的生活质量。康复是治疗房颤的重要环节，而社会支持则是患者康复过程中不可或缺的因素。

社会支持在房颤患者的康复中起着重要作用，可以分为三个层次：家庭、朋友和社区。家庭是患者最重要的社会支持来源，提供情感上的支持和照顾。朋友和社会组织提供帮助和鼓励，增强患者的信心和自尊心。社区支持包括医疗和社会服务，如医院、诊所和康复中心等，为患者提供专业的医疗和康复服务。

康复是治疗房颤的重要环节。康复的目标是帮助患者恢复身体功能，提高生活质量。康复的种类包括物理治疗、康复护理和心理治疗等。物理治疗包括运动治疗和康复训练等，可以改善患者的身体状况，提高运动能力。康复护理则包括健康教育、营养指导和心理支持等，可以促进患者的康复进程。心理治疗则包括认知行为疗法和心理支持等，可以帮助患者减轻心理压力，提高自我管理能力。

房颤患者的社会支持和康复是一个重要话题。社会支持提供情感上的照顾，帮助患者应对治疗和康复过程中的挑战。康复措施帮助患者恢复身体功能，提高生活质量。良好的社会支持和康复可显著改善房颤患者的治疗效果和预后。因此，对于房颤患者来说，社会支持和康复是不可或缺的。

六、房颤患者管理的未来展望

（一）新型药物研发

新型药物研发是现代医学研究的重要方向，旨在开发具有高效、低毒、不良反应小等特点的药物，满足人类健康需求。随着生物技术的持续发展，新型药物研发取得了显著进展。

目前，药物开发的新趋势集中在利用分子层面的生物技术，如基因组分析、蛋白质组图谱、代谢物分析等，这些方法正变得越来越重要。这些先进的技术使我们能够更深入地理解疾病在分子水平上的基础，并指导我们发现和开发针对性更强、更精确的药物。这些技术提供了新的药物设计思路和方法，有助于深入理解疾病机制，例如通过基因组学技术预测药物反应，提高疗效和安全性。

其次，新药开发流程的优化是提高药物研发效率的关键。传统药物研发需经历药效学、毒理学评估和临床研究等阶段，过程漫长且成本高昂。研究人员正在探索基于人工智能的药物设计和高通量筛选等策略，以缩短研发周期，降低成本。

此外，药物安全与有效性评估是新型药物研发的核心。随着药物种类增多和应用广泛，不良反应和副作用问题日益受到重视。药物代谢组学、毒理学、药效动力学等方法为评估药物安全性和有效性提供了新工具。

新型药物研发在分子生物学技术应用、研发策略优化、安全与有效性评估等方面取得进展。但研发仍面临挑战，如靶点确定、筛选与优化难度、安全性与有效性评估复杂性等。为应对这些挑战，需继续探索新技术研发方法，提升研发效率和质量。

新型药物研发预计将持续快速发展。生物技术的创新和进步将推动药物研发向更高效、安全、个性化方向发展。同时，国际合作和交流的加强将为全球药物研发贡献力量。

（二）房颤患者的远程监测与管理

房颤因其导致的心室率极不规则而备受关注。房颤患者的健康状况和疾病进展受多重因素影响，包括心率、心律失常的严重程度、患者年龄、性别及其他基础疾病等。因此，持续有效的监测与管理对房颤患者至关重要，也是医疗领域的一大挑战。

近年来，远程医疗技术的飞速发展使远程监测成为房颤患者管理的重要工具。远程监测利用技术手段实时、连续监测患者生理参数，帮助医生及时了解病情变化，为治疗方案调整提供依据。

房颤患者的远程监测主要包括心电、心率、血压和血氧饱和度监测。心电监测实时记录心电信号，帮助医生判断心律失常类型和严重程度。心率监测记录心率变化，评估心脏功能状态。血压和血氧饱和度监测则分别记录血压变化和血氧水平，为医生提供血流动力学和氧合状态的依据。

尽管远程监测在房颤患者管理中具有优势，但也面临挑战。患者的自我管理能力对监测效果至关重要，包括按时服药、定期随访、正确使用监测设备和记录数据。医生的远程医疗技能同样重要，需要具备远程诊断和治疗能力，准确解读监测数据。

总之，远程监测在房颤患者管理中发挥重要作用，实时反映病情变化，为医生提供诊断和治疗依据。有效管理和治疗房颤患者需要患者提高自我管理能力，医生提高远程医疗技能。随着远程医疗技术的发展，远程监测在房颤患者管理中的应用将更广泛，为患者健康提供保障。

（三）房颤患者的个体化治疗

房颤患者的治疗是一个复杂而重要的问题。鉴于每个患者的病理生理特点、合并症和症状表现各异，个体化治疗显得尤为关键。随着医学技术的不断进步，房颤患者的个体化治疗策略在逐步完善。

首先，个体化治疗的关键在于全面评估患者的整体状况，包括病史、家族史、生活习惯、合并症情况及症状表现。这有助于医生制订针对性的治疗方案，提高治疗效果。

其次，药物治疗是个体化治疗的重要组成部分。根据患者情况，医生可选用 β 受体阻滞剂或钙通道阻滞剂控制心率，或使用 ACEI 或 ARB 治疗合并心力衰竭的房颤患者。个体化药物治疗有助于控制症状，提高生活质量。

此外，非药物治疗，如射频消融、起搏器植入等，对于症状严重、药物治疗效果不佳的患者是重要的治疗手段。这些治疗方法的选择需要根据患者情况进行评估，确保治疗的安全性和有效性。

房颤患者的个体化治疗还应注重自我管理。医生需提供健康教育，帮助患者了解疾病知识、掌握自我监测技能、正确使用药物。患者的积极参与和自我管理对控制病情、提高治疗效果至关重要。

房颤的综合管理强调对患者整体状况的管理，包括心血管危险因素和合并症。目标是通过多学科合作，为患者提供个体化诊疗方案。这涵盖了预防脑卒中、缓解症状、管理危险因素、治疗伴随疾病，并包括自我管理指导、生活方式的调整以及社会心理层面的支持等。

互联网技术、新媒体和专病管理软件等工具的应用，促进了专科和全科医生的协作，以及患者和家庭参与的个体化患者教育。远程健康管理、可穿戴设备等新技术提高了疾病管理效率。未来，房颤管理将结合医疗场所诊疗和远程健康管理，为患者提供更优质的诊疗服务。

严格管理心血管危险因素、合并症及不良生活方式对房颤综合管理至关重要。随着医学技术的不断进步，房颤患者的治疗正逐渐向个性化医疗转型。这种转变意味着治疗方案将更加精准地针对患者的具体情况，包括他们的遗传背景、生活方式、并发症以及个人偏好。通过利用先进的诊断工具、基因组学信息、移动健康技术以及大数据分析，医生能够设计出更适合每位患者的治疗计划。

参考文献

[1] 赵志宏，张邢炜.中国心房颤动流行病学调查20年[J].中国心脏起搏与心电生理杂志，2023, 37(03): 232-235.

[2] Deng H, Guo P, Zheng M, et al. Epidemiological Characteristics of Atrial Fibrillation in Southern China: Results from the Guangzhou Heart Study[J]. Sci Rep, 2018, 8(1): 17829.

[3] Xing L, Lin M, Du Z, et al. Epidemiology of atrial fibrillation in northeast China: a cross-sectional study, 2017-2019[J]. Heart, 2020, 106(8): 590-595.

[4] Wang X, Fu Q, Song F, et al. Prevalence of atrial fibrillation in different socioeconomic regions of China and its association with stroke: Results from a national stroke screening survey[J]. Int J Cardiol, 2018, 271: 92-97.

[5] Shi S, Tang Y, Zhao Q, et al. Prevalence and risk of atrial fibrillation in China: A national cross-sectional epidemiological study[J]. Lancet Reg Health West Pac, 2022, 23: 100439.

[6] Bhonsale A, Zhu J, Thoma F, et al. Mortality, Hospitalization, and Cardiac Interventions in Patients With Atrial Fibrillation Aged < 65 Years[J]. Circ Arrhythm Electrophysiol, 2024, 17(5): e012143.

[7] Tilz R R, Schmidt V, Pürerfellner H, et al. A worldwide survey on incidence, management, and prognosis of oesophageal fistula formation following atrial fibrillation catheter ablation: the POTTER-AF study[J]. Eur Heart J, 2023, 44(27): 2458-2469.

[8] Elliott A D, Middeldorp M E, Van Gelder I C, et al. Epidemiology and modifiable risk factors for atrial fibrillation[J]. Nat Rev Cardiol, 2023, 20(6): 404-417.

[9] Wolf P A, Dawber T R, Thomas H E Jr, et al. Epidemiologic assessment of chronic atrial fibrillation and risk of stroke: the Framingham study[J]. Neurology, 1978, 28(10): 973-977.

[10] Bergau L, Bengel P, Sciacca V, et al. Atrial Fibrillation and Heart Failure[J]. J Clin Med, 2022, 11(9): 2510.

[11] Zhang S, Zhang N, Liu L, et al. Global epidemiology of mental disorder in atrial fibrillation between 1998-2021: A systematic review and meta-analysis[J]. World J Psychiatry, 2024, 14(1): 179-193.

[12] Galli F, Borghi L, Carugo S, et al. Atrial fibrillation and psychological factors: a systematic review[J]. PeerJ, 2017, 5: e3537.

[13] Chen CC, Lin CH, Yang TY, et al. Association between sleep disorder and atrial fibrillation: A nationwide population-based cohort study[J]. Sleep Med, 2022, 96: 50-56.